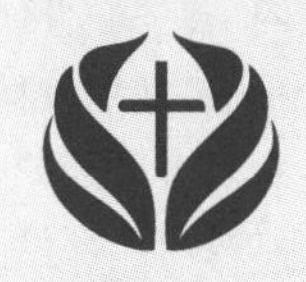

全国中等卫生职业教育护理专业“十三五”规划教材

急救护理

主　编　王凤侠　苗润新

副主编　薛　倩　阴　俊　霍婷照　马惠萍

编　者　(以姓氏笔画排序)

马惠萍　滕州市中心人民医院

王凤侠　滕州市中等职业教育中心学校

卢丹艳　西双版纳职业技术学院

阴　俊　长治卫生学校

张　睿　江苏省宿迁卫生中等专业学校

苗润新　北京中医药大学枣庄医院

赵书真　滕州市中心人民医院

黄华春　丽水护士学校

隋　霄　黑龙江省林业卫生学校

薛　倩　枣庄科技职业学院

霍婷照　太原市卫生学校

华中科技大学出版社

http://www.hustp.com

中国·武汉

内容简介

本书是全国中等卫生职业教育护理专业"十三五"规划教材。

本书共十二个项目，包括绪论、院前急救、重症患者的监护、心肺脑复苏、休克患者的救护、临床常见急危重症患者的救护、创伤患者的救护、急性中毒患者的救护、环境理化因素损伤患者的救护、急危重症患者的营养护理、灾害的救护、急救护理技术。

本书可供护理学专业学生使用，也可供其他相关专业的学生、教师和临床工作者参考。

图书在版编目(CIP)数据

急救护理/王凤侠，苗润新主编. —武汉：华中科技大学出版社，2018.6(2022.8 重印)
全国中等卫生职业教育护理专业"十三五"规划教材
ISBN 978-7-5680-4101-0

Ⅰ. ①急… Ⅱ. ①王… ②苗… Ⅲ. ①急救-护理-中等专业学校-教材 Ⅳ. ①R472.2

中国版本图书馆 CIP 数据核字(2018)第 108640 号

急救护理 王凤侠 苗润新 主编
Jijiu Huli

策划编辑：周 琳
责任编辑：张 琴
封面设计：原色设计
责任校对：曾 婷
责任监印：周治超
出版发行：华中科技大学出版社(中国·武汉) 电话：(027)81321913
武汉市东湖新技术开发区华工科技园 邮编：430223
录 排：华中科技大学惠友文印中心
印 刷：武汉市籍缘印刷厂
开 本：787mm×1092mm 1/16
印 张：14
字 数：358 千字
版 次：2022 年 8 月第 1 版第 4 次印刷
定 价：38.00 元

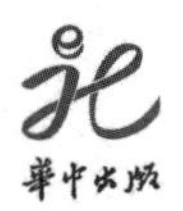

全国中等卫生职业教育
护理专业“十三五”规划教材

编委会

Introduction 总序

随着我国经济的持续发展和教育体系、结构的重大调整，职业教育办学思想、培养目标发生了重大变化，人们对职业教育的认识也发生了本质性的转变。我国已将发展职业教育作为重要的国家战略之一，中等职业教育成为我国职业教育的重要组成部分。作为职业教育重要组成部分的中等卫生职业教育也取得了长足的发展，为国家输送了大批高素质技能型、应用型医疗卫生人才。

为了更好地顺应我国卫生职业教育教学与医疗卫生事业的新形势，贯彻落实《国家中长期教育改革和发展规划纲要(2010—2020年)》中"以服务为宗旨，以就业为导向"的思想精神，以及国家《职业教育与继续教育 2017 年工作要点》的要求，充分发挥教材建设在提高人才培养质量中的基础性作用，同时，也为了配合教育部"十三五"规划教材建设，进一步提高教材质量，在认真、细致调研的基础上，我们组织了全国 20 余所医药院校的近 150 位老师编写了这套以工作过程为导向的全国中等卫生职业教育护理专业"十三五"规划教材，并得到了参编院校的大力支持。

本套教材充分体现新一轮教学计划的特色，强调以就业为导向、以能力为本位、以岗位需求为标准的原则，按照技能型、服务型高素质劳动者的培养目标，坚持"五性"(思想性、科学性、先进性、启发性、适用性)和"三基"(基本理论、基本知识、基本技能)要求，着重突出以下编写特点：

(1) 紧扣新专业目录、新教学计划和新教学大纲，科学、规范，具有鲜明的中等卫生职业教育特色。

(2) 密切结合最新中等卫生职业教育护理专业课程标准，紧密围绕执业资格标准和工作岗位需要，与护士执业资格考试相衔接。

(3) 突出体现"工学结合"的人才培养模式，以及课程建设与教学改革的最新成果。

(4) 基础课教材以"必需、够用"为原则，专业课程重点强调"针对性"和"适用性"。

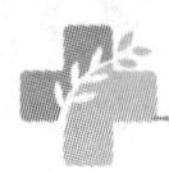

(5) 内容体系整体优化，注重相关教材内容的联系和衔接，避免遗漏和不必要的重复。

(6) 探索案例式教学方法，倡导主动学习。

这套新一轮规划教材得到了各院校的大力支持和高度关注，它将为新时期中等卫生职业教育的发展做出贡献。我们衷心希望这套教材能在相关课程的教学中发挥积极作用，并得到读者的青睐。我们也相信这套教材在使用过程中，通过教学实践的检验和实际问题的解决，能不断得到改进、完善和提高。

全国中等卫生职业教育护理专业"十三五"规划教材
编写委员会

Preface 前 言

急救护理是护理学重要的组成部分，为护理专业的专业必修课。它是一门以研究各类急危重症患者的抢救、监测、护理为主要内容的新兴的护理临床学科。

本课程以临床常见的急危重症如心搏骤停与心肺脑复苏、创伤、急性中毒、环境理化因素损伤及常用的急救护理技术为主要内容。有些内容可能在其他临床课程中已做部分介绍，本课程中重点讲授病情评估、救治原则及护理措施。

针对一门具有很强综合性和实践性的学科，在教学中应注重急救技术的训练与操作，同时注重学生急救意识与应变能力的培养。本学科虽然起步晚，但发展迅速，在教学中还应注意讲授有关内容的一些最新进展与观点。

教学活动主要有课堂讲授、音像教学、实训练习等形式，注重学生急救意识和护士素质的培养。

本课程一共 72 学时，理论讲授 54 学时，实训 18 学时。

由于经验不足、水平有限，书中难免有许多疏漏和不妥之处，恳请各位专家与同行批评指正。

编　者

目录

Contents

项目五 休克患者的救护

项目六 临床常见急危重症患者的救护

项目七 创伤患者的救护

项目八 急性中毒患者的救护

项目九 环境理化因素损伤患者的救护

项目十 急危重症患者的营养护理

项目十一 灾害的救护

项目十二 急救护理技术

项目一　绪　　论

学习目标

知识目标：掌握急诊医疗服务体系的概念、组成及主要职责。
能力目标：熟悉急救护理范畴。了解急救护理的形成和发展。
情感目标：熟悉急救护理人员的素质要求，树立"时间就是生命"的危急意识。

任务一　急救护理的形成和发展

一、急救护理的概念

急救护理属于生命医学的范畴，是急诊医学的重要组成部分。随着经济的飞速发展、现代医学的进步和社会医疗服务需求的提高，在社会医疗工作中，急救护理愈来愈发挥着其重要的作用。

急救护理是以挽救患者生命、提高抢救成功率、促进患者康复、减少伤残率、提高生命质量为目的，以现代医学、护理学专业理论为基础，研究急危重症患者抢救、护理和科学管理的一门综合性应用学科（图 1-1）。

二、急救护理的形成和发展

急救护理起源于南丁格尔时代。1854—1856 年的克里米亚战争中，南丁格尔率领 38 名护士前往战地救护伤员，使英国伤员的死亡率由 50%下降到 2.2%，这充分说明了急救护理技术对患者的重要性。南丁格尔的出色表现，也奠定了她在现代护理学中的地位。

20 世纪 50 年代，北欧发生了脊髓灰质炎大流行，很多患者因为呼吸肌麻痹不能自主呼吸，菲利普·德林克发明了"铁肺"，并配合相应的护理技术，效果良好，这是世界上最早的呼吸支持治疗技术。20 世纪 60 年代，随着电子技术的蓬勃发展，心电监护仪、除颤器、呼吸机、血透机等仪器设备的开发与应用，医学理论与实践逐步深化，护理理论与护理技术逐步提高，急危重症护理学也得到相应发展。20 世纪 60 年代后期，现代仪器设备的集中使用促进了 ICU 的建立。1968 年麻省理工学院建立急诊医疗服务体系。1972 年，美国医学会正式承认急诊医

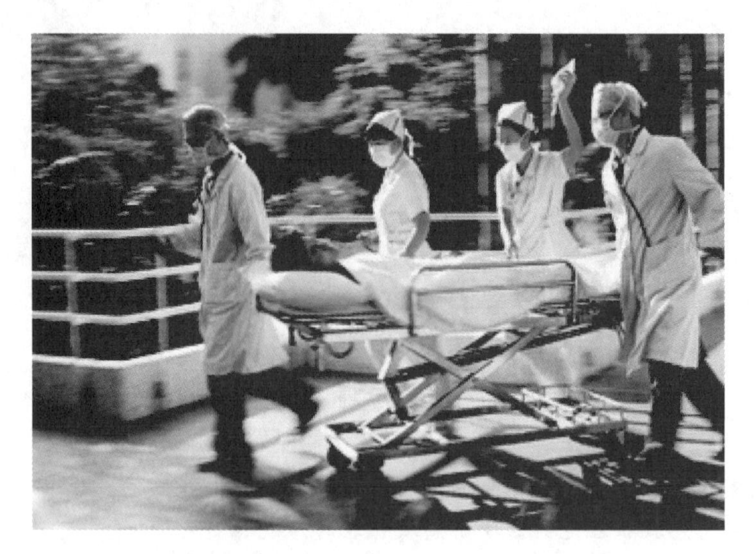

图 1-1 急诊急救

学是一门独立学科。1979 年,国际上正式承认急诊医学为独立的医学学科。紧随其后的急救护理也成为一门重要的学科。

我国急救护理事业经历了从简单到逐步完善形成新学科的发展过程。20 世纪 50 年代,我国在各个大、中城市建立了救护站;20 世纪 70 年代,建立了心脏监护病房;20 世纪 80 年代,各医院成立了急救中心。1983 年原卫生部颁布了《城市医院急诊室(科)建立方案》,方案中规定了急诊科的任务,急诊医疗工作的方向、组织和管理,以及急救工作的规则制度。2013 年 12 月原卫生部颁布了《院前医疗急救管理办法》,进一步规范并推动了我国急救工作的发展。

任务二 急救护理工作范畴

随着急诊医学的发展和设备仪器的不断更新,急救护理的范畴也在不断扩大,内容更加多元,包括了院前急救、急诊科救护、重症监护、创伤救护、中毒救护、急救护理教育、科研和人才培训等。

一、院前急救

院前急救是指急危重症患者进入医院前的医疗救护,包括呼救、现场救护、转运和途中监护。在现场救护中,现场第一目击者需要对患者进行必要的初步急救,主要依靠具有初步急救知识与技能的公民来完成,对患者进行有效的基础生命支持。对公众进行急救知识和技能的普及也是急诊医务工作者的任务之一。只有加强院前急救的宣传教育,提高民众的急救知识知晓率和自救互救意识与能力,实现非医护人员与专业医护人员的救护配合,才能提高院前急救的成功率。

院前急救首先应建立有效的循环和呼吸,再视病、伤情况和现有的条件采取输液、止血、包扎、固定等救治措施；联系急救中心，报告患者病情，转运途中监护，做必要的治疗、护理，使患者得到进一步的救治。

二、院内救护

急诊科是医院急危重症患者的首诊场所，是院前急救的延续，也是急诊医疗服务体系的重要环节。急诊科是急危重症患者最为集中、患者最为繁多复杂和抢救管理任务最为繁重的科室。

急诊科应具备与急救工作相适应的工作环境、急救设备和急救物品等条件，应配备受过专门训练、掌握急诊医学专业和技能的医护人员，能够对来院的急诊患者提供有效的紧急医护服务，为患者及时获得后续专科诊疗服务提供支持与保障。

三、重症监护

重症监护是指受过专门培训的医护人员，在设有监护设备和急救设备的重症监护病房中，对各种急危重症患者所进行的全面监护及治疗。重症监护是急救护理的重要组成部分。

四、灾害救护

灾害救护是指对包括自然灾害（如地震、洪水、泥石流、台风、雪崩、虫害等）和人为灾害（如交通事故、矿难、化学中毒、放射性污染、环境剧变、流行病和武装冲突等）所造成的人员伤害进行的救护。灾害救护是灾害医学的重要组成部分，灾害医学是综合性医学学科，属于急诊医学范畴。

五、教学、科研和管理

急救护理人员专业技术水平的提高，是发展我国急救护理事业的一个重要举措。要有目的、有计划、不失时机地进行急救护理人才的培养。加强急救护理工作的管理、科学研究和交流工作，使急救护理教学、科研及实践紧密结合，进一步提高学术水平。

任务三　急诊医疗服务体系

把院前急救、院内救护和重症监护三部分结合起来，以更加有效地抢救急危重症患者为目的的系统，称为急诊医疗服务体系（EMSS）。EMSS的工作运行程序是在事故现场或发病之初对患者进行初步急救，然后用配备急救器械的运输工具，将其安全快速护送到医院急诊室接受进一步抢救和诊断，待其主要生命体征稳定后再转运到重症监护病房或专科病房。

一、EMSS的组成

完整的EMSS应体现急诊的即刻性、连续性、层次性和系统性。理想的EMSS应包括合理高效的急救网络指挥系统、良好的急救硬件设备配置、专业化的急救人员和完善的卫生法律法规的支持。

(一) 急救中心

目前,我国地级市及以上城市均建立有急救中心,急救中心下设立了统一的"120"急救呼叫电话和通信指挥网络,在市卫生行政部门的领导下,统一指挥全市日常急救工作和上级指派的临时救护任务。其主要职责是从"120"报警呼叫之初就开始有组织地指挥、协调现场救护,合理分诊、分流患者,最大效能地发挥 EMSS 的优势与作用。急救中心还应承担一定的科研、教学任务,充分利用中心的专业优势,开展急救知识的宣传普及工作。

(二) 医院急诊科

急诊科是院内救护的首诊场所,是院前急救的延续,也是 EMSS 的第二个重要环节。急诊科 24 h 开放,承担来院急诊患者的紧急诊疗工作,为患者提供院前急救后续的专科医护服务。急诊科是医院急危重症患者最为集中、病种最多、抢救和管理最为繁重的科室,也是最容易产生医患纠纷的科室。急诊科是医院的窗口科室,急诊科的医护服务水平是医院整体医护水平的缩影。

(三) 重症监护

重症监护是指专业的医护人员应用现代医学理论、先进的诊疗方法和监测技术,对急危重症患者进行连续监测、诊断、强化治疗与护理。重症监护病房是实施重症或专科监护的临床单位。作为 EMSS 的重要环节,系统的、高质量的医学监测和救治是提高急危重症抢救成功率、降低死亡率和伤残率的重要保障。

二、EMSS 的管理

EMSS 的建立、健全不单是技术问题,更主要的是组织工作问题,因而需切实加强对 EMSS 的管理和领导。

(一) 院前急救的管理

院前急救包括现场救护和途中救护。院前急救得当能争取到患者生存的关键时间,为医院急诊科或重症监护室进一步急救创造有利条件。因此,加强院前急救管理是培养一支救护质量高效的急救队伍的基础,主要表现如下。

(1) 有灵敏的通信和布局合理的急救网络。

(2) 有一支管理业务好、施救技术精良的急救队伍。

(3) 具备性能良好的救护车和急救设备。

(二) 急诊科的管理

急诊科的管理包括急诊医疗行政管理、急诊医疗质量管理、人才资源管理、急诊科信息管理、急诊医疗经济学、急诊计算机运行等方面。具体包括确定急诊范围,制定急诊医学的各种规章制度(包括首诊负责制、急诊抢救医疗规定、急诊医疗流程和工作程序),急诊病例涉及法律问题的患者的处理方法,急诊医疗成本与效益等。

(三) 重症监护病房的管理

为了确保重症监护病房工作能高效地运转,提高急危重症患者救治成功率,必须制定一套严格的规章制度,包括重症监护病房工作制度、医护人员查房制度、护士执行医嘱和护理工作制度、消毒隔离制度、交接班制度、业务学习制度、会诊制度、疑难病例讨论制度等。各种规章制度的制定应根据各医院的实际情况和重症监护病房的功能定位而定。重症监护病房内的工作人员必须自觉遵守各项规章制度，并相互督促，齐心协力做好本职工作。

三、EMSS 的任务

从院前急救的初步救护到抢救危及生命的各种危象，均是 EMSS 的任务。

（1）承担破坏性大、群众受伤较重的自然或人为灾害所导致的受害者的抢救和减轻伤亡程度的任务。

（2）研究如何把急救医疗措施快速、及时、有效地送到患者身边以及灾害现场的患者的组织管理方法。

（3）研究如何普及急诊医学知识、提高医疗质量、培训急救专业人才的方法和途径。

（4）研究急诊医学的学术课题。

任务四　急救护理的学习要求

急救护理是一项特殊的工作，它要求急救护理人员必须具备较强的素质和综合能力，只有这样才能更好地服务于患者。

一、良好的身体素质

急危重症患者病情危重、变化快，抢救时间紧张，特别是出现大批伤病员的时候，工作量大。因此，良好的身体素质是急救护理人员出色地完成紧张、繁忙的急救护理工作的前提。

二、良好的职业道德

从事急救护理的工作人员，应视患者为亲人，时刻以患者为中心，一切为了患者的利益着想，将严谨求实、认真负责的工作作风体现在急救过程的每一个环节。

三、快速的应急能力

应急性较强是急救护理的一个特点，急救护理人员不可能，也不能计划和预测什么时间有多少患者及何种患者来诊，应用何种急救技术及对患者实施哪些急救措施。因此，急救护理人员除了要有较高的专业技能外，还应具有快速的应急能力，对病情的观察有预见性，并能迅速做好判断，紧急参加到抢救患者的工作中。

四、良好的沟通能力

急救护理工作接触的人员比较广泛，要做好这项工作，就要求护理人员必须具备良好的人际沟通能力。与患者及家属的沟通可以增加彼此的了解和信任，同时有利于了解与病情有关的信息；与医务人员的沟通可加强合作；与科室及相关人员的沟通有助于协调工作。良好的沟通能力还有助于有效应对和缓解与工作有关的各种压力。

五、扎实的理论知识与急救技能

由于急救护理工作范围大，跨度广，涉及学科较多，如内科、外科、妇科、儿科等学科，要求急救护理人员不但具有综合性的医学基础知识，而且要掌握专业的急救技能，如人工呼吸、胸外心脏按压、电除颤、气管内插管与切开术、止血、包扎、固定和搬运等操作，同时还要掌握呼吸机、心电监护仪、输液泵、洗胃机、除颤器等常用设备的使用与维护。基础知识、专业技能是急救护理人员所必须掌握的。

六、重视理论与实践相结合

理论指导实践，实践完善理论。急救护理涉及的知识面比较广，必须在掌握大量基本理论知识的前提下，才能在实践中不断完善，并且通过实践不断提高急救工作的水平和质量，彼此形成良性互补。

七、不断学习和掌握新知识

急救护理发展迅速，新知识、新理论层出不穷，急救护理人员只有不断地更新知识、理念，扩大知识范围，了解、学习和掌握急救护理领域的新进展，才能正确指导急救护理工作，更好地参与医疗救护工作。

（王凤侠）

项目二　院前急救

学习目标

知识目标：掌握现场评估、现场救护以及转运与途中的救护，掌握院前急救的原则。熟悉院前急救的特点、工作任务。

能力目标：了解院前急救的特点。

情感目标：学会院前急救工作中的有效沟通与协作配合方案。

院前急救(pre-hospital emergency medical care)是指对急危重症患者进入医院前的医疗急救，包括对创伤、中毒、灾害等事件中的患者进行现场救护、转运及途中救护的统称，即在患者进入医院之前所实施的现场抢救和途中监护的医疗活动。

尽管院前急救是暂时的、应急的，但对于急危重症患者，如果没有院前急救过程中所争取到的分分秒秒，即使医院内的设备再好，医生的医术再高明也难以起死回生。因此院前急救是急诊医疗服务体系的最前沿阵地。

任务一　院前急救概述

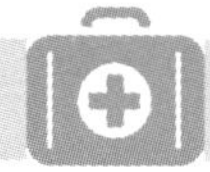

案例导入

患者，男，55 岁，在厕所内被家人发现摔倒在地，呼之不应，伴恶心、呕吐、大汗、大小便失禁。家人急忙拨打 120。

1. 作为急救中心调度员，你需要电话指导家人做哪些简单处置？
2. 作为第一个到达现场的医护人员，此时你将如何处置？

院前急救是急诊医疗服务体系(EMSS)的首要环节和重要组成部分。其目的在于挽救患者生命、减轻痛苦、防止再损伤、减少伤残率和死亡率。它反映了一个国家的医疗水平，也是衡量一个地区急救工作水平和能力的重要标志。随着我国急救事业的发展，院前急救也越来越受到社会重视。

知识链接

急危重症、意外伤害突发的现场,隐存着一条排列有序的链条,其由四个环节组成:早期通路(呼救)、早期心肺脑复苏、早期除颤、早期生命支持。这个链条即生存链,指导第一目击者、急救服务人员、急救医生和护士共同为抢救生命而进行有序的工作。

一、院前急救的特点

由于院前急救所涉及的方面比较广,而且救护任务、对象、环境、条件等与医院相比更为复杂,故形成了它独有的特点。

1. 社会性 院前急救不单单是医务人员的事情,第一目击者在院前急救中也发挥着现场呼救和施救的作用。全民急救知识的普及教育要求每个公民都掌握急救基本知识,一旦发生紧急情况,要立即参与到急救工作中来,体现了其社会性的特点。

2. 突发性 因院前急救的对象往往是各种急危重症患者,病种繁多,随机性强,难以预料,尤其是当成批伤病员出现时,常令人措手不及,如汶川大地震。所以应普及救护知识和提高广大公众的救护技能,对各种急危重症要有预案,一旦发生突发事件,能及时进行自救、互救以及专业救护。

3. 紧迫性 院前急救的紧迫性不仅体现在病情急、时间急,而且还体现在心里急。对危及生命的严重情况,如窒息、张力性气胸、心肌梗死(心梗)、严重颅脑外伤等,救护是否及时关系到患者的存亡及预后,因此要求医护人员时刻处于警备状态,做到随叫随出,充分体现"时间就是生命"的观念。

4. 复杂性 院前急救往往涉及不同专科,病种多样,病情复杂危重,要求急救人员在较短时间内对患者进行评估、判断并合理处理。因此,要求参与院前急救的医务人员必须熟练掌握各种急救知识和技能,才能在现场救护中有效地应对各种伤病员。

5. 艰难性 院前急救的条件大多比较差,人员不足、设备受限、环境恶劣、患者病史不详、缺乏客观资料、运送途中颠簸等,均给现场救护工作带来了极大的困难。如果急救现场偏僻,急救人员需要携带急救设备徒步到达现场,搬运患者,体力消耗较大,也给急救工作增加了难度。

6. 风险性 院前急救不仅存在较大的技术风险,而且还存在人身伤害风险,如火灾现场、塌方现场、刑事犯罪现场、毒气泄漏现场,遇到精神病或醉酒者,救护车本身交通事故等,因此要求急救人员树立和加强自我保护意识。

7. 灵活性 院前急救常在无设备、无药物的情况下进行,要求救护人员灵活机动、就地取材,以对症支持治疗为主,目的是维持或挽救患者生命,为进一步抢救赢得时间。

二、院前急救的任务

1. 平时呼救救护 平时呼救救护是指对各种需要医疗救援,并向急救中心呼救的患者进行的急救活动,这也是院前急救的主要和经常性任务。

2. 灾害事故救护 发生自然灾害(如地震、火灾、台风等)、人为灾害(如交通事故、化学物品泄漏、矿难等)时,救护人员应结合实际情况执行相关急救预案,并与现场其他救灾队伍(如消防、公安、交通等部门）协调一致，加强伤病员现场分类与救护工作，做到合理分流和安全转运，同时要注意自身安全。

3. 大型集会活动救护　大型集会活动救护是指重要会议、比赛活动等的救护值班。执行救护任务的急救系统应处于一级准备状态，一旦发生意外，要做到及时行动、快速处理。

4. 急救通信网络中的枢纽任务　院前急救的通信网络在整个急救过程中承担着承上启下、信息沟通的枢纽作用，如急救信息的接收、传递、指挥调度，与上级领导、救灾指挥中心、急救现场、救护车和医院急诊科的联络。

5. 急救知识的宣传教育工作　宣传急救知识，增强急救意识及提高应急能力是医疗救护工作的一项重要任务。可通过广播、电视、报刊、网络等进行宣传教育，也可通过举办急救知识与救护技能培训班，普及急救知识并提高公民的自救和互救能力。

三、院前急救的原则

1. 先排险后施救　施救前，应先对现场环境进行评估，排除不安全因素后再施救，或先帮助患者脱离危险环境后再进行施救。如触电，应先切断电源后再施救，以保证救护者和被救护者的安全。

2. 先重伤后轻伤　现场救护最重要的是挽救患者生命，患者有多处伤情时，要先处理危及生命的伤情，再处理一般伤情。遇到成批患者时，应优先抢救危重患者的生命，后抢救较轻者。

3. 先固定后搬运　对创伤骨折的患者，为防止搬运时对血管、神经等组织造成二次伤害，应就地取材，先对骨折肢体进行固定（图 2-1），然后再移动或搬运患者。

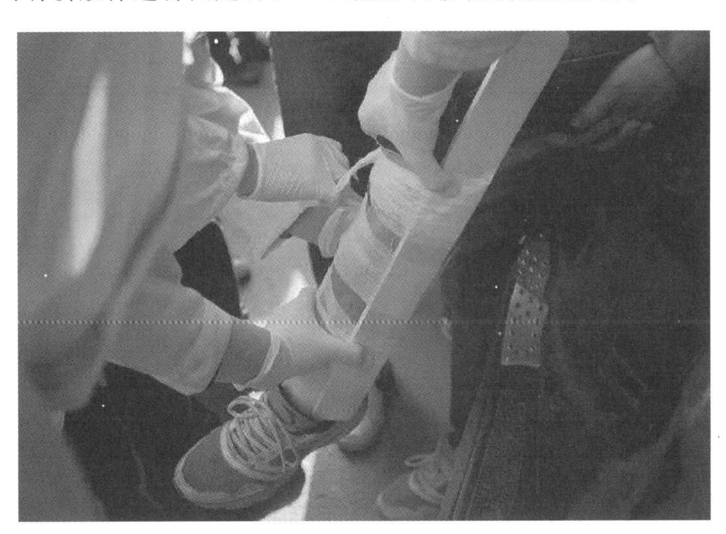

图 2-1　骨折固定

4. 先施救后运送　对危重患者需先进行现场初步紧急处理，待生命体征稳定后，才可以在医疗监护下转运至医院，以免延误宝贵的时间。急救越早，存活率越高。

5. 急救与呼救并重　在伤病现场，既要积极实施抢救，又要尽快争取急救援助，多人参与救治时，急救与呼救可进行分工，若单人施救时，应先进行紧急施救，再在短时间内进行呼救。

6. 转运与监护急救相结合　转运途中要严密监测患者病情，必要时进行相应的急救处理，如电除颤、气管内插管、心肺脑复苏等，减少患者途中的病痛，降低患者死亡率，最大限度地保证患者安全抵达医院。

四、院前急救的质量评价

(一) 院前急救时间

1. 急救反应时间 急救反应时间是指从接到急救电话到救护车抵达急救现场的平均时间。国际目标要求 5～10 min。通信、交通、人员车辆配置、急救站点分布和急救半径等因素都会影响急救反应时间。

2. 现场抢救时间 急救人员在现场对患者实施紧急救护的时间，视患者病情是否达到安全转运条件而定。

3. 转运时间 从现场到达医院的时间，往往取决于交通状况和能够接收院前急危重症患者的医院分布情况。

知识链接

急救白金 10 min

在紧急情况下，从紧急事件发生到最初的 10 min 左右是急救或处置的关键时间，在此段时间内进行急救处理可大大缩短抢救时间和(或)提高抢救成功率，这一时间段叫作“急救白金 10 min”。

(二) 院前急救效果

院前急救效果受急救反应时间、急救设备、急救人员技术水平、院前急救系统管理等因素的影响，按照标准化急救流程展开院前急救，会改善急救效果。

任务二　院前急救护理

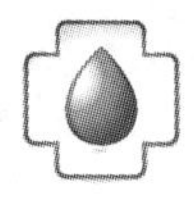

要点导航

重点：急救现场的分类检伤。

难点：院前急救的现场救护。

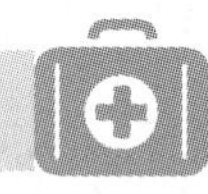

案例导入

某村庄，一名电工正在接电，突然发生触电，肢体抽搐后出现意识不清，面色、口唇发绀，伴大、小便失禁。一个村民发现后，立即上前拖拽，该村民接触患者后也出现肢体抽搐、意识丧失，伴小便失禁。

1. 如你在现场，请问：应该先如何处理？

2. 如何正确呼救?

3. 当时患者出现面色、口唇发绀,未触及颈动脉搏动,请问:该实施哪些必要的现场救护?

一、现场评估

第一目击者到达现场后,应迅速对周围环境及患者病情进行评估,决定是否启动急诊医疗服务体系(EMSS),并进行初步施救。

1. 环境及病因评估　院前急救时现场环境复杂,需仔细进行评估,如现场仍存在危险,应先排除险情,以确保伤病者及救护人员的安全。如:发生触电时,必须先切断电源;气体中毒时,应先开窗通风后再救治;现场危险因素不能及时消除时,应在保证安全的情况下首先撤离患者,再进行施救;溺水时,应在保证救援人员安全的情况下,把溺水者拖上岸边,再进行施救。

2. 病情评估　要求边抢救边评估,快速有效、准确无误。评估一个患者一般在1～2 min内完成,采用问诊及护理体检的方法,按照先危后重、再轻后小(伤势小)的原则进行,快速果断地判断出哪些是直接威胁患者生命的伤情或症状。评估过程中注意“三清”,即听清患者或陪护者的主诉,问清与发病或创伤相关的细节,看清与主诉相符合的症状及体征。原则上尽量不移动患者,以免加重损伤。

知识链接

创伤的初步评估即ABCD评估:A(airway),气道是否通畅;B(breathing),有无呼吸;C(circulation),有无颈动脉搏动;D(disability),意识、瞳孔。

(1) 判断意识:可通过对话、呼喊、拍击及疼痛刺激等方式,观察患者反应,判断患者处于何种意识状态。对于婴幼儿可拍打足跟部及掐捏上臂看是否哭泣。

(2) 观察瞳孔:观察瞳孔大小、形状、对光反射等。双侧瞳孔缩小考虑有机磷杀虫剂、吗啡中毒,双侧瞳孔散大考虑颅脑损伤、颠茄类药物中毒或濒死状态,双侧瞳孔不等大常提示脑疝。

(3) 触摸大动脉搏动:成人通过触摸颈动脉或桡动脉判断有无脉搏,婴儿可触摸肱动脉。了解脉搏强弱、节律及频率。若未触及大动脉搏动,应立即进行心肺脑复苏;当脉搏细速、面色苍白、皮肤湿冷时,提示患者循环障碍。

(4) 判断呼吸:首先应确保患者呼吸道通畅,然后通过胸廓起伏、口鼻有无气流来判断患者是否有自主呼吸。若无自主呼吸需立即给予人工呼吸;若有自主呼吸则判断患者呼吸频率、节律、深浅变化、有无特殊气味等。

二、紧急呼救

紧急呼救是指急危重症患者或第一目击者通过急救电话或其他形式向急救中心发出的呼救。紧急呼救一般要求呼救者简要说明以下内容:①患者姓名、性别、年龄及联系电话。②患者所在的具体位置、接车地点,尽可能说明周围的明显标记和最佳路线。③患者目前最危急的病情或伤情,如昏迷、呕血、肢体畸形等。④如为灾害事故,应询问事故规模、发生原因、现场情况、受伤人数及轻重程度等。⑤留下呼救人姓名及有效电话,以便急救人员随时与之联系。急救中心调度员做好记录后,立即向医院院前急救人员发出调度令。医务人员到达现场后,对患者进行初步评估和处理,在病情允许的情况下,立即将患者送往附近的医院进行进一步治疗。

三、分类检伤

当急救现场有多名患者时,为使危重患者能够得到及时有效的抢救、处理,医务人员需分别对患者初步检查伤情,并根据病情判断的结果对伤病员进行分类检伤,一般分为重度、中度、轻度、死亡四类,分别用红、黄、绿、黑四种颜色的分类检伤卡进行标记。

1. 检查伤情

(1) 生命体征:①脉搏:触摸大动脉搏动,了解脉搏强弱、节律及频率。②呼吸:评估患者呼吸道是否通畅,有无自主呼吸及呼吸频率、节律、深浅变化、有无特殊气味等。③血压:及时测量患者血压,了解患者血压情况。④体温:用手触摸患者皮肤,了解皮肤温度、湿度情况,观察有无发绀、破溃、皮疹及末梢循环情况。

(2) 头、颈部:仔细触摸头、颈部,判断是否有颅骨骨折、颈椎骨折,检查耳、鼻、眼、口腔是否有出血、破溃或溢液,是否有异物;检查视力、听力;检查头部皮肤有无苍白、发绀、湿冷、潮红等。

(3) 胸、腹、背部:观察患者胸廓是否对称,有无畸形、破溃,胸骨、肋骨、脊柱等有无压痛、骨折,脊髓损伤搬运法如图 2-2 所示;听诊肺部呼吸音,判断有无血气胸、肺部啰音等。听诊心音,判断有无杂音、震颤等。检查腹部有无腰痛或腹肌紧张等急腹症症状,判断损伤的器官及程度;检查骨盆及会阴等部位有无损伤,女性注意阴道有无溢液。

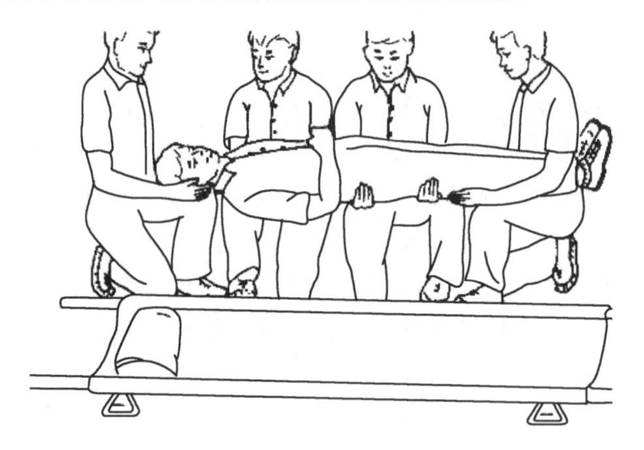

图 2-2 脊髓损伤搬运法

(4) 四肢:观察患者皮肤颜色、有无出血点,触摸四肢皮肤温度,评估患者循环情况,检查四肢有无畸形、肿胀、压痛、破溃、骨擦感,肢体肌力、肌张力及关节活动情况。

2. 病情分级

(1) 重度:标记为红色。危及生命者,如窒息、休克、昏迷、大出血、颅脑外伤、张力性气胸等,需要优先处理,迅速就地抢救。

(2) 中度:标记为黄色。介于轻、重伤之间,需要尽快接受治疗,否则伤情很快恶化。如两处以上肢体骨折、肢体断离、大面积烧伤、骨盆骨折等。一般不立即危及生命,需第二优先处理,进行必要的检查和处理后转运至医院。

(3) 轻度:标记为绿色。病情较轻,意识清楚,能积极配合检查,生命体征平稳。如皮肤擦挫伤，一处肢体骨折、关节脱位、小面积烧伤等。病情相对平稳，可在危重患者处理完毕后再安排转运，但仍需随时观察病情。

(4) 死亡：标记为黑色。来诊时已经死亡。需放置在适当或特定的位置，以免影响其他患者的抢救。

知识链接

另外，还有与上述颜色同时使用的蓝色，表示患者已被放射源或传染病污染。

四、现场救护

现场救护以对症治疗为主。其目的是维持或挽救患者的生命，减轻患者的痛苦，减少并发症，降低死亡率和伤残率。当多名患者同时存在时，应根据分类检伤结果，安排救治顺序。

(一) 体位安置

1. 无意识、无呼吸、无心跳者　立即置患者于复苏体位(仰卧位、去枕、硬板床上)，解开衣领、腰带，便于进行心肺脑复苏。

2. 意识不清但有呼吸和循环　应将其置于恢复体位(侧卧位，或仰卧位、头偏向一侧)(图2-3)，防止分泌物、呕吐物吸入气管引起窒息。

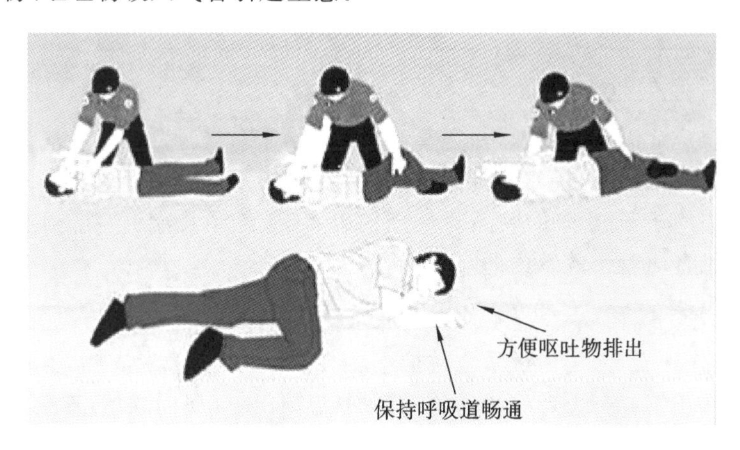

图 2-3　恢复体位

3. 有意识、有呼吸、有心跳　可根据患者病情的不同而采用不同体位，如：咯血者，采用患侧卧位，以防血液流入健侧肺内引起窒息；休克者，采取中凹卧位(头、胸部抬高 20°，下肢抬高 30°)，促进有效循环血量的增加；急性左心衰竭者，采取坐位，减少回心血量，减轻心脏负担。

(二) 建立有效的静脉通道

快速建立有效的静脉通道是为了更好、更快地补充体液、电解质，静脉应用药物，增加血容量，改善微循环，维持血压。对于危重患者，如失血性休克者，应建立两条静脉通道，保证快速补充有效循环血量。

(三) 维持呼吸功能

清除患者口、鼻内分泌物及呕吐物，保持呼吸道通畅，有条件时给予吸氧。呼吸停止者，立即实施口对口人工呼吸或面罩-气囊通气，或协助医生行紧急气管内插管；张力性气胸患者要进行穿刺排气。

（四）维持循环功能

密切监测患者脉搏、血压、呼吸等基本生命体征，对于急性心力衰竭、心肌梗死、高血压急症及休克患者实施心电监护，发现心律失常时给予纠正，发现心室颤动（室颤）或心搏骤停时，立即给予心肺脑复苏、电除颤（图 2-4）等治疗。

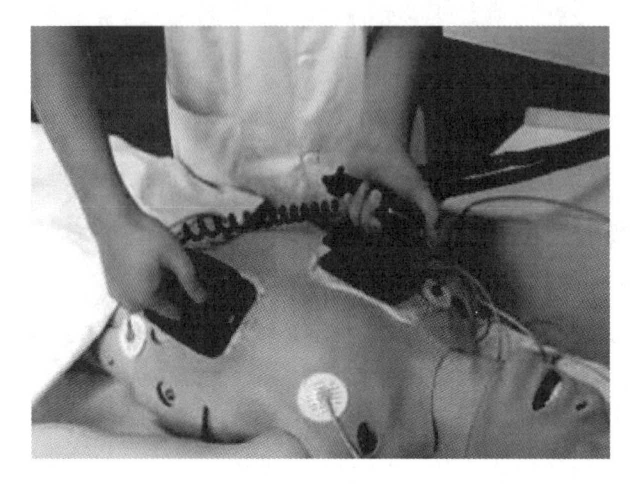

图 2-4 电除颤

（五）紧急对症处理

对于各种紧急病症需及时处理，并完善记录。如：对于癫痫发作患者应立即给予镇静、抗癫痫药物；对于休克患者应给予积极抗休克治疗；对于高颅内压患者应给予降颅内压治疗；对于哮喘发作患者应给予紧急止喘治疗；对于创伤患者，应给予止血、包扎、骨折固定治疗；对于有机磷农药中毒患者应给予洗胃或催吐治疗等。

（六）脱去患者衣物

对于创伤、烧伤患者，为了便于紧急救护患者，常需要脱去患者衣物，操作时需掌握技巧，避免操作不当加重病情。若患者生命垂危，情况紧急，征得家属同意后，直接剪开衣物，以减少意外创伤并为抢救争取时间。

1. 脱上衣法 解开衣扣，将衣物尽量向肩部方向推，背部衣服向上平拉，提起一侧手臂，保持屈曲状态，然后将其从腋窝拉出，脱下一侧衣袖后，将扣子包裹在里面，卷成长条状，并将衣服从颈后平推至对侧，然后拉出衣袖，使衣服从另一侧上臂脱出。如伤者一侧上肢受伤，则先脱健侧，后脱患侧。

2. 脱长裤法 将患者置仰卧位，解开腰带和扣子，从腹部将长裤推至髋下，保持双下肢平直，不可随意抬高或屈曲，将长裤平拉脱去。

3. 脱鞋袜法 应托起并固定踝部，向下、向前顺脚形方向脱去鞋袜。

（七）心理护理

急救过程中要注意患者及家属的紧张、焦虑、恐惧等心理反应。向家属客观地介绍病情，取得其理解和合作。

知识链接

院前急救八禁忌

1. 急性腹痛忌用止痛药。
2. 腹泻忌乱服止泻药。
3. 昏迷忌仰卧位。
4. 心源性哮喘忌平卧位。
5. 脑出血、脊髓损伤忌随意搬动。
6. 内脏脱出忌立即还纳。
7. 小而深的伤口忌马虎包扎。
8. 触电忌徒手拉救。

五、搬运与途中监护

危重患者经过必要的现场救护后，待病情允许时，应迅速转运到有条件的医院做进一步的治疗。同时做到医疗监护转运，确保患者安全到达目的地。

（一）搬运

1. 搬运 把患者从发病现场搬运至担架，从担架搬运至救护车、急救飞机（图 2-5）等，然后再搬下至医院内。搬运是急救过程的重要组成部分，原则上应在原地抢救、止血、包扎、固定的基础上再进行。搬运患者时应根据患者病情特点，因地制宜地选择合适的搬运工具，最常用的搬运方法是担架搬运及徒手搬运。搬运不当可能会对伤病员造成二次损伤，产生严重后果。如脊髓损伤者搬运不当，可加重损伤，引起截瘫甚至死亡等。

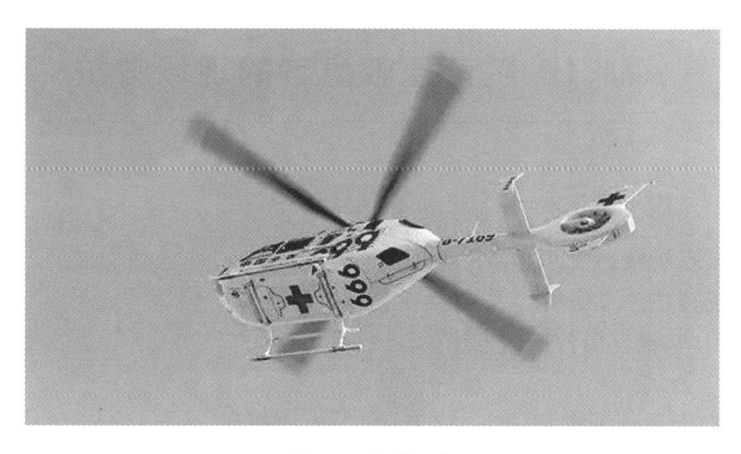

图 2-5 急救飞机

2. 搬运技巧 ①轻、中度损伤患者一般采用单人扶持法、背驮法、抱持法及双人的椅托式、拉车式等方法进行搬运。②重度损伤患者一般采用多人搬运法，尤其是对颈椎、胸椎、腰椎损伤的患者，必须有三人及以上协同搬运，使患者身体保持在同一水平线上，各负其责，统一口令，同时将患者轻轻抬起，并保持脊柱轴线水平稳定。③特殊患者搬运时，根据患者病情，选择不同搬运方法。如：对颅脑损伤的患者，在搬运时应保持头高位；对气胸的患者，在搬运时应保持健侧卧位;异物刺入身体时,应先将异物固定,注意搬运时不要移动固定的异物。

（二）途中监护

转运患者的车辆、飞机等,不仅是交通工具,同时也是抢救患者的场所。在转运途中需要注意:

(1) 根据病情安置合适的体位。一般患者采取平卧位,昏迷、呕吐患者采取侧卧位或头偏向一侧,左心衰竭的患者采取坐位。

(2) 密切观察患者的意识、呼吸、脉搏、瞳孔、血压等病情变化。必要时使用心电监护仪监护,发现异常应及时处理。

(3) 转运途中要加强支持治疗,做好输液、吸氧、吸痰、保暖等相关护理,保证气管内插管等各种管道通畅。

(4) 做好转运途中各种记录,如抢救记录、监护记录、用药记录等,为伤病员的交接做好准备。

(5) 加强转运途中心理护理,急危重症患者普遍有恐惧、焦虑心理,因而要热情体贴、和蔼可亲、言语温柔,以消除或减轻其恐惧感。

(6) 需注意转运途中的安全,尤其是车辆颠簸时,注意保护患者,以免病情加重或发生坠落。

(7) 做好患者的交接,当患者安全到达医院后,应向接诊护士对现场情况、途中变化、已采取的急救措施及用药情况等进行详细交接,以便其对伤病员做进一步的救治及护理。

(8) 转运结束后,整理仪器、用物,对急救药品进行补充,并对救护车进行消毒,迎接下一次急救任务。

实训 1　院前急救患者的现场救护

【实训目的】

(1) 熟练掌握现场救护技术。

(2) 准确现场评估患者病情。

(3) 通过练习,掌握现场救护的方法。

【情景模拟】

某十字路口发生交通事故,受伤 5 人,其中:①头皮裂伤、昏迷、脑疝 1 人;②腹部外伤、肠脱出 1 人;③气胸、肋骨骨折 1 人;④右胫、腓骨开放性骨折,腰椎骨折 1 人;⑤死亡 1 人。

【实训准备】

1. 物品　模拟人 5 个、分类检伤卡 2 组、纱布及绷带若干、吸氧管、急救包、0.9%氯化钠注射液 500 mL 及输液器若干、甘露醇 250 mL 1 瓶。

2. 器械　转运车 1 辆、脊柱板 1 个、氧气瓶 1 个、下肢支具 1 个、脸盆 1 个。

3. 环境　安全平整的路面或小路口。

【实训学时】 1 学时。

【操作程序及考核标准】 现场救护的操作程序及考核标准见表 2-1。

表 2-1　现场救护的操作程序及考核标准

项目总分	项目内容	评 分 标 准	分值	得分	备注
素质要求（6 分）	服装、服饰	服装、鞋帽整洁，着装符合职业要求	2		
	仪表、举止	仪表大方，举止端庄，步履轻盈、矫健	2		
	态度、语言	语言流畅、清晰，态度和蔼可亲	2		
操作前准备（6 分）	护士	修剪指甲、洗手（六步洗手法）、戴口罩	3		
	物品	检查物品完好、齐全（口述），物品摆放科学、美观	3		
操作步骤（74 分）		(1) 第一目击者评估现场环境是否安全。	4		
		(2) 第一目击者判断现场受伤人数，大致判断患者病情。	4		
		(3) 第一目击者呼救（事发地点、受伤人数及病情）。	6		
		(4) 医务人员到达后评估周围环境及进行分类检伤（生命体征、头颈部、胸腹背部、四肢），记录时间。	20		
		①患者昏迷状态，双瞳孔不等大，枕部皮肤裂伤。给予红色标识。	(5)		
		②患者意识清楚，面色苍白，血压 90/60 mmHg，下腹皮肤裂伤，肠管脱出。给予红色标识。	(5)		
		③患者意识清楚，稍烦躁，大汗，憋喘，左肺呼吸音低、叩诊呈鼓音，左季肋压痛，局部皮肤擦挫伤。给予黄色标识。	(4)		
		④患者意识清楚，腰椎压痛，右小腿皮肤裂伤、畸形。给予绿色标识。	(3)		
		⑤患者意识丧失，面色、口唇发绀，未闻及呼吸音，未扪及大动脉搏动。给予黑色标识。	(3)		
		(5) 现场救护：	30		
		①标记红卡，包扎头皮裂伤，建立静脉通道，滴注甘露醇。	(8)		
		②标记红卡，纱布包裹脱出的肠道，用脸盆扣住，建立静脉通道，滴注 0.9%氯化钠注射液。	(8)		
		③标记黄卡，取坐位，吸氧，建立静脉通道，滴注 0.9%氯化钠注射液。	(5)		
		④标记绿卡，纱布包扎伤口，下肢支具固定胫、腓骨，搬运患者至脊柱板，建立静脉通道，滴注 0.9%氯化钠注射液。	(5)		
		⑤标记黑卡，等待尸体料理。	(4)		
		(6) 记录现场救护内容。	4		
		(7) 转运至指定地点。	3		
		(8) 整理用物，消毒	3		
评价（14 分）	操作方法（5 分）	程序正确，操作规范，动作娴熟	5		
	操作效果（9 分）	(1) 能够准确判断出病情，分类检伤。	3		
		(2) 对于每位患者处理恰当。	3		
		(3) 有效组织，各司其职	3		
总　分			100		

【实训结果】

(1) 通过实训,每位同学都能熟练掌握现场救护技术,并成功通过操作考核。

(2) 学生能准确进行病情分级。

【考核方法】 现场救护的考核方法见表 2-2。

表 2-2 现场救护的考核方法

本组之星	
组间互评	
评分说明	(1) 实际得分=自我评价×33.4%+小组评价×33.3%+教师评价×33.3%。 (2) 本组之星可以是本次实训活动中突出贡献者,可以是进步最大者,也可以是某一方面表现突出者。 (3) 组间互评由各组长将本组内商议的评定结果上报,全体组长共同讨论后评定出每组的最终评定结果。 (4) 考评满分为 100 分,90 分以上(包括 90 分)为优秀,76~89 分为良好,60~75 分为及格,59 分以下(包括 59 分)为不及格

直通护考

A1/A2 型题

1. 严重创伤抢救的白金时间是(　　)。

A. 6 h　B. 2 h　C. 1 h　D. 30 min　E. 10 min

2. 危及生命的伤病员,现场标识卡应为(　　)。

A. 红色　B. 黄色　C. 绿色　D. 黑色　E. 蓝色

3. 以下急性创伤同时出现时,应先抢救哪一种?(　　)

A. 骨折　B. 窒息　C. 伤口渗血　D. 休克　E. 内脏脱出

4. 在清理通风不良的阴沟时,某人急性中毒,可能吸入的有害气体是(　　)。

A. 氰化氢　B. 氯化氢　C. 硫化氢　D. 氟化氢　E. 光气

5. 心电监护仪报警显示心搏停止,而患者意识清楚,无不适主诉,可能的原因是(　　)。

A. 患者心脏停搏　B. 患者在做屏气动作　C. 电极脱落

D. 心电监护仪内电池耗尽　E. 仪器故障

6. 急诊科救护属于 EMSS 的第几个环节?(　　)

A. 第一个环节　B. 第二个环节　C. 第三个环节

D. 第四个环节　E. 第五个环节

7. 处理休克患者,搬运时应采取(　　)。

A. 仰卧位,头偏向一侧　B. 坐位或半坐卧位　C. 仰卧位,下肢屈曲

D. 去枕平卧位,抬高双下肢　E. 侧卧位

A3/A4 型题

(8~9 题共用题干)

某患者被人搀扶着步入救护车,接诊护士看见其面色发绀,口唇呈黑紫色,呼吸困难,询问病史得知其有慢性阻塞性肺疾病史。

8. 护士需立即对其采取的措施是(　　)。

A. 分诊协助其就医　　B. 不做处理，静候医生　　C. 鼻塞法给氧

D. 电除颤　　E. 心肺复苏

9. 护士采取相应措施时应特别注意(　　)。

A. 对患者实施呼吸道隔离　　B. 让患者保持镇静　　C. 氧流量 1～2 L/min

D. 只能除颤 1 次　　E. 人工呼吸与胸外心脏按压次数之比为 2∶30

(10～11 题共用题干)

患者，男，31 岁，因被卡车撞伤引起呼吸困难，下肢活动障碍并多处受伤，30 min 后送至医院，大量流血约 1000 mL，体检：T 36.5 ℃，P 116 次/分，R 35 次/分，BP 60/40 mmHg，表情淡漠，烦躁不安，面色苍白，呼吸浅快，脉搏细速，气管左侧移位，左背部可见多根肋骨断端外露，左侧呼吸音消失，左上腹可见肠袢外露约 30 cm，全腹压痛、反跳痛、腹肌紧张，左大腿内收、畸形，股骨断端外露，活动障碍，四肢冰凉。

10. 对该患者进行现场救护，下列哪项措施是错误的？(　　)

A. 迅速检查伤情，采取有效止血措施

B. 用胸带加棉垫加压包扎胸部，封闭气胸的伤口

C. 还纳外露的肠袢

D. 就势固定股骨骨折，不可试行复位

E. 改善呼吸状况，有条件时可给氧

11. 对该患者进行转送时，下列哪项措施是错误的？(　　)

A. 详细记录伤情，静候入院抢救　　B. 专人托扶腹部，防止肠管继续脱出

C. 左侧股骨下垫软枕保护骨折断端　　D. 尽快建立静脉通道，纠正休克

E. 通知医院做好手术准备工作和抢救准备工作

(苗润新)

项目三　重症患者的监护

学习目标

知识目标:掌握 ICU 的收治对象和收治程序,掌握 ICU 监护内容。熟悉 ICU 的概念、模式。了解 ICU 的布局设置。

能力目标:熟练掌握 ICU 常见重症监护技术。

情感目标:建立危重症监护急救的意识和责任,培养细致严谨的工作态度和良好的沟通协作能力。

任务一　重症监护病房

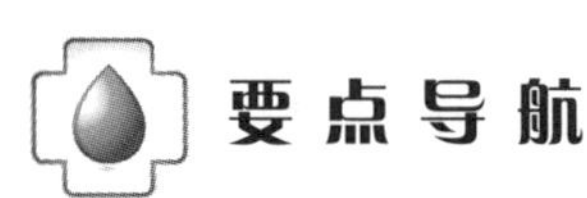

重点:ICU 的布局设置和模式。

难点:ICU 的收治对象和收治程序。

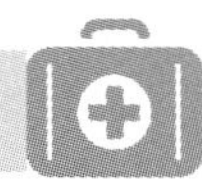

案例导入

王大爷,75 岁。突发意识不清 1 h 来院就诊,CT 示左侧基底节脑出血,经过急诊科救治后收住 ICU。

1. ICU 一般收治什么样的患者?
2. ICU 收治患者的程序是什么?

重症监护病房(intensive care unit,ICU)是以救治各类重症及多系统功能衰竭患者为主的场所。它集中必要的仪器和设备,集中一批经过专业培训的医护人员,对急危重症患者集中进行严密、动态的监测、强化治疗和护理。

一、ICU 建设标准

(一) ICU 的布局设置

ICU 设置应该一方面靠近电梯,通道宽敞,以便患者转运、检查和治疗,另一方面要靠近手术室、复苏室、检验科、放射科、血库等,以便患者进行检查和抢救。可设立医疗区域、医疗辅助区域、污物处理区域以及医务人员生活辅助区域等,并保持相对独立以减少彼此之间的互相干扰并有利于感染的控制。

1. 床单位 ICU 的床位数量设置一般为全院总床位的 2%～8%。ICU 的床位使用率以小于 75%为宜。ICU 开放式病床每张床的使用面积大于 9.5 m^2,以 15～18 m^2 为宜,床间距大于 1 m。单间病室使用面积以 18～25 m^2 为宜。ICU 至少配置一个单间。每张床应配有功能完善的设备带或功能架,并配备多个(15～20 个)功能齐全的电源插座。

2. 室内环境 ICU 应具备良好的采光、通风条件。室内温度应该保持在(24±1.5) ℃,湿度控制在 55%～65%。地面最好铺设软质地板,以起到防滑、消声等作用。墙面、地面及天花板尽量使用高吸音材料,以减少噪音。有条件的病房配备正压装置的空气净化系统。

3. 中心监护站 为了方便观察所有患者,中心监护站应设置在所有病床的中央区域。

(二) ICU 的设备

1. 监测设备 多功能生命体征监测仪、呼吸功能监测装置、血气分析仪、血流动力学监测设备、血氧饱和度监测仪、心电图机等。影像学设备包括床旁 X 线机和超声设备。

2. 治疗设备 微量注射泵(图 3-1)、容积输液泵、呼吸机、除颤器、临时心脏起搏器、主动脉内球囊反搏装置、血液净化装置、麻醉机等。

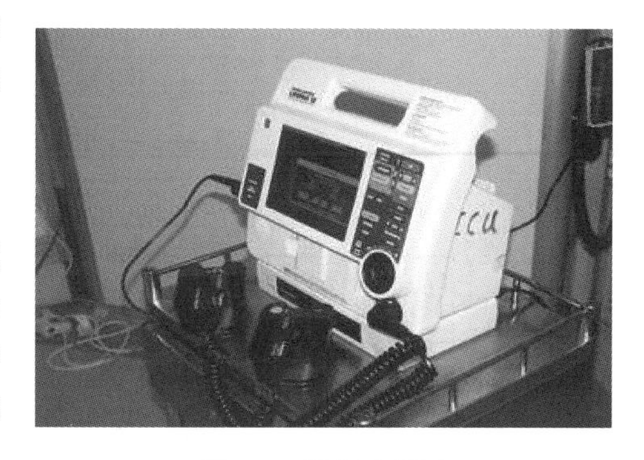

图 3-1 微量注射泵

(三) ICU 的人员配置

综合性 ICU 的专科医生的编制人数与床位的比例为 0.8∶1 以上,护士人数与床位的比例为 3∶1 以上。同时还应配备物理治疗师、呼吸治疗师、放射检查人员、心理治疗师和勤杂保洁员等医疗辅助人员,有条件的医院还配备相关的设备与维修人员。

(四) ICU 的模式

ICU 根据医院的模式和条件一般分以下两种模式。

1. 综合 ICU 独立的临床业务科室,收治医院各个科室的危重患者,其重症监护能力代表医院的最高水平。

2. 专科 ICU 附属于某一专科,专门收治该专科的危重患者。如心内 ICU(CCU)、新生儿 ICU(NICU)、呼吸科 ICU(RICU)等。

二、ICU 的收治对象和收治程序

(一) ICU 的收治对象

ICU 的收治对象包括所有随时有生命危险、需要脏器功能监测和支持的危重患者。但急性传染性疾病患者、明确脑死亡患者、恶性肿瘤晚期患者、精神病患者、临终状态的老年患者以及其他救治无望或其他原因放弃治疗的患者不应该收入 ICU。主要的收治患者包括：

(1) 各种复杂大手术后的患者，尤其术前有合并症或术中生命体征不稳定者；

(2) 创伤、感染、休克等引起多器官功能障碍的患者；

(3) 心肺脑复苏术后需要继续支持的患者；

(4) 心功能不全或有严重心律失常的患者；

(5) 严重复合性创伤的患者；

(6) 水、电解质及代谢严重失衡的患者；

(7) 器官移植术后的患者；

(8) 理化因素所致的急危重症患者；

(9) 严重代谢障碍性疾病的患者；

(10) 大出血、呼吸衰竭、抽搐、昏迷需要支持者。

(二) ICU 的收治程序

重症患者必须经过 ICU 医生会诊后方可转入，ICU 的护理人员提前了解患者的诊断、治疗、病情变化情况及转入原因，并做好相应的准备。转入时一般需原科室医护人员及家属陪同。ICU 的收治程序见图 3-2。

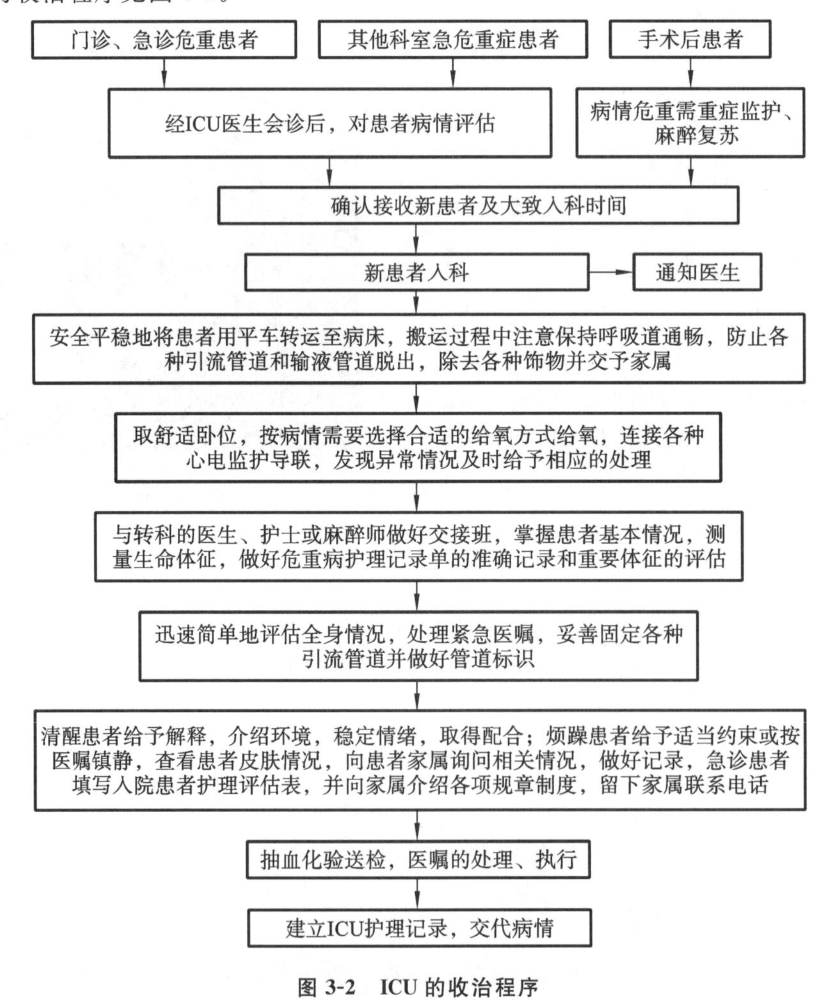

图 3-2　ICU 的收治程序

任务二 各系统功能监测

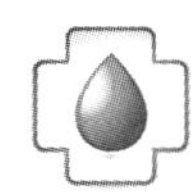

要点导航

重点:各个系统功能监测。
难点:中枢神经系统功能监测。

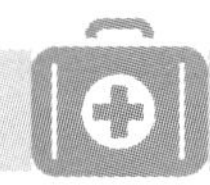

案例导入

王老伯,男,77岁,既往身体健康。因干活时烧伤四肢、颜面部及胸前区皮肤,急送当地县医院抢救治疗,住院20天后出现全身水肿、少尿4天,水肿加重,血肌酐升高,转上级医院。查体:T 37.1 ℃,P 94次/分,R 20次/分,BP 143/65 mmHg,意识清楚,精神差,颜面及眼睑水肿,烧伤处已经结痂,无明显渗液。辅助检查:WBC 12.53×10^{9}/L,RBC 3.17×10^{12}/L,Hb 95 g/L;血肌酐470 μmol/L,血尿素氮30 mmol/L。血气分析:pH 7.13,PO_2 53 mmHg,PCO_2 66 mmHg,BE −6.2 mmol/L。拟"烧伤、急性肾功能衰竭、呼吸衰竭"收入ICU。

如果你接诊患者,应如何对该患者进行监护?

一、呼吸系统功能监测

(一) 呼吸频率(RR)

呼吸频率指患者每分钟的呼吸次数,是呼吸功能监测中最简单而实用的项目。可用目测,也可通过仪器测定。正常成人在安静状态下RR为12~20次/分。1岁儿童约为25次/分,新生儿为40次/分左右。呼吸过速或过缓均提示呼吸功能障碍。

(二) 常见的异常呼吸类型及临床意义

1. 间断呼吸 又称毕奥氏呼吸。呼吸与呼吸暂停现象交替出现。见于颅内病变、呼吸中枢衰竭的患者(图3-3)。

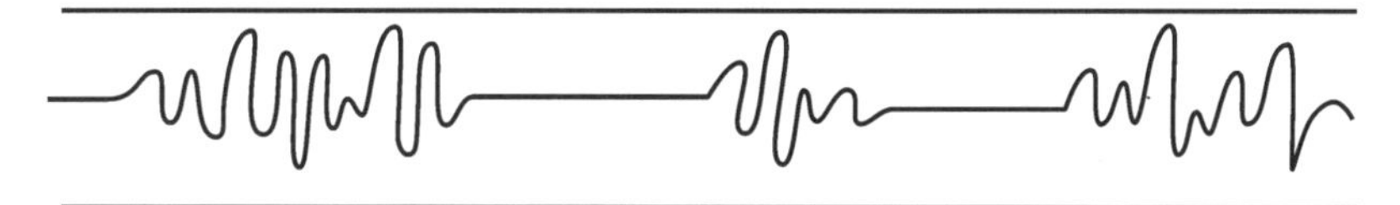

图3-3 间断呼吸

2. 深大呼吸　深长而规律的呼吸。见于尿毒症、糖尿病等酸中毒患者(图 3-4)。

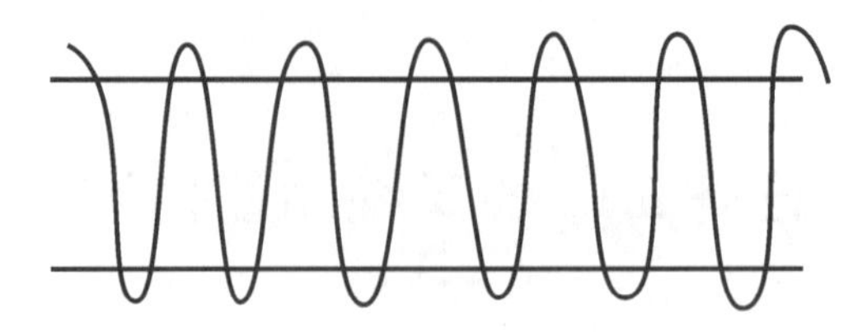

图 3-4　深大呼吸

3. 潮式呼吸　又称陈-施呼吸,呼吸浅慢→深快→浅慢→暂停。见于中枢神经系统疾病如脑炎、颅内压增高、巴比妥类药物中毒等患者(图 3-5)。

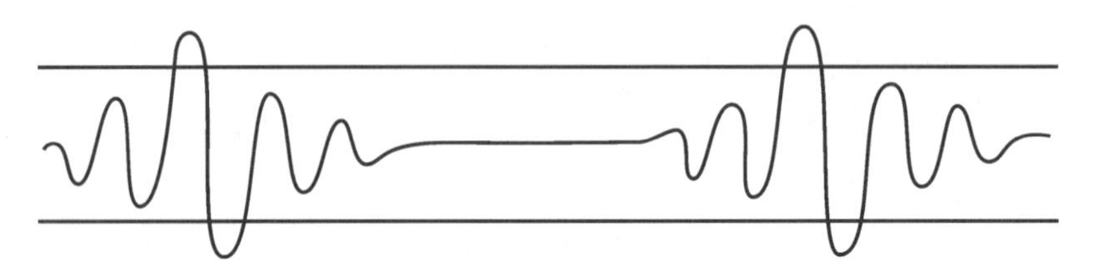

图 3-5　潮式呼吸

4. 蝉鸣样呼吸　吸气时有一种高音调的音响。见于喉头水肿、痉挛及喉头异物患者。

5. 鼾声呼吸　见于深昏迷患者。

6. 点头样呼吸　患者吸气深而长且头向后仰,呼气短促后头又恢复原位,犹如点头状。多示患者处于极度衰竭状态,是濒死的一种先兆。

二、循环系统功能监测

(一) 床旁心电监护

床边心电监护是在病床边对被监护者进行持续或间断的心电监护。目前心电监护已广泛应用到临床各种危重病和非危重病的监护,各种手术、特殊检查与治疗的监护。

1. 心电监护的目的　对危重患者进行动态的心电图、血压、呼吸及血氧饱和度监测,及时发现和诊断心律失常、低氧血症及血压异常患者,提高危重患者的抢救成功率。

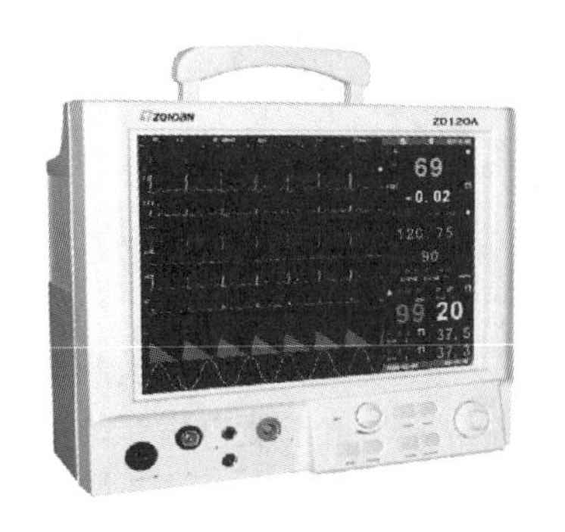

图 3-6　心电监护仪

2. 心电监护仪(图 3-6)的使用

1) 适应证　凡是病情危重需要进行持续不间断地监测心搏的频率、节律与体温、呼吸、血压、脉搏及经皮血氧饱和度等的患者。

2) 心电监护操作步骤

(1) 准备物品:主要有心电监护仪、心电血压插件联接导线、电极片、生理盐水棉球、配套的血压袖带。

(2) 操作步骤:

①协助患者取平卧位或半坐卧位。连接心电监护仪电源,打开主开关。

②监测 SpO_2:将 SpO_2 传感器安放在患者身体的合适部位。红点照甲床,观察 SpO_2 及波形变化。

③无创血压监测：将袖带缠在患者肘上两横指处，松紧度以能插入 1 指为宜，感应位置在肱动脉处，按“血压测量”键。

④贴电极片：用生理盐水棉球擦拭患者胸部贴电极片处皮肤。临床上多功能心电监护仪的导联装置有三导联和五导联两种装置，可参照下列方法放置电极片：

a. 三导联装置的电极片安放：右上（RA）在右锁骨下第 2 肋间；左上（LA）放左锁骨下第 2 肋间；左下（LL）在左剑突下。

b. 五导联装置电极片安放：右上（RA）在右锁骨中线第 1、2 肋间；右下（RL）在右锁骨中线剑突水平处；左上（LA）在左锁骨中线第 1、2 肋间；左下（LL）在左锁骨中线剑突水平处；中间（C）在胸骨左缘第 4 肋间（图 3-7）。

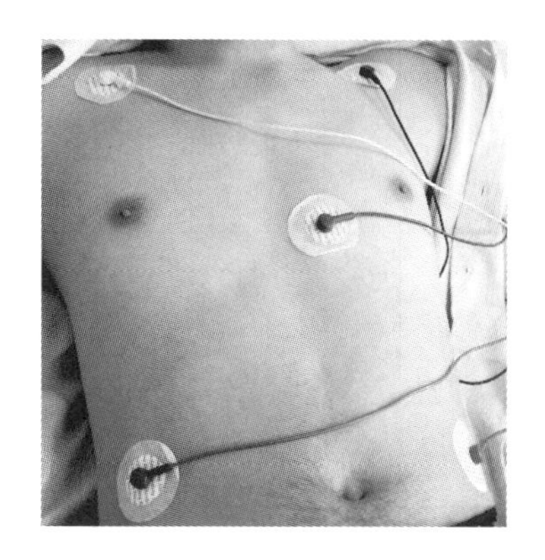

图 3-7　心电监护电极片放置位置

⑤观察心电图：选择波形清晰的导联，一般选择Ⅱ导联。

⑥根据患者情况，在相对安全的范围内设定各报警限，打开报警系统。心率报警上限一般为 110 次/分，报警下限一般为 50 次/分。经皮 SpO_2 报警上限一般设为 100%，报警下限设为 96%。根据病情设置血压报警限。

⑦整理用物，告知患者在监测过程中的注意事项。

3. 记录与观察　及时记录心电监护仪上各项参数，动态观察患者的病情变化。

4. 注意事项

（1）及时检修机器，避免漏电等意外威胁人身安全。

（2）正确安放电极片，避开电除颤位置。贴电极片前尽量使皮肤脱脂干净，避免心电图波形受到干扰变形。及时处理出汗等引起的干扰和电极片脱落。

（3）定期（72 h）更换电极片安放位置，防止皮肤过敏和破溃。

（4）血氧探头位置应与测血压手臂分开，以免在测血压时，血流被阻断，而测不出血氧。

（5）对需要频繁测量血压的患者，应定时松解袖带，以减少因频繁充气对患者肢体造成的影响和不适感，必要时更换测量部位。

（6）报警系统应始终保持打开，出现报警应及时处理。

（二）中心静脉压（CVP）监测

CVP 是右心房与上、下腔静脉交界处的压力。它可判断患者血容量、心功能与血管张力的综合情况。中心静脉置管在危重患者抢救过程中应用极为广泛，既可以经此输入高渗性溶液、高营养液，同时可测量中心静脉压。

三、中枢神经系统功能监测

意识障碍是神经系统功能不全最常见的体征。意识障碍通常分为嗜睡、昏睡、浅昏迷、深昏迷 4 个等级。目前，国际上常用格拉斯哥昏迷评分量表（GCS）（表 3-1）对患者的意识状态进行评定。

表 3-1　格拉斯哥昏迷评分量表

内容	反应情况	积分	图　示
睁眼反应	自动睁眼	4	
	呼叫睁眼	3	
	刺激睁眼	2	
	不能睁眼	1	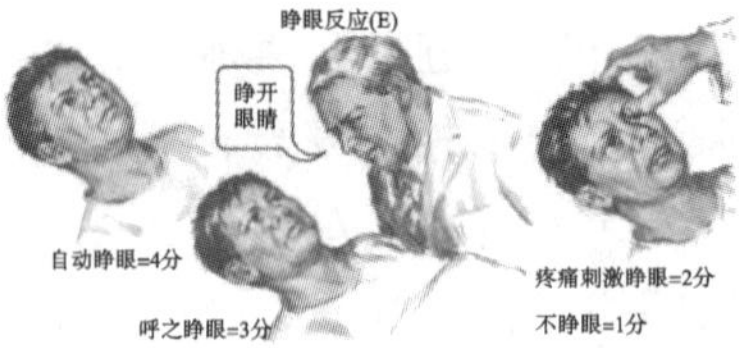
语言反应	回答切题	5	
	答非所问	4	
	用词错乱	3	
	只能发音	2	
	不能发音	1	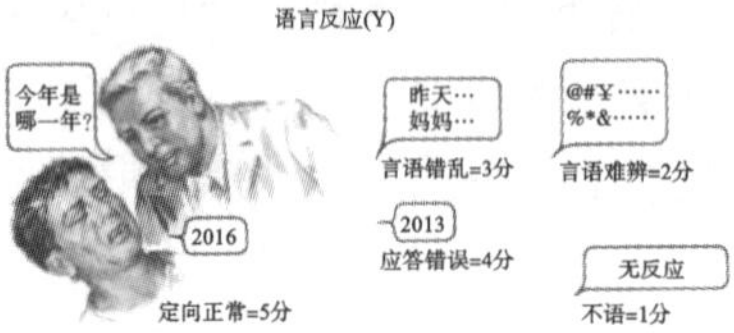
运动反应	按指示运动	6	
	对疼痛能定位	5	
	对疼痛能逃避	4	
	刺激后双上肢屈曲	3	
	刺激后四肢强直	2	
	对刺激无反应	1	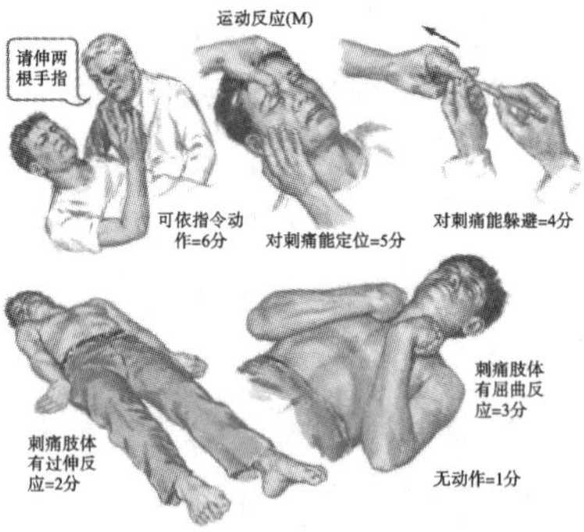

GCS 根据患者睁眼、语言和运动情况综合评定其意识状态。评分时，以患者最佳反应计分。评分范围为 3～15 分。正常人 15 分，最低 3 分，评分越低，意识障碍越重，昏迷越深。一般认为 8 分以上预后较好，7 分以下预后不良，3～5 分有生命危险。此量表虽应用广泛，但有一定局限性，比如对于有人工气道的患者无法评价语言功能；对于眼部直接损伤、水肿或麻痹的患者无法评估睁眼动作；对于四肢瘫痪者无法评价其运动。

四、肾功能监测

(一) 尿量监测

尿量变化是肾功能改变最直接的指标，能较好地反映肾脏的血流灌注情况，因而可间接反映心排血量的变化。在临床上通常记录每小时及 24 h 尿量。当每小时尿量少于 30 mL 时，多为肾血流灌注不足，间接提示全身血容量不足。24 h 尿量少于 400 mL 称为少尿；24 小时尿量少于 100 mL 为无尿，是肾功能衰竭的基础诊断依据之一。

(二) 肾浓缩、稀释功能

主要用于监测肾小管的重吸收功能。方法为：在试验的 24 h 内患者保持日常的饮食和生活习惯，晨8时排弃尿液，自晨8时至晚8时每2 h留尿一次，晚8时至次晨8时留尿一次。分别测定各次尿量和尿比重。

1. 正常值　昼尿量与夜尿量之比为(3～4)：1，夜间12 h尿量应少于750 mL；最高的一次尿比重应在1.020以上；最高尿比重与最低尿比重之差应大于0.009。

2. 临床意义　夜尿量大于700 mL常为肾功能不全的早期表现；最高尿比重低于1.018提示肾浓缩功能不全；尿比重固定在1.010左右提示肾功能损害严重。

(三) 血清尿素氮(BUN)

1. 正常值　2.9～6.4 mmol/L。

2. 临床意义　肾功能轻度受损时，BUN可无变化。当BUN高于正常值时，肾脏的有效肾单位往往已有60%～70%的损害，因此，BUN测定不是一项敏感方法。但对尿毒症诊断有特殊价值，其增高的程度与病情严重程度成正比，故对病情的判断和预后的评估有重要意义。临床上动态监测BUN浓度极为重要，进行性升高是肾功能进行性加重的重要指标之一。

(四) 血肌酐(Cr)

1. 正常值　83～167 μmol/L。

2. 临床意义　血肌酐是肌肉代谢产物，由肾小球滤过而排出体外，故血肌酐浓度升高反映肾小球滤过功能减退。各种类型的肾功能不全时，血肌酐明显增高。

(五) 内生肌酐清除率

肾脏在单位时间内能把若干容积血浆中的内生肌酐全部清除出去，称为内生肌酐清除率，是判断肾小球滤过功能的简便而有效的方法之一。

1. 计算方法

男性：内生肌酐清除率＝(140－年龄)×体重(kg)/[0.818×血肌酐(μmol/L)]

女性：内生肌酐清除率＝同龄男性内生肌酐清除率×0.85

2. 临床意义　正常成人内生肌酐清除率平均值为80～100 mL/min。内生肌酐清除率如降到正常值80%以下，则表示肾小球滤过功能已有减退，若降至51～70 mL/min，为轻度损伤；降至31～50 mL/min，为中度损伤；降至30 mL/min以下，为重度损伤。多数急性和慢性肾小球肾炎患者皆可有内生肌酐清除率降低。

任务三　重症监护技术

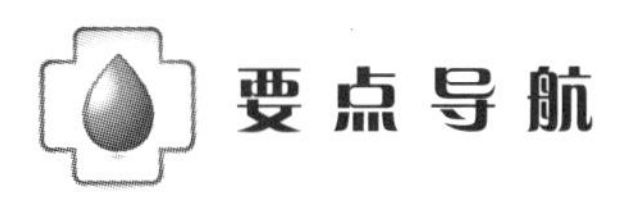

重点：中心静脉压的监测、输液泵的使用。

难点：中心静脉压的监测的操作。

一、呼吸机的临床应用(见项目十二)

二、静脉穿刺置管术(见项目十二)

三、中心静脉压的监测

(一) 适应证

(1) 严重创伤、休克、急性循环衰竭、急性肾功能衰竭等危重患者。

(2) 需长期静脉营养或经静脉抗生素治疗者。

(3) 需经静脉输入高渗溶液或强酸、强碱类药物者。

(4) 右心功能不全。

(5) 各种大、中型手术。

(二) 中心静脉压(CVP)的正常值及其临床意义

CVP 正常值为 5～12 cmH_2O。CVP 反映右心房充盈压,可作为评估右心房功能的一个间接指标:CVP<5 cmH_2O,常表示血容量不足或静脉回流障碍;CVP>16 cmH_2O,常提示输液、输血过多,或存在心功能不全;CVP>20 cmH_2O,提示明显右心衰竭,应暂停补液。

(三) 操作步骤

(1) 经锁骨下静脉或右颈内静脉穿刺插管至上腔静脉或右心房,或者经股静脉插管至下腔静脉。

(2) 连接测压装置,并用生理盐水排气后固定于床旁。

(3) 归零:换能器与患者的右心房(第 4 肋间腋中线)在同一水平,转动三通,关闭换能器患者端,打开通大气端,使用心电监护仪上“调零”键自动归零。

(4) 关闭换能器大气端,打开患者端,读取数值并记录。

(四) 注意事项和护理要点

(1) 严格无菌操作,每日消毒穿刺部位,更换敷料、输液系统及测压管道。若穿刺点有发红、分泌物等炎症表现,及时报告医生并记录。

(2) 测量时,确保零点与患者右心房保持在同一水平上,患者改变体位时要重新调节零点。

(3) 导管妥善固定,防止脱出。保持输液管道通畅。及时观察各管道有无扭曲,有无连接不紧密,有无松脱、进气、回血等情况,发现问题及时处理。

(4) 对应用呼吸机治疗的患者,在进行 CVP 测量时暂停呼吸机使用。咳嗽、吸痰、呕吐、躁动和抽搐等均影响 CVP 值,应在安静后 10～15 min 后监测。

(5) 密切观察,做好记录。

四、输液泵的使用

输液泵通常是机械或电子控制的装置,它通过作用于输液导管达到控制输液速度的目的。常用于需要严格控制输液量和药量的情况。它除了能减轻护理人员的劳动强度,更重要的是保证了输液或者注射用药的准确性和安全性。

输液泵按其工作特点可分为蠕动控制式输液泵、定容控制式输液泵及针筒微量注射式输液泵三类，前两者针对输液瓶或输液袋，又称为容积输液泵，后者针对注射器，又称为微量注射泵。

（一）容积输液泵的使用

1. 人员准备　衣帽整齐，洗手，戴口罩。

2. 用物　手消毒液、巡视卡、注射卡、输液泵、输液器、根据医嘱准备的药液等。

3. 操作步骤

（1）携用物至床旁，核对、解释，取得患者配合，评估注射部位的皮肤、血管情况。

（2）将输液泵固定于输液架上，接通输液泵电源，将液体挂于输液架上，排气，关紧调节器。

（3）打开输液泵电源开关（自检），正确安装输液器。

（4）根据医嘱设定输液量、输液速度及其他需要的参数。

（5）建立静脉输液通道，打开泵入开关（“启动（START）”键），按设定速度泵入。

（6）交代注意事项，整理用物，洗手。

4. 常见报警原因及处理

（1）完成报警：输液泵在工作中达到预置用量时即报警。处理方法：及时更换液体或者停止输液。

（2）阻塞报警：输液针阻塞、液体漏入皮下、输液管道有折叠、输液器和输液泵不配套。处理方法：检查整个输液通道及静脉穿刺部位，及时给予解决。

（3）气泡报警：输液通路中气泡进入输液泵时报警。处理方法：停止输液，打开阀门，排出空气后再按“启动（START）”键。

（4）电池欠压报警：输液泵内电池电压不足时报警。处理方法：立即接通电源，数分钟后电池电压逐步恢复，报警自动消失。

（二）微量注射泵的使用

1. 操作前用物准备　微量注射泵、特制注射器和延长管、常规静脉注射所需用物等。

2. 操作步骤

（1）携用物至床旁，核对、解释，取得患者配合，评估注射部位的皮肤、血管情况。

（2）将微量注射泵固定于输液架上，接通输液泵电源，打开微量注射泵开关（微量注射泵自检）。

（3）将延长管连接于注射器上，排尽针筒及延长管内的空气。

（4）将特制注射器安装于输液泵卡档内。

（5）根据医嘱设定输液量、泵入速度及其他需要的参数。

（6）按“启动（START）”键，再按“快进（FAST）”键，待头皮针尖出水后按“关机（STOP）”键，将延长管直接与患者静脉输液通道连接（或进行静脉穿刺建立静脉通道）。

（7）检查输液器管道，按“启动（START）”键开始输注。

（8）再次查对，填写输液记录单（记录开始时间、泵入速度），挂于输液架上。

（9）交代注意事项，整理用物，洗手。

3. 常见报警原因及处理

（1）残留提示报警：当注射器中液体仅剩 1.5 mL 左右时泵上残留提示灯闪亮，并同时发出间断报警声。处理方法:及时更换液体或停止输液。

(2) 注射完毕报警:当注射器中液体注射完毕,注射完毕报警指示灯亮,并发出连续报警声。处理方法同上。

(3) 阻塞报警:当针头或输液管路堵塞,输液泵发出间断声、光报警。处理方法:及时正确判断原因并排除阻塞原因,保持管道通畅。

(4) 电线脱落报警:电源线在搬运或者移动过程中脱落。处理方法:及时连接电源线。

(5) 电池欠压报警:输液泵内电池电压不足时报警。处理方法:及时连接电源线。

实训2　重症监护病房见习

(略)

直通护考

A1/A2 题型

1. ICU 要求的环境是(　　)。

A. 温度要求保持在 18～22 ℃

B. 湿度要求保持在 60%±5%

C. 关闭门窗及窗帘,避免阳光射入,以利于患者休息

D. 患者住单间病室,以保护隐私

E. 床间距离不要超过 1 m,以利于患者交流

2. 测量 CVP 时,零点位置位于(　　)。

A. 腋前线水平　　B. 右心房水平　　C. 锁骨中线水平

D. 腋后线水平　　E. 高压系统,无所谓

3. 目前国际上统一的高血压诊断标准为(　　)。

A. BP≥120/80 mmHg　　B. BP≥130/85 mmHg　　C. BP≥140/90 mmHg

D. BP≥150/95 mmHg　　E. BP≥160/100 mmHg

4. 下列检查不能反映心功能状态的是(　　)。

A. X 线检查　　B. 超声心动图　　C. 胸部 CT

D. 放射性核素检查　　E. 有创性血流动力学检查

5. 代谢性酸中毒患者的呼吸为(　　)。

A. 浅快呼吸　　B. 蝉鸣样呼吸　　C. 鼾声呼吸

D. 叹息样呼吸　　E. 深而规则的大呼吸

6. 某患者气管切开术后 1 h,因固定不良导管脱出气管,此时护士正确的处理是(　　)。

A. 立即通知医生处理

B. 就地取材,分开切口,切开处给氧,同时通知医生

C. 重新把导管插入切口
D. 使患者头后仰，保持呼吸道通畅
E. 以上都不对
7. 反映肾小球滤过功能最可靠的指标是(　　)。
A. 内生肌酐清除率　　B. 血肌酐　　C. 血尿素氮
D. 血尿酸　　E. 尿肌酐
8. 护理颅脑损伤患者，最重要的观察指标是(　　)。
A. 体温　　B. 血压　　C. 脉搏　　D. 呼吸　　E. 意识

A3/A4 型题

(9～10 题共用题干)
患者，女，43 岁，被汽车撞倒，头部受伤，唤之睁眼，回答问题错误，检查时躲避刺痛。
9. 其格拉斯哥昏迷评分为(　　)。
A. 15 分　　B. 12 分　　C. 11 分　　D. 8 分　　E. 5 分
10. 关于 GCS 的概述，下列哪项是错误的？(　　)
A. 总分最高 15 分，最低 3 分　　B. 总分越低，表明意识障碍越重
C. 总分越高，则预后越好　　D. 总分在 8 分以上表示已有昏迷
E. 总分由低分向高分转化说明病情在好转中

(黄华春)

项目四　心肺脑复苏

学习目标

知识目标：掌握心肺脑复苏的操作方法和流程、心搏骤停的诊断标准、终止复苏的指标。熟悉心搏骤停的原因、心肺脑复苏的定义、复苏效果的判断。了解脑复苏的治疗原则。

能力目标：正确评估患者、判断病情，及时发现心搏骤停的患者，规范地进行心肺脑复苏并主动配合医生完成患者的救治与护理。

情感目标：时间就是生命，要沉着、冷静地配合医生，全力以赴地抢救患者。

任务一　心搏骤停

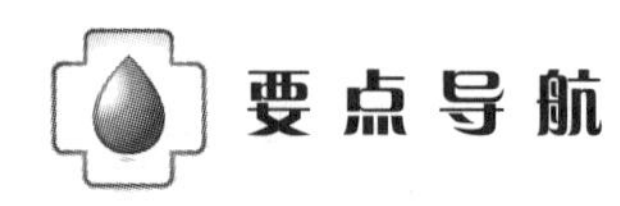

重点：心搏骤停的原因。

难点：心搏骤停的临床表现。

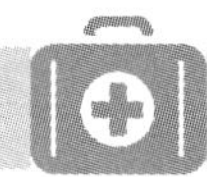

案例导入

患者，男，63岁，有冠心病史5年，在打麻将时与同伴发生争吵，突然倒地，呼之不应，呕吐胃内容物数次。查体：瞳孔散大、对光反射迟钝，颈动脉搏动消失，未闻及心音和呼吸音。

1. 患者可能出现了什么问题？判断依据是什么？
2. 在救护车到来之前，我们需要在现场如何抢救？

心搏骤停是指患者的心脏在正常或无重大病变的情况下受到严重的打击，心脏突然停搏，有效泵血功能消失，引起全身严重缺血、缺氧。若及时采取正确有效的复苏措施，有可能恢复；

否则可导致死亡。心搏骤停对身体的危害极其严重，心搏、呼吸均停止称为临床死亡。临床死亡期限一般为 4～6 min，此时机体器官的细胞还没有发生不可逆的病理变化，如果及时救治，部分患者尚可得救；若超过这一时限后，脑功能会发生不可逆变化。因此，抢救心搏骤停患者要争分夺秒，对已超过时限的，除确认大脑死亡者外均应尽最大努力，不要轻易放弃抢救机会。

一、心搏骤停的原因

导致心搏骤停的原因可分为心源性和非心源性两大类。

1. 冠状动脉粥样硬化性心脏病(冠心病) 成人猝死的主要病因。由冠心病所致的猝死，男女比例为(3～4)∶1，大多数发生在急性症状发作后的 1 h 内。

2. 心肌病变 急性病毒性心肌炎及原发性心肌病常并发室性心动过速或严重的房室传导阻滞，易导致心搏骤停。

3. 主动脉疾病 主动脉发育异常、主动脉瘤破裂、夹层动脉瘤、主动脉瓣狭窄等疾病。

4. 呼吸停止 如气管异物、气道堵塞、脑卒中、巴比妥类等药物中毒等均可致心搏骤停。

5. 药物中毒或过敏 如洋地黄类、奎尼丁等药物的毒性反应可致严重的心律失常而引起心搏骤停。静脉内较快注射苯妥英钠、氨茶碱、利多卡因等，可导致心搏骤停。青霉素、链霉素、某些血清制剂发生严重的过敏反应时，也可导致心搏骤停。

6. 雷击、电击或溺水 强电流通过头部，可引起生命中枢功能障碍，导致呼吸和心搏停止；电击伤可因强电流通过心脏而引起心搏骤停；溺水多因氧气不能进入体内进行正常气体交换而发生窒息。

7. 麻醉和手术意外 如麻醉剂量过大、低温麻醉温度过低、硬膜外麻醉药物误入蛛网膜下腔、呼吸道管理不当、肌肉松弛剂使用不当、心脏手术等，均可能引起心搏骤停。

8. 水、电解质、酸碱平衡严重紊乱 如血钾过高或过低、严重酸中毒等均可导致心搏骤停。

9. 其他 某些诊断性操作如血管造影、心导管检查，某些疾病如急性胰腺炎、脑血管病变等。

以上各因素均可导致心脏收缩力减弱，心律失常，冠状动脉灌流量减少，心排血量下降等，而致心搏、呼吸停止。

二、心搏骤停的临床表现

(1) 心音消失，大动脉搏动消失，血压测不出。

(2) 突然意识丧失或伴有全身抽搐，心搏骤停 30 s 则陷入昏迷状态。

(3) 呼吸停止或呈叹息样呼吸，多发生在心脏停搏后 20～30 s 内。

(4) 瞳孔散大，对光反射消失。

(5) 皮肤苍白或发绀。

(6) 心电图表现：心室颤动或扑动最常见；心电-机械分离；心室静止，呈无电波的一条直线，或仅见心房波。

心搏、呼吸骤停的诊断必须迅速、果断，为复苏争取时间。判断过程要求在 10 s 内完成。主要依据：意识突然丧失，伴有大动脉(如颈动脉或股动脉)搏动消失即可初步诊断，切不可等待血压测定或心电图检查，以免延误抢救时间。

任务二　心肺脑复苏

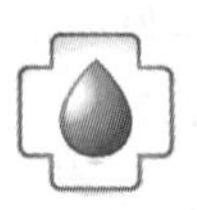

要点导航

重点：“生存链”的主要环节。

难点：现场心肺复苏的程序。

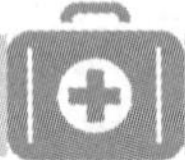

案例导入

患者，男，50岁，在家突然晕倒，幸好女儿曾经在急诊科实习学过急救知识，看到父亲倒地，她初步判断是心肌梗死，于是立即为父亲进行心肺复苏直到120急救人员到来。当120救护车将其父亲送到医院急诊科时，距离这位父亲晕倒已经有1个小时了。医生惊喜地发现，这位父亲还有生命体征，于是立即采用急救方法，最终成功地把患者从死亡线上抢救了回来。主治医生说：“这是一个非常成功的案例，在临床中，很难看到能持续心肺复苏1 h救活过来的患者，这位患者的抢救成功很大程度取决于他女儿的正确施救。”

1. 患者女儿现场心肺复苏的正确程序是什么？
2. 如何评估、判断患者的意识和呼吸？

心肺脑复苏(CPCR)包括3个阶段：基础生命支持(BLS)、进一步生命支持(ALS)、延续生命支持(PLS)。心肺脑复苏的主要原则是“生存链”(图4-1)五个环节的紧密连接，任何一个环节缺陷或延误都可能丧失抢救的机会：①早期识别心搏骤停和呼救；②早期CPR(心肺复苏)；③早期电除颤；④早期高级生命支持；⑤心搏骤停后的综合治疗。

图4-1　生存链

一、基础生命支持

由于心搏骤停多发生在院外，现场缺乏药物、专业人员和医疗设备，所以第一目击者无论是否是专业医务人员都应该立即进行抢救，也称之为现场徒手心肺复苏。早期识别心搏骤停和呼救、早期CPR、早期电除颤构成基础生命支持的主要内容，包括C-A-B-D四步骤：即人工循环(circulation,C)、开放气道(airway,A)、人工呼吸(breathing,B)、除颤(defibrillation,D)。基础生命支持流程如下。

(一) 评估、判断意识和呼吸

要求在10 s内完成。①患者有无自主呼吸。在保持患者呼吸道开放条件下，救护者将耳部贴近患者口鼻，观察有无胸廓起伏动作，听有无呼吸声并感觉有无气流。此项判断需在3～5 s内完成。②有无意识。救护者轻拍并呼叫患者，若无反应即可判断为意识丧失，同时以手指触摸患者喉结再滑向一侧(颈动脉搏动点即在此平面的胸锁乳突肌前缘的凹陷处)。若意识丧失同时颈动脉搏动消失，即可判定为心搏骤停，应立即开始抢救，并及时呼救以取得他人帮助。③有无头颈部外伤。对伤者应尽量避免移动，以防脊髓进一步损伤。

(二) 呼救并启动EMSS

经初步确定患者意识丧失、呼吸异常或无呼吸，应立即向周围呼救，通过电话启动急诊医疗服务体系(EMSS)。拨打120求救时应向指挥中心调度员简要说明发病的地点、经过、人数、病情和已采取的急救措施。

(三) 调整体位

为了使心肺复苏确实有效，必须将患者的头、颈和躯干作为一个整体同步翻转成仰卧位，双臂应置于躯干两侧。若患者在软床上，应在其身下垫硬木板或特制木垫，或视现场情况在平地上进行。

(四) 检查脉搏

触摸颈动脉是判断患者自主循环最为简单常用的方法。

(五) 人工循环

胸外心脏按压是现场或紧急状态下建立人工循环的首选方法。一经确定心搏骤停，就应立即给予“有力、快速、高效”的30次胸外心脏按压，有效的按压能产生60～80 mmHg的动脉压，基本满足大脑和冠状动脉血供，防止不可逆损害，尽量避免因检查或治疗时中断按压。注意按压的部位、手法、频率、深度、与人工呼吸的比例等。

1. 心前区捶击　只能刺激有反应的心脏，对心室停顿无效，也不具有胸外心脏按压推动血流的作用，故心前区捶击对心搏骤停无脉者在无除颤器可供立即除颤时可考虑采用。

方法：右手握空心拳，小鱼际肌侧朝向患者胸壁，以距离胸壁20～25 cm高度，垂直向下捶击心前区，即胸骨下段。锤击1～2次，每次1～2秒，力量中等。观察心电图变化，如无变化，应立即行胸外心脏按压和人工呼吸。应注意捶击不宜反复进行，最多不超过两次；捶击时用力不宜过猛；婴幼儿禁用。

2. 胸外心脏按压　心脏按压分胸外和胸内两种。现场抢救多采用胸外心脏按压。胸外心脏按压方法：患者仰卧在硬质平板上，抢救者位于患者一侧。按压部位(图4-2)在胸骨下段(胸骨中下1/3交界处)，双手掌根部相叠，两臂伸直按压，使胸骨下陷至少5 cm，每分钟至少

100 次，与人工呼吸配合，二者次数之比为 30∶2，即胸外心脏按压 30 次，人工呼吸 2 次。按压要稳而有力，速度要均匀，防止肋骨骨折等并发症。复苏成功的标志：大动脉出现搏动，收缩压在 60 mmHg 以上，瞳孔缩小，发绀减退，自主呼吸恢复等。操作程序：C-A-B。操作程序强调胸外心脏按压的重要性，同时要开放气道(图 4-3)。

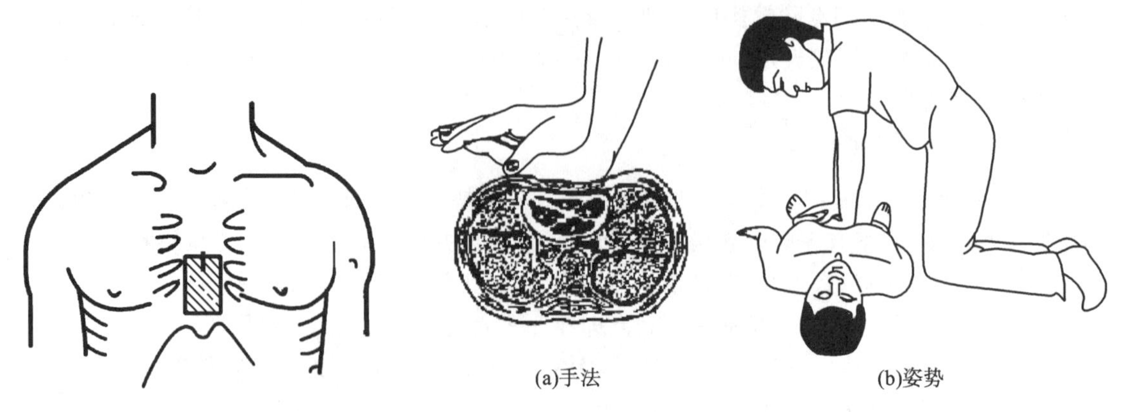

图 4-2　胸外心脏按压正确部位

图 4-3　胸外心脏按压的手法及姿势

(六) 开放气道

1. 气道内异物的处理　适用于昏迷、口咽部有异物的患者。救护者将一手大拇指和其他手指抓住患者的舌和下颏拉向前，可部分解除阻塞，然后用另一手的食指伸入患者口腔深处直至舌根部掏出异物。

2. 使用口咽或鼻咽通气管　适用于昏迷的舌根后坠患者。

3. 仰头抬颏法　最常用的开放气道方式。患者平卧，救护者一手置于患者前额，手掌用力向后压以使其头后仰，另一手的手指放在靠近颏部的下颌骨的下方，将颏部向前抬起，使患者牙齿几乎闭合(图 4-4)。

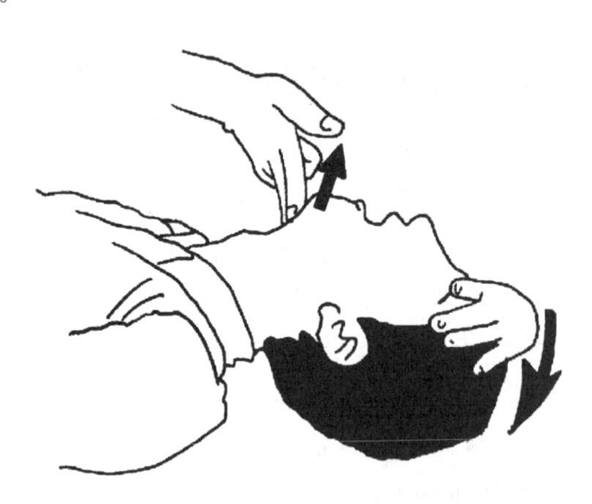

图 4-4　仰头抬颏法

(七) 人工呼吸

1. 口对口人工呼吸　最简单、常用的现场人工呼吸方式。判断患者呼吸停止(判断时间不得超过 10 s)，立即做口对口人工呼吸，开始时先迅速吹气 2 次，以后均匀地重复吹气 10～12 次/分。每次吹气持续 2 s 以上，确保吹气时胸廓抬起。口对口人工呼吸的潮气量约为 600 mL。吹气时见胸廓上升为有效(图 4-5)。

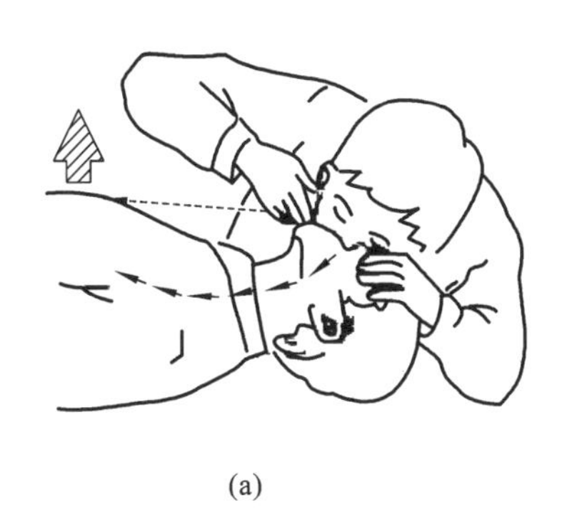
(a)

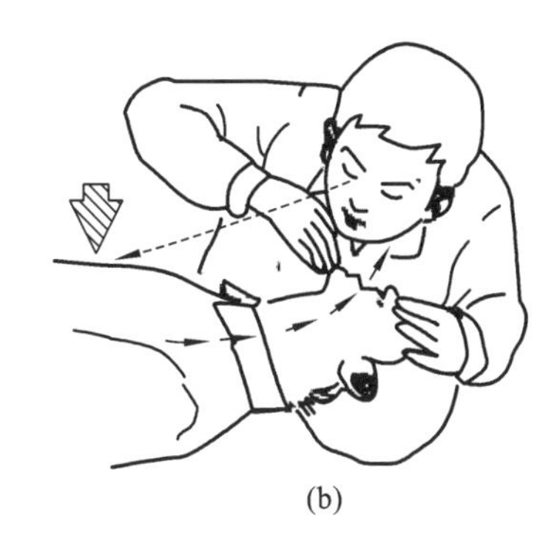
(b)

图 4-5　口对口呼吸

2. 口对鼻人工呼吸　适用于牙关紧闭和口腔严重受伤的患者。

3. 口对口、鼻人工呼吸　对婴幼儿可用口将其口、鼻都封住进行吹气。

4. 球囊-面罩通气或直接口对面罩吹气　简单、有效、省力。

(八) 除颤

发生心搏骤停最常见的原因是心室颤动，而电除颤是治疗心室颤动最有效的方法。当心搏骤停发生时，如有自动体外除颤器(AED)或人工除颤器在场，第一目击者应立即进行心肺复苏，并尽早使用除颤器；当心搏骤停超过 5 min，应先行 30 次胸外心脏按压、2 次人工呼吸，共 5 组心肺复苏(约 2 min)，再分析心律，实施电除颤。

二、进一步生命支持

进一步生命支持(ALS)是基础生命支持的继续，通常在专业急救人员到达现场或在医院内急诊科进行，常借助专业技术、药物和器械设备进行复苏。重点是建立人工气道，使用机械通气，建立静脉通道，给予复苏药物；判断、识别心搏骤停的原因并尽快给予处理。

(一) 人工气道

复苏时如有条件应尽早建立高级人工气道。常用方法：使用口咽或鼻咽通气管、环甲膜穿刺或切开、气管内插管、气管切开术等，其中气管内插管是急救时最可靠、最有效的通气方法，建立人工气道时尽可能不影响胸外心脏按压。气管内插管后，抢救人员应立即评估导管位置是否正确，检查时应见两侧胸廓起伏，听诊双肺呼吸音清晰、对称。

(二) 机械通气

在急救中已广泛应用呼吸机等辅助通气，可根据患者的全身情况选择合适的通气模式和通气参数，可提供特定的潮气量、高浓度氧气、呼吸频率等。高级人工气道建立后，通气频率按照每 6～8 s 通气一次(8～10 次/分)，通气时不需暂停胸外心脏按压。

(三) 循环支持

有条件可以进行插入式腹部加压，效果可靠，必要时开胸心脏按压。

(四) 识别心搏骤停的原因和复苏监测

识别心搏骤停的原因，如酸中毒、低血容量、低氧血症、低钾或高钾血症、心肌梗死、原发性心律失常、肺栓塞等，并做鉴别诊断，以确定可逆转的病因。针对心搏骤停患者尽早给予心电监护，监测生命体征，监护心律失常，维持收缩压≥90 mmHg 或平均动脉压≥65 mmHg，呼气末二氧化碳分压（PETCO$_2$）在 35～40 mmHg，动脉血二氧化碳分压（PaCO$_2$）在 40～45 mmHg，动脉血氧饱和度（SaO$_2$）≥94%。

（五）药物治疗

1. 给药途径

（1）静脉途径：复苏首选的给药途径。应选择近心端的大静脉，常选用肘前正中静脉穿刺。

（2）气管途径：在患者已行气管内插管尚未开放静脉通道前，可经气管给予复苏药物。剂量应是静脉给药剂量的 2～2.5 倍，并用 5～10 mL 的生理盐水或注射用水稀释后注入气管内，刺激性药物禁忌使用此法。

（3）骨髓途径：骨髓腔内有不会塌陷的血管丛的通路，在不能建立静脉通道时，可以采用骨髓内给药。

2. 复苏常用药物

（1）肾上腺素：心肺脑复苏的首选药物。有助于自主心律的恢复，增加冠状动脉及脑部血流量，增强心肌收缩力，使心室颤动由细颤转为粗颤，提高电除颤的成功率。用法：每次 1 mg（儿童为 0.02 mg/kg），静脉注射，每 3～5 min 重复一次。

（2）阿托品：能解除迷走神经对心脏的抑制，提高窦房结的自律性，增加心率及心排血量，改善房室传导；松弛呼吸道平滑肌，抑制腺体分泌，有助于改善通气。阿托品不作为常规使用，仅用于心室停搏或过缓性无脉性电活动。用法：1 mg，静脉推注，每隔 3～5 min 重复一次，总量不超过 3 mg。

（3）利多卡因：治疗室性心律失常的常用药物，用于因心室颤动或心电-机械分离引起的心搏骤停。用法：1～1.5 mg/kg，静脉注射，每隔 5～10 min 再给予 0.5～0.75 mg/kg，总剂量不超过 3 mg/kg。

（4）碳酸氢钠：心搏骤停导致血流中断，心肺脑复苏期间的低血流量导致酸中毒，需用有氧通气、高质量的胸外心脏按压维持心排血量和组织灌注，尽快恢复自主循环。碳酸氢钠是恢复心搏骤停期间酸碱平衡的主要方法。碳酸氢钠不常规使用，仅用于原本就有代谢性酸中毒、高钾血症等的患者。用法：静脉注射，首次剂量为 1 mmol/kg，以后可根据动脉血气测定结果调整剂量。

（5）胺碘酮：属Ⅲ类抗心律失常药物，适用于对心搏骤停、除颤治疗无效的心室颤动或心电-机械分离患者。用法：初始剂量为 300 mg，溶入 20～30 mL 生理盐水或葡萄糖注射液内快速推注，3～5 min 后再次推注 150 mg，维持剂量 1 mg/min，持续 6 h，每日最大剂量不超过 2 g。

（6）呼吸兴奋药：山梗菜碱（洛贝林）、二甲弗林（回苏灵）、哌甲酯（利他林）等，其用量视病情而定，采用静脉给药。上述药物在心搏未恢复前不宜应用，因中枢神经系统处于严重缺氧状态，用呼吸兴奋药可能加速中枢衰竭。给药途径以静脉给药为首选，其他可用气管内、心内给药。

三、延续生命支持

延续生命支持（PLS）是进一步生命支持的延续，重点是脑保护、脑复苏及复苏后疾病的防治。即除了积极进行脑复苏，还应严密监测心、肺、肝、肾、凝血及消化器官的功能，一旦发现异常立即采取有针对性的治疗。

脑复苏是为了防止心搏骤停后缺氧性脑损害，以保护神经功能为目的所采取的救治措施。因此，及早进行高质量心肺复苏和电除颤是脑复苏最初最重要的基础，尽早采取脑复苏的综合治疗是进一步生命支持和延续生命支持的重点。脑复苏的原则包括：尽早恢复脑血流，缩短无灌注和低灌注的时间；维持合适的脑代谢；中断脑细胞损伤的恶性循环，减少神经细胞的丧失。

1. 亚低温治疗　脑复苏综合治疗的主要手段之一。患者恢复自主循环后若意识未恢复，应立即进行降温治疗，使中心体温降至 32～34 ℃，持续 12～24 h。

(1) 措施：在体表大血管处，如额、颈、腋窝、腹股沟等位置放置冰袋或冰水擦浴；头部重点降温，可使用冰帽。

(2) 治疗原则及要点：①降温要早：脑复苏越早，效果越好，脑缺氧最初 10 min 是降温的关键。②降温要快：争取半小时内降至 37 ℃以下，6 h 内达到最适低温。③降温程度要够：头部温度降至 28～32 ℃，肛温降至 30～33 ℃。④降温时间要足：要维持到病情稳定、皮质功能开始恢复、听觉出现为止。

(3) 注意事项：①降温不应过低：以防止心律失常和心室颤动。②降温要平稳：若有寒战或体温波动可用冬眠合剂、地西泮等；③降温要防止皮肤冻伤及枕后受压缺血；④复温宜晚(2～5 天，痛觉、听觉恢复)，逐渐自然复温(不宜加温)，每天上升 1～2 ℃为宜。

知识链接

亚低温治疗作用

①降低脑细胞代谢率，减少脑组织耗氧量。

②保护血-脑屏障，减轻脑水肿。

③抑制脑损伤后内源性毒性产物生成与释放，从而减轻神经损伤。

④减轻细胞内钙超载及自由基造成的脂质过氧化反应等，起到保护脑的作用。

2. 脱水疗法　若心、肾功能良好，应尽早使用利尿脱水剂，控制脑水肿和降低颅内压。常用药物如下。

(1) 渗透性利尿剂：20%甘露醇 0.5～1.0 mg/kg，每 4～6 h 一次，快速静脉滴注。

(2) 袢利尿剂：呋塞米 0.5～1.0 mg/kg，每 24 h 3～4 次，静脉注射。应用时需注意关注电解质变化。

3. 肾上腺皮质激素　可保持血-脑屏障和毛细血管的完整性，减轻脑水肿，脑复苏应早期、足量、短程应用。如地塞米松首次 0.5～1.0 mg/kg，静脉注射；然后 0.2 mg/kg，每 6 h 一次，一般不超过 4 天。

4. 高压氧　能增加血氧分压，提高氧弥散能力，改善脑缺氧，减轻脑水肿，促进脑血管和神经组织修复，可尽早使用。

5. 钙拮抗剂　能扩张血管，增加缺血后脑血流量，减少自由基的产生，改善低灌注和再灌注后的组织损伤，临床上可选用尼莫地平、维拉帕米、氟桂利嗪等。

6. 改善脑细胞代谢药物　如 ATP、辅酶 A、细胞色素 C、胞磷胆碱、脑活素等，可酌情选用。

7. 控制血糖　血糖过高或过低均会加重脑代谢紊乱，加重脑损害。治疗时应积极处理高血糖，使血糖控制在 8～10 mmoL/L，防止低血糖。

8. 控制抽搐和癫痫发作　抽搐和癫痫均可增高颅内压和氧消耗，进一步加重脑缺氧，因此，一旦患者发生抽搐应尽快使用适量的镇静剂控制；常用药物有苯二氮䓬类、巴比妥类和苯妥英钠。

任务三　复苏有效指标和常见并发症

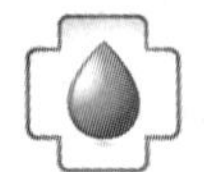

要点导航

重点:心肺脑复苏的有效指标和常见并发症。

难点:终止心肺脑复苏的标准。

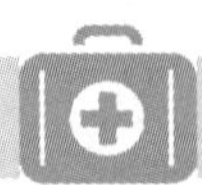

案例导入

文某,19 岁,不慎落入水中,1 h 后被救了上来,村民将其倒提起来后,排出了体内的食物残渣和污水,但仍然无济于事,文某没有清醒。这时,赶到现场的一位护士立即为文某做心肺复苏,连续 10 min,还是没有清醒。又过了 20 min,120 急救车疾驰而至,但为时已晚,40 min 后,医生宣布抢救无效死亡。

1. 医生确定终止对文某心肺脑复苏的指标有哪些?
2. 假设对文某抢救成功,复苏成功的有效指标包括哪些?

一、心肺脑复苏的有效指标

(1) 大动脉搏动恢复:停止胸外心脏按压后仍可触及颈动脉、股动脉、肱动脉等大动脉搏动,测得收缩压大于 60 mmHg。

(2) 皮肤、黏膜、面色及口唇由苍白转为红润。

(3) 瞳孔回缩,对光反射恢复。这是组织灌注量和氧供给足够的最早指征。

(4) 意识改善:患者出现脑功能恢复迹象,如眼球活动、睫毛反射,甚至手脚开始抽动,肌张力恢复。

(5) 自主呼吸出现:经积极复苏后自主呼吸及心跳已有良好恢复,可视为复苏成功。

二、终止心肺脑复苏的标准

患者死亡需终止复苏时,应努力做好现场亲属的解释、安慰工作,尽可能减轻他们心理上的伤痛,平息他们的激动情绪,以取得相互理解。出现下列情况时,可停止心肺脑复苏,放弃抢救。

(1) 经 30 min 以上正规、积极的心肺脑复苏抢救后,仍无任何心电活动,自主循环不能恢复。特殊情况如淹溺、电击、雷击、低温、创伤与妊娠等则应适当延长复苏时间。

(2) 脑死亡，诊断要点包括：

①有明确的病因，且为不可逆性。

②患者深昏迷，对任何刺激无反应，格拉斯哥昏迷评分 3 分。

③24 h 无自主呼吸，须靠呼吸机辅助通气。

④角膜反射、头眼反射等脑干反射消失。

⑤脑生物电活动消失，脑电图呈电静息状态，诱发电位各波消失。

⑥排除抑制脑功能的可能因素，如低温、严重代谢和内分泌紊乱、肌松剂和其他药物的作用，持续 6～24 h 观察，重复检查无变化。

三、心肺脑复苏常见并发症

1. 胸外心脏按压的并发症　常见的并发症有胸骨骨折、肋骨骨折、张力性气胸、血胸、肺损伤、肝脾撕裂伤、心脏损伤等。心脏按压时安置手于恰当的位置，可尽量减少上述并发症。因此，不要因为过度关注可能导致的损伤而延误心肺脑复苏的正常进行。

2. 肺部并发症　心肺脑复苏后期常见并发症。心搏骤停后由于肺循环中断、呼吸停止、咳嗽反射停止、抗感染功能低下及应用冬眠药物等因素的影响，肺部感染在所难免。为此需要严密观察并及早进行防治，包括定时翻身、拍背、湿化气道、排痰、应用抗生素等。

任务四　婴儿和儿童心肺复苏

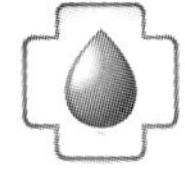

要点导航

重点：婴儿和儿童胸外心脏按压的频率与人工呼吸的比例。

难点：婴儿和儿童胸外心脏按压的部位与方法。

导致成人呼吸、心搏骤停最常见的原因是由心脏疾病引起的致死性心律失常，导致小儿呼吸、心搏骤停最常见的原因是休克和呼吸衰竭。因此，早期发现患儿的呼吸窘迫及代偿性休克症状并进行干预能挽救患儿的生命，一旦出现呼吸衰竭和休克，应立即给予心肺复苏。

一、婴儿和儿童胸外心脏按压的部位与方法

婴儿胸外心脏按压的部位在胸骨下 1/2 处。按压的深度为胸壁被压下 1/3 至 1/2 前后径的深度，即 2.5～4 cm。按压的方法：用一手固定患儿头部，使气道得以开放，以免因需要重新放置体位而延误通气；用另一手进行胸外心脏按压，将食指放于婴儿胸壁乳头水平线之下，中指放在胸骨上，与食指靠近并拢。胸骨按压范围为乳头水平下一指。避免按压剑突，即胸骨的最下面部分，因为这样的按压容易伤及肝脏、胃和脾脏。每次按压后，需放松手指的压力使胸骨回复至正常位置，但不能移动手指在胸壁上的部位。胸外心脏按压和放松的节奏应当是平稳的，按压和放松的时间应相等(图 4-6)。

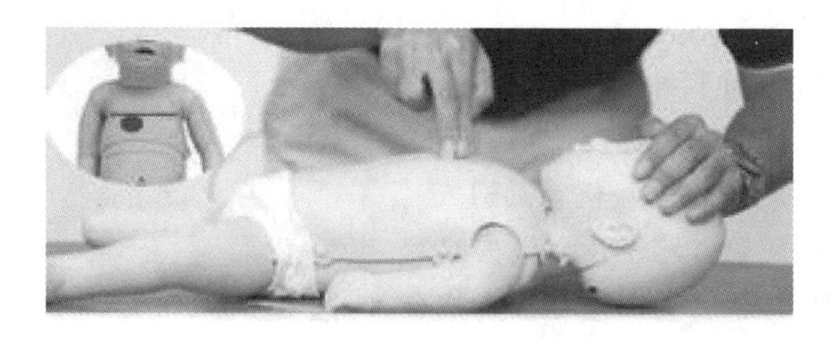

图 4-6　婴儿胸外心脏按压

若患儿的年龄在 1～8 岁之间应按儿童的基础生命支持方法急救；若患儿年龄大于 8 岁，则应考虑给予成人的胸外心脏按压。按压的方法：一手保持患儿头略微后仰以保证通气；用另一手的两个手指，沿患儿靠近救护者身体近侧的肋弓最下缘上摸至肋骨和胸骨的切迹，但不要在该处按压，因该处为剑突所在的位置，定位到胸骨后，用手指定位胸骨下 1/2 处，用该手掌的掌根进行胸外心脏按压，使之下陷 1/3 至 1/2，为 4～5 cm。按压必须平稳，掌根在胸骨上定位后，将置于肋弓处的手指放松。按压后掌根不要离开胸骨，但应使胸廓充分回复，按压和放松时间应相等(图 4-7)。

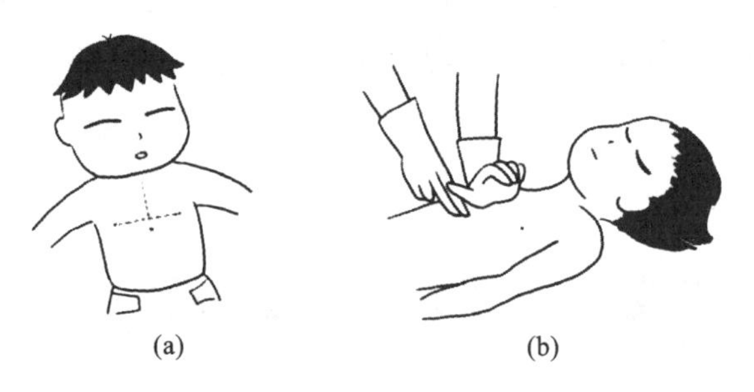

图 4-7　儿童胸外心脏按压

二、婴儿和儿童胸外心脏按压的频率与人工呼吸的比例

婴幼儿及儿童胸外心脏按压的频率至少为 100 次/分。人工呼吸的频率：婴儿为 20 次/分；儿童为 15 次/分。胸外心脏按压必须和人工呼吸同步进行。胸外心脏按压和人工呼吸的比例：单人法为 30∶2；双人法为 15∶2，适用于婴幼儿及儿童。在进行 20 次的循环后，应再次确认患儿是否恢复自主呼吸，有无脉搏。

三、婴儿、儿童和成人胸外心脏按压比较

医护人员进行成人、儿童和婴儿心肺复苏的步骤总结见表 4-1。

表 4-1　医护人员进行成人、儿童和婴儿心肺复苏的步骤总结

<table>
<tr><th rowspan="2">操　　作</th><th colspan="3">建　　议</th></tr>
<tr><th>成人</th><th>儿童</th><th>婴儿</th></tr>
<tr><td rowspan="3">识别</td><td colspan="3">无反应(所有年龄)</td></tr>
<tr><td>无呼吸或呼吸不正常
(例如，仅叹息)</td><td colspan="2">无呼吸或仅叹息</td></tr>
<tr><td colspan="3">10 s 内没有触及脉搏</td></tr>
</table>

续表

操　作	建　议		
	成人	儿童	婴儿
心肺复苏程序	胸外心脏按压，开放气道，人工呼吸(C-A-B)		
按压频率	每分钟至少 100 次		
按压幅度	至少 5 cm	至少 1/3 前后径 大约 5 cm	至少 1/3 前后径 大约 4 cm
胸廓回弹	保证每次按压后胸廓完全回弹，每 2 min 轮换一次按压职责		
按压中断	尽可能减少胸外心脏按压的中断，尽可能将按压中断时间控制在 10 s 以内		
气道	仰头抬颏法(疑似外伤：使用推举下颌法)		
按压-通气比例 (直至置入高级人工气道)	30∶2 1 或 2 名施救者	30∶2 单人施救者 15∶2 两名施救者	
使用高级人工气道通气	每 6～8 s 1 次呼吸(每分钟 8～10 次呼吸) 与胸外心脏按压不同步 大约每次呼吸 1 s 明显的胸廓隆起		
除颤	尽快连接并使用自动体外除颤器(AED)，尽可能缩短电击前后的胸外心脏按压中断的时间；每次电击后立即从胸外心脏按压开始继续心肺复苏		

实训 3　现场心肺复苏技术

【实训目的】

(1) 熟练掌握现场心肺复苏的技术。

(2) 准确判断心肺复苏成功的标准。

(3) 通过练习，熟悉心肺复苏成功的标准。

【实训准备】

1. 物品　心肺复苏模拟人、硬木板、消毒纱布、急救包。

2. 器械　除颤器、口咽或鼻咽通气管。

3. 环境　安全平整的床面、地面或硬板床。

【实训学时】　1 学时。

【操作程序及考核标准】　现场心肺复苏的操作程序及考核标准见表 4-2。

表 4-2　现场心肺复苏的操作程序及考核标准

<table>
<tr><th>项目总分</th><th>项目内容</th><th>评 分 标 准</th><th>分值</th><th>得分</th><th>备注</th></tr>
<tr><td rowspan="3">素质要求
(6 分)</td><td>服装、服饰</td><td>服装、鞋帽整洁,着装符合职业要求</td><td>2</td><td></td><td></td></tr>
<tr><td>仪表、举止</td><td>仪表大方,举止端庄,步履轻盈、矫健</td><td>2</td><td></td><td></td></tr>
<tr><td>态度、语言</td><td>语言流畅、清晰,态度和蔼可亲</td><td>2</td><td></td><td></td></tr>
<tr><td rowspan="2">操作前准备
(6 分)</td><td>护士</td><td>修剪指甲、洗手(六步洗手法)、戴口罩</td><td>3</td><td></td><td></td></tr>
<tr><td>物品</td><td>检查物品完好、齐全(口述),物品摆放科学、美观</td><td>3</td><td></td><td></td></tr>
<tr><td rowspan="3">操作步骤
(74 分)</td><td>评估患者
(18 分)</td><td>(1) 判断患者意识是否丧失,呼唤患者名字,轻拍患者肩膀并询问:“你怎么了?能听见我说话吗?”
(2) 确认患者意识丧失,立即呼救,寻求他人帮助(口述)。
(3) 记录抢救时间(口述)。
(4) 判断患者呼吸:通过看、听、感觉(看:胸部有无起伏。听:有无呼吸音。感觉:有无气流逸出)。
(5) 触摸患者大动脉搏动。
(6) 听心音。
(7) 将患者置于硬板床上,取仰卧位,头、颈、躯干在同一轴线上,双手放于两侧,身体无扭曲(口述)。
(8) 解开衣领,暴露患者胸、腹部</td><td>2
2
2
2
2
2
4
2</td><td></td><td></td></tr>
<tr><td>胸外心脏按压
(14 分)</td><td>(1) 按压部位:胸骨中下 1/3 交界处。
(2) 按压手法:一手掌根部放于按压部位,另一手平行重叠于此手背上,手指并拢,只以掌根部接触按压部位,双臂位于患者胸骨的正下方,双肘关节伸直,利用上身重量垂直下压。
(3) 按压幅度:使胸骨下陷 4～5 cm,然后迅速放松,反复进行。
(4) 按压时间∶放松时间＝1∶1。
(5) 按压频率:100 次/分(口述)。
(6) 胸外心脏按压与人工呼吸次数之比为 30∶2(口述)</td><td>2
4
2
2
2
2</td><td></td><td></td></tr>
<tr><td>开放气道
(8 分)</td><td>(1) 清除口腔异物(先看后清),取出活动义齿(口述)。
(2) 应用仰头抬颏法:一手置于患者前额使头后仰,手掌向后下方施力,另一手中指及食指置于下颌骨近颏部,抬起下颏</td><td>4
4</td><td></td><td></td></tr>
</table>

续表

项目总分	项目内容	评 分 标 准	分值	得分	备注
操作步骤（74分）	人工呼吸（15分）	(1) 保持患者口部张开状态。	2		
		(2) 左手拇指和食指捏住患者鼻孔。	2		
		(3) 深吸一口气。	2		
		(4) 尽量张口与患者的嘴密闭接触。	3		
		(5) 用力呼吸，直至患者胸廓抬起。	4		
		(6) 吹气完毕，立即与患者的口部脱离，同时松开捏鼻的手指，观察胸廓情况	2		
	口述（15分）	操作5个循环后判断患者的复苏效果：			
		(1) 颈动脉恢复搏动。	3		
		(2) 有自主呼吸。	3		
		(3) 散大的瞳孔缩小，角膜湿润。	3		
		(4) 患者对痛觉有反应。	3		
		(5) 面色、口唇、甲床和皮肤色泽转红	3		
	洗手、记录（4分）	(1) 护士整理用物。	1		
		(2) 六步洗手法。	2		
		(3) 记录	1		
评价（14分）	操作方法（6分）	程序正确，操作规范，动作娴熟	6		
	操作效果（8分）	(1) 吹气量达标，自主呼吸恢复。	3		
		(2) 按压部位、频率正确。	3		
		(3) 抢救有效，复苏成功	2		
总　　分			100		

【实训结果】

(1) 通过实训，每位同学都能熟练掌握现场心肺复苏技术，并成功通过操作考核。

(2) 学生能准确判断心肺复苏是否成功。

【考核方法】　现场心肺复苏的考核方法见表4-3。

表4-3　现场心肺复苏的考核方法

本组之星	
组间互评	
评分说明	(1) 实际得分＝自我评价×33.4%＋小组评价×33.3%＋教师评价×33.3%。 (2) 本组之星可以是本次实训活动中突出贡献者，可以是进步最大者，也可以是某一方面表现突出者。 (3) 组间互评由各组长将本组内商议的评定结果上报，全体组长共同讨论后评定出每组的最终评定结果。 (4) 考评满分为100分，90分以上(包括90分)为优秀，76～89分为良好，60～75分为及格，59分以下(包括59分)为不及格

实训4 电除颤技术

【实训目的】

(1) 熟练掌握现场电除颤的技术。

(2) 准确判断复苏成功的标准。

(3) 熟悉电除颤的注意事项。

【实训准备】

1. 物品 心肺复苏模拟人、硬木板、消毒纱布、生理盐水或导电膏。

2. 器械 人工除颤器或自动体外除颤器(AED)。

3. 环境 安全平整的床面、地面或硬板床。

【实训学时】 1学时。

【操作程序及考核标准】 电除颤的操作程序及考核标准见表4-4。

表4-4 电除颤的操作程序及考核标准

项目总分	项目内容	评分标准	分值	得分	备注
素质要求(6分)	服装、服饰	服装、鞋帽整洁,着装符合职业要求	2		
	仪表、举止	仪表大方,举止端庄,步履轻盈、矫健	2		
	态度、语言	语言流畅、清晰,态度和蔼可亲	2		
操作前准备(4分)	护士	修剪指甲、洗手(六步洗手法)	2		
	物品	检查物品完好、齐全(口述),物品摆放科学、美观	2		
操作步骤(75分)	(1) 备齐用物至床旁,打开除颤器电源,拔除电源插头(使用直流电)。		5		
	(2) 暴露患者胸部,必要时建立心电监护。		5		
	(3) 判断患者心律失常类型。		5		
	(4) 电极板均匀涂抹导电膏。		5		
	(5) 选择合适的能量,充电。		5		
	(6) 放电:放置电极板于合适位置(右锁骨中线第2肋间、左腋中线第5肋间);大声嘱其他人员(含操作者)离开患者、病床。		10		
	(7) 电极板紧密贴合皮肤,双臂垂直(5 kg力量按压),两手同时按下两个电极板的“放电”键。		7		
	(8) 放电后,立即做一个循环2 min的CPR。		6		
	(9) 观察患者的心电图改变,如仍为心室颤动/心室扑动(无脉性室性心动过速)持续出现,CPR的同时,再充电,重复除颤步骤。		12		
	(10) 操作完毕,将能量开关调至“手动通”。		4		
	(11) 安置患者:清洁皮肤,观察皮肤情况;监测心率、心律,并遵医嘱用药。		5		
	(12) 洗手、记录,拉开隔帘,终末处理		6		

续表

项目总分	项目内容	评 分 标 准	分值	得分	备注
注意事项（6 分）		(1) 定时检查除颤器性能，及时充电。	1		
		(2) 导电膏涂抹均匀，防止皮肤灼伤。	1		
		(3) 放电除颤时，注意患者和其他人、物绝缘。	1		
		(4) 能量选择： ①成人：单相波除颤用 360 J；直线双相波用 120 J，双相指数截断波用 150～200 J，若操作者对除颤器不熟悉，除颤能量选择 200 J；确认电复律状态为非同步方式。 ②儿童：可以使用 2～4 J/kg 的剂量作为初始除颤能量，对于后续电击，能量级别至少为 4 J/kg，并可以考虑使用更高能量级别，但不超过 10 J/kg 或成人最大剂量。	1		
		(5) 对于能明确区分 QRS 和 T 波的室性心动过速，应进行同步电复律；无法区分者，采用非同步电除颤。	1		
		(6) 同步电复律通常遵医嘱选择稍低的起始能量，选择能量前应按下“同步”键	1		
评价（9 分）		(1) 患者的心律失常得到及时发现和有效控制；准确记录抢救开始和结束时间。	3		
		(2) 根据患者个体情况正确调节能量。	3		
		(3) 操作中体现人文关怀；患者安全，无皮肤灼伤等并发症发生	3		
总　　分			100		

【实训结果】

(1) 通过实训，每位同学都能熟练掌握电除颤技术，并成功通过操作考核。

(2) 学生能熟悉电除颤的注意事项。

【考核方法】 电除颤的考核方法见表 4-5。

表 4-5　电除颤的考核方法

本组之星	
组间互评	
评分说明	(1) 实际得分＝自我评价×33.4%＋小组评价×33.3%＋教师评价×33.3%。 (2) 本组之星可以是本次实训活动中突出贡献者，可以是进步最大者，也可以是某一方面表现突出者。 (3) 组间互评由各组长将本组内商议的评定结果上报，全体组长共同讨论后评定出每组的最终评定结果。 (4) 考评满分为 100 分，90 分以上(包括 90 分)为优秀，76～89 分为良好，60～75 分为及格，59 分以下(包括 59 分)为不及格

直通护考

A1/A2 型题

1. 从心搏骤停到开始发生脑损伤的时间间隔为(　　)。

A. 2～4 min B. 4～6 min C. 6～8 min D. 8～10 min E. 10 min 以上

2. 心搏骤停给予电除颤后首先应( )。

A. 做心电图 B. 行 5 组 CPR C. 推注肾上腺素

D. 人工通气 E. 检查脉搏

3. 诊断心搏骤停迅速可靠的指标是( )。

A. 大动脉搏动消失 B. 呼吸停止 C. 瞳孔散大

D. 面色苍白 E. 意识模糊

4. 心肺复苏中胸外心脏按压的频率为( )。

A. <100 次/分 B. ≥100 次/分 C. ≥80 次/分

D. <80 次/分 E. 80～100 次/分

5. 心肺复苏胸外心脏按压的部位为( )。

A. 双乳头连线与胸骨交界处 B. 心尖部 C. 胸骨中段

D. 胸骨左缘第 5 肋间 E. 剑突处

6. 成人心肺复苏时胸外心脏按压的深度为( )。

A. 胸廓前后径的一半 B. 2～3 cm C. 3～4 cm

D. 4～5 cm E. ≥5 cm

7. 下列有关心搏骤停紧急处理原则的叙述错误的是( )。

A. 立即人工呼吸 B. 立即胸外心脏按压

C. 尽快行电除颤 D. 正常呼吸后将气体吹入,可见胸廓抬起

E. 立即做心电图分析,然后胸外心脏按压

8. 在成人心肺复苏中,潮气量大小为( )。

A. 500～600 mL B. 600～700 mL C. 400～500 mL

D. 800～1000 mL E. 1200 mL

9. 胸外心脏按压的并发症应除外( )。

A. 肋骨骨折 B. 血气胸 C. 心脏压塞 D. 肺气肿 E. 胸骨骨折

10. 口对口人工呼吸时,下列叙述中哪项不对?( )

A. 先保持呼吸道通畅 B. 左手捏闭鼻孔 C. 右手托下颌

D. 吹气时间大于 1 s E. 潮气量 1000 mL 以上

11. 两人协同对患者进行救护时,心脏按压与人工呼吸的次数之比是( )。

A. 5∶1 B. 10∶1 C. 15∶1 D. 15∶2 E. 30∶2

12. 患者,男,61 岁,冠心病史 5 年,劳动时突然晕倒,呼之不应,无呼吸。你作为现场护士实施抢救时,下列做法最佳的是( )。

A. 判断意识—呼救—放置体位—检查脉搏—胸外心脏按压—开放气道—人工呼吸—除颤

B. 立即呼救—放置体位—检查脉搏—胸外心脏按压—开放气道—人工呼吸—除颤

C. 判断意识—呼救—开放气道—人工呼吸—检查脉搏—胸外心脏按压—除颤

D. 除颤—胸外心脏按压—人工呼吸—呼救

E. 开放气道—人工呼吸—胸外心脏按压—除颤—呼救

13. 在医院上班时,发现走廊一男子突然倒下,周围没有其他人,你应该( )。

A. 检查患者的反应,如果没有反应,启动应急救援系统(或拨打 120)

B. 启动应急救援系统(或拨打 120),然后等他人来帮忙

C. 开放患者的气道,然后检查脉搏

D. 立即开始心肺复苏 2 min,然后拨打 120

E. 检查患者的反应,如果没有反应,开始心肺复苏 2 min,然后拨打 120

A3/A4 型题

(14～16 题共用题干)

在病房内一名冠心病成年患者突发心搏、呼吸骤停,护士发现后立即呼救并实施院内心肺脑复苏。

14. 对该患者实施电除颤,首次单相波除颤能量为(　　)。

A. 160 J　　B. 200 J　　C. 260 J　　D. 300 J　　E. 360 J

15. 用于心肺复苏的药物中,目前首选的是(　　)。

A. 肾上腺素　　B. 利多卡因　　C. 阿托品　　D. 碳酸氢钠　　E. 苯妥英钠

16. 复苏的治疗措施中,降温时要求肛温降至(　　)。

A. 34～36 ℃　　B. 32～34 ℃　　C. 30～32 ℃　　D. 28～30 ℃　　E. 26～28 ℃

(17～18 题共用题干)

患者,女,34 岁。自缢后呼吸、心搏骤停,经抢救复苏后,为防治脑水肿给予脱水、降温治疗,维持肺功能稳定。

17. 关于脱水治疗,不正确的是(　　)。

A. 保持正常输液量

B. 脱水治疗应持续 2～3 天

C. 必要时加用呋塞米,每次 20～40 mg,静脉注射

D. 应定期检查血生化,以免引起水、电解质紊乱

E. 20%甘露醇 250 mL 静脉内快速滴注,每天 2～4 次

18. 关于降温治疗,不正确的是(　　)。

A. 体温每降低 1 ℃,可使氧耗率下降 5%～6%

B. 患者出现体温上升趋势或痉挛表现时,应立即开始降温

C. 降温前用丙嗪类、地西泮、硫喷妥钠等防止寒战

D. 降温时先脑部降温,再行全身降温

E. 复温时逐步撤除冰袋,同时停用降温辅助药

(隋　霄)

项目五　休克患者的救护

学习目标

知识目标：掌握休克、DIC、MODS 的概念、临床表现、治疗原则和护理措施。熟悉休克、DIC、MODS 的病因，休克的分类，休克与 DIC 的护理诊断和健康教育。了解休克、DIC 的病理生理、健康史、辅助检查，MODS 的发病机制。

能力目标：能对休克、DIC、MODS 患者正确进行病情评估，配合医生救治。能运用护理程序为休克患者制订护理计划，实施护理措施。

情感目标：具有良好的职业道德修养和素质。具有良好的护患沟通能力和团队合作精神。

任务一　休克患者的急救与护理

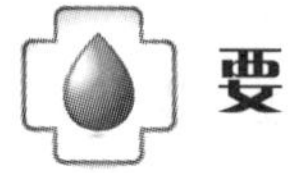

要点导航

重点：休克的概念、病因与分类，休克的治疗原则与护理措施。
难点：休克的病情评估。

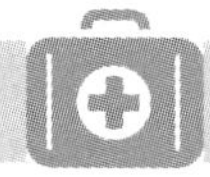

案例导入

患者，男，35 岁，被汽车撞伤 1 h 后急诊入院。表情淡漠，面色苍白，四肢发冷，血压 80/55 mmHg，脉率 118 次/分，全腹压痛及反跳痛，移动性浊音阳性。

1. 该患者可能的休克类型是什么？
2. 请分析该患者可能的病理生理变化。

【概念】　休克(shock)是指由各种致病因素引起的机体有效循环血容量减少，组织器官灌注不足，导致以代谢异常和循环功能紊乱为主的综合征。

【病因与分类】 休克的分类方法很多，按病因分类如下。

1. 低血容量性休克 常见于大量失血、失水、失血浆和严重创伤等，如创伤后大血管破裂、剧烈呕吐、大面积烧伤、骨折等。

2. 心源性休克 常见于各种心脏病变等，如大面积心肌梗死、急性心脏压塞等。

3. 感染性休克 常见于细菌、真菌、病毒和立克次体的严重感染，主要致病菌为革兰阴性杆菌，如腹膜炎、化脓性胆管炎等。

4. 过敏性休克 常由药物与生物制品引起，如青霉素、破伤风抗毒血清等。

5. 神经源性休克 常见于严重创伤、剧烈疼痛刺激和药物作用，如胸腔穿刺、服用氯丙嗪等。

【病情评估】

（一）健康史

了解引起休克的病因，如有无大量失血、心脏病变、严重感染、药物接触史、严重创伤等。

（二）临床表现

根据病程演变，休克可分为代偿期和抑制期 2 个阶段（表 5-1）。

1. 休克代偿期 休克早期，机体具有一定的代偿能力，中枢神经系统兴奋性提高，交感-肾上腺轴兴奋。若处理得当，休克可得到纠正，若处理不当，病情继续发展，进入抑制期。

2. 休克抑制期 若皮肤、黏膜出现淤斑或出现消化道出血，提示病情已发展至 DIC（弥散性血管内凝血）阶段；若出现进行性呼吸困难、一般吸氧不能改善的呼吸状态，可能并发 ARDS（急性呼吸窘迫综合征）。

表 5-1　休克的临床表现

分期	程度	意识	口渴	皮肤、黏膜		体表血管	脉搏	血压	尿量
				色泽	温度				
休克代偿期	轻度	意识清楚，精神紧张	明显	开始苍白	正常或发凉	正常	有力，≤100 次/分	收缩压正常或稍高，舒张压增高，脉压缩小	正常
休克抑制期	中度	意识清楚，表情淡漠	很明显	苍白	发冷	表浅静脉塌陷，毛细血管充盈迟缓	100～120 次/分	收缩压为 70～90 mmHg，脉压小	尿少
	重度	意识模糊，甚至昏迷	非常明显，可能无主诉	显著苍白，肢端青紫	厥冷	表浅静脉塌陷，毛细血管充盈更迟缓	细速或摸不清	收缩压＜70 mmHg 或测不到	尿少或无尿

（三）辅助检查

为明确休克病因和程度，全面了解机体内环境紊乱状况和器官功能，检查内容需全面广泛，主要包括：血、尿、粪常规，血生化检查，出、凝血功能检测，动脉血气分析，影像学检查和血流动力学监测（包括中心静脉压、肺动脉楔压、心排血量）等。

【治疗原则】

1. 一般措施 尽量少搬动患者，采取中凹卧位（头和胸部抬高 20°，下肢抬高 30°），吸氧，

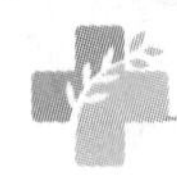

保暖，必要时镇静。

2. 补充血容量 除心源性休克外，补充血容量是抗休克的首要措施。应迅速建立静脉通道，补充晶体溶液和胶体溶液，必要时进行成分输血。

3. 治疗原发病 根据休克的病因积极处理原发病。

4. 纠正酸中毒 根据血气分析等因素适时、适量补充碱性液体（不主张早期使用），如5%碳酸氢钠溶液、乳酸钠溶液等。

5. 应用血管活性药物 针对不同情况合理使用扩血管药物和缩血管药物。扩血管药物包括抗胆碱能药物（如山莨菪碱、阿托品）、α受体阻滞剂（如酚妥拉明、酚苄明）。缩血管药物包括多巴胺、去甲肾上腺素等。

6. 糖皮质激素的应用 感染性休克患者可应用糖皮质激素。

7. 防治并发症和器官功能障碍 评估各脏器功能，进行保护和支持治疗，防止发生MODS（多器官功能障碍综合征）。休克发展至DIC时，可使用肝素抗凝。DIC晚期，纤维蛋白溶解系统亢进，可使用抗纤溶药等。

【护理诊断】

1. 体液不足 与机体大量失血、失液有关。

2. 气体交换受损 与缺氧、呼吸型态改变有关。

3. 有感染的危险 与免疫力降低有关。

4. 有受伤的危险 与烦躁不安、意识模糊有关。

【护理措施】

1. 一般护理 协助患者取中凹卧位，以利于呼吸，增加回心血量。昏迷患者头偏向一侧。遵医嘱给予患者吸氧、镇静。注意保暖，如调节合适室温、加盖棉被等。禁止使用热水袋、电热毯等进行体表保暖，以防周围血管扩张，进一步减少重要器官的血流灌注。感染性休克患者高热时，给予物理降温，必要时药物降温。

2. 迅速补充血容量 迅速建立2条以上静脉通道，维持静脉通道通畅，对于周围血管塌陷患者，可行中心静脉置管。遵医嘱补液，一般先输入晶体溶液，后输入胶体溶液，根据中心静脉压、血压等情况合理补液。

3. 严密观察病情变化 严密监测患者生命体征，注意观察其意识状态、皮肤、口唇、黏膜、尿量变化。关注血流动力学等辅助检查结果，一旦发现异常情况，及时通知医生并配合处理。若患者意识状态转为清楚，皮肤、口唇、黏膜色泽转红，肢端转暖，尿量大于30 mL/h，提示休克好转。

4. 应用血管活性药物的护理 血管活性药物渗透压高，应尽量从中心静脉输入。为避免血压剧烈波动，应采用微量注射泵输注。应用血管活性药物应从低浓度、慢速度、小剂量开始，根据血压、心率和心律等参数的变化，调整输入速度和浓度。加强对输注部位的观察，避免药液外渗。

5. 预防感染 休克患者免疫力降低，接受侵入性操作较多，易发生感染，应严格执行无菌技术规范，做好手卫生，遵医嘱合理使用抗生素。

6. 皮肤护理 病情允许时，协助患者每2 h翻身一次，预防压疮的发生。

7. 安全护理 对烦躁不安、意识不清的患者，加床旁护栏，防止坠床，必要时给予约束带适当约束。

8. 心理护理 加强与患者和家属的沟通、交流，指导其配合治疗和护理，缓解其焦虑、恐惧心理，增加战胜疾病的决心。

【健康教育】

(1) 根据可能引起患者休克的病因，指导患者及家属预防休克的发生。

(2) 向患者及家属讲解休克的相关知识，如遇休克征象，及时就诊。

任务二 弥散性血管内凝血

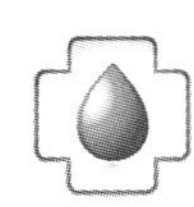

要点导航

重点：弥散性血管内凝血的治疗原则和护理措施。

难点：弥散性血管内凝血的病情评估。

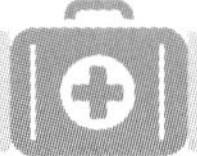

案例导入

患者，男，28 岁。车祸后于当地医院就诊，4 天后因病情危重转至上级医院急诊科。该患者呈嗜睡状态，T 39 ℃，P 125 次/分，R 33 次/分，BP 95/60 mmHg(药物维持)。全身多处皮下淤斑，上消化道引流出约 200 mL 咖啡色液体。

1. 该患者需做哪些检查来明确诊断？

2. 如果你是急诊科的护士，该如何采取护理措施？

《弥散性血管内凝血诊断中国专家共识(2017 年版)》将弥散性血管内凝血(disseminated intravascular coagulation，简称 DIC)定义为：在许多疾病基础上，致病因素损伤微血管体系，导致凝血活化，全身微血管血栓形成、凝血因子大量消耗并继发纤溶亢进，引起以出血及微循环衰竭为特征的临床综合征。感染是引起 DIC 最常见的原因之一，其次为恶性肿瘤、妇产科疾病、严重外伤、大型手术等。从病理生理角度分析，DIC 有高凝期、消耗性低凝期、继发性纤溶亢进期 3 个阶段。

【病情评估】

(一) 健康史

了解可能引起 DIC 的原因。

(二) 临床表现

1. 出血 最突出的表现为自发性、多部位出血，如大面积皮下淤斑、针刺部位不易止住的渗血，严重者可有内脏出血，甚至颅内出血。

2. 休克或微循环衰竭 休克顽固不易纠正，早期出现重要脏器功能不全。

3. 微血管栓塞 其表现与栓塞部位、持续时间和纤溶情况有关。

4. 微血管病性溶血 贫血程度和出血量不成比例，可并发寒战、高热、黄疸等。

（三）辅助检查

1. 消耗性凝血障碍方面的检测 包括血小板计数、凝血酶原时间（PT）、纤维蛋白原浓度、活化的部分凝血活酶时间（APTT）。

2. 继发性纤溶亢进方面的检测 包括纤维蛋白降解产物（FDP）、血浆鱼精蛋白副凝试验（3P 试验）、D-二聚体。

【治疗原则】

1. 治疗原发病 原发病的治疗是终止 DIC 病理过程最关键和根本的措施。

2. 抗凝治疗 多数 DIC 需要抗凝治疗，即阻断血管内血栓形成。最常用的抗凝药物是肝素，包括普通肝素和低分子肝素。

3. 补充血小板和凝血因子 适用于血小板和凝血因子明显减少，并经过原发病和抗凝治疗，DIC 仍未能得到良好控制者。根据情况，可输注新鲜冷冻血浆、纤维蛋白原制剂、血小板悬浮液等。

4. 其他治疗 根据不同情况，可采取抗纤溶治疗、糖皮质激素治疗、对症支持治疗等措施。

【护理诊断】

1. 有受伤的危险：出血 与凝血因子被大量消耗、继发性纤溶亢进、肝素的应用有关。

2. 潜在并发症 休克、多发性微血管栓塞、呼吸衰竭、急性肾功能衰竭等。

【护理措施】

1. 一般护理 根据病情选择合适体位，吸氧，做好饮食护理，加强皮肤护理，协助排尿、排便，必要时留置导尿管。

2. 病情观察 严密监测生命体征和意识状态，观察病情变化，注意观察出血部位、范围和程度，能及时发现休克、栓塞、器官衰竭等征象，及时通知医生并配合处理。

3. 辅助检查指标监测 正确采集各类标本，及时送检，关注检查结果，及时通知医生。

4. 治疗配合 遵医嘱使用肝素、凝血因子、抗纤维蛋白溶解药（如氨甲苯酸、6-氨基己酸），掌握其使用时间、方法、不良反应和注意事项等。若肝素过量引起大出血，可用等量的鱼精蛋白拮抗。

【健康教育】 向患者及家属介绍引起 DIC 的可能原因、主要临床表现、检查的必要性、治疗方法、预后等，缓解其焦虑情绪。鼓励家属关心并支持患者，增加患者战胜疾病的信心，使其主动配合治疗。

任务三　多器官功能障碍综合征

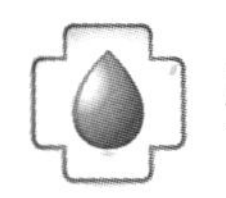

要点导航

重点：多器官功能障碍综合征的治疗原则和护理措施。

难点：多器官功能障碍综合征的发病机制。

【概念】 多器官功能障碍综合征(multiple organ dysfunction syndrome，简称 MODS)是指机体在严重感染、创伤、休克等急性致病因素的作用下，同时或序贯出现 2 个或 2 个以上器官的可逆性功能障碍。其恶化的终末阶段是多器官功能衰竭(MOF)。

最常见的发生 MODS 的器官是肺，其次是肾、肝、心等。

【病因】 很多原因都可导致 MODS 的发生，如严重感染、严重创伤、休克、心肺复苏后、大手术、急性药物或毒物中毒等。在原有慢性疾病的基础上，遭受上述急性损害后更易发生 MODS。另外，诱发 MODS 的主要高危因素还包括高龄、营养不良、大量输血(液)、诊疗失误等。

【发病机制】 MODS 的发病机制尚未完全阐明，目前有关的学说有全身炎症反应失控、细菌和内毒素移位、组织缺血-再灌注损伤、“二次打击”或“双向预激”、基因调控等学说。

【病情评估】

(一) 健康史

了解可能引起 MODS 的病因，以及是否存在诱发 MODS 的高危因素。

(二) 临床表现

因病因、受损器官情况等不同，MODS 的临床表现个体差异很大。一般病程为 14～21 日，共经历休克、复苏、高分解代谢状态和器官衰竭 4 个阶段，发展迅速，患者可能死于任一阶段。

【治疗原则】

1. 控制原发病 控制原发病是治疗 MODS 的关键。如对严重感染的患者积极控制感染，对严重创伤的患者及时清创处理，对休克的患者争分夺秒抗休克等。

2. 支持和保护器官功能 包括呼吸、循环、中枢神经系统，肾、肝、胃肠等功能。

3. 合理使用抗生素 预防和控制感染，尽快明确病原菌，合理使用抗生素。

4. 其他治疗 如营养支持、免疫调理、中医药等。

【护理措施】

1. 重症患者常规护理 严密监测患者生命体征，及时发现病情变化，积极配合医生救治，做好营养支持，保证患者安全，加强基础护理，提高患者生存质量。

2. 器官功能的监测与护理 严密监测呼吸、循环、中枢神经系统，肾、肝、胃肠等功能，遵医嘱做好各系统的支持与护理，及时发现器官功能变化，并积极配合医生处理。

3. 预防感染 MODS 患者免疫功能低下，极易发生感染，尤其以肺、血液和创伤部位最常见。应严格遵守院内感染防控规范，严格执行无菌技术规范，做好手卫生，加强患者口腔、气道、尿路、静脉导管、皮肤护理，做好感染相关指标监测，遵医嘱合理使用抗生素。

4. 心理护理 加强与患者交流，增加其战胜疾病的信心。充分与患者家属沟通，使其充分认识患者病情，缓解焦虑情绪，并配合医护人员治疗与护理。

实训5　休克患者的救护

【实训目的】

(1) 熟练掌握休克的护理措施。

(2) 准确评估休克患者的病情。

(3) 掌握护理休克患者的注意事项。

(4) 通过练习,提高护患沟通能力和培养团队合作精神。

【情景模拟】 患者,男,35岁,被汽车撞伤1 h后急诊入院。表情淡漠,面色苍白,四肢发冷,血压80/55 mmHg,脉率118次/分,全腹压痛及反跳痛,移动性浊音阳性。

【实训准备】

1. 物品 床单位、吸氧装置、输液装置(治疗盘、弯盘、输液袋及药品、输液器、碘伏、棉签、止血带等)、注射器、约束带等。

2. 器械 抢救车、心电监护仪、微量注射泵等。

3. 环境 模拟抢救室或ICU。

【实训学时】 1学时。

【操作程序及考核标准】 休克患者的救护的操作程序及考核标准见表5-2。

表5-2　休克患者的救护的操作程序及考核标准

项目总分	项目内容	评分标准	分值	得分	备注
素质要求(6分)	服装、服饰	服装、鞋帽整洁,着装符合职业要求	2		
	仪表、举止	仪表大方,举止端庄,步履轻盈、矫健	2		
	态度、语言	语言流畅、清晰,态度和蔼可亲	2		
操作前准备(6分)	护士	修剪指甲、洗手(六步洗手法)、戴口罩	3		
	物品	检查物品完好、齐全(口述),物品摆放科学、美观	3		
操作步骤(68分)	(1) 一般护理:协助患者取中凹卧位,遵医嘱给予患者吸氧、镇静,注意保暖(如调节合适室温、加盖棉被)。		6		
	(2) 迅速补充血容量:建立静脉通道,遵医嘱补液。		8		
	(3) 严密观察病情变化:严密监测患者生命体征,注意观察其意识状态、皮肤、口唇、黏膜、尿量变化。关注血流动力学等辅助检查结果,一旦发现异常情况,及时通知医生并配合处理。		10		
	(4) 应用血管活性药物的护理:使用微量注射泵输注。加强对输注部位的观察,避免药液外渗。		10		
	(5) 预防感染:严格执行无菌技术规范,做好手卫生,遵医嘱合理使用抗生素。		6		
	(6) 皮肤护理:病情允许时,协助患者每2 h翻身一次。		6		

续表

项目总分	项目内容	评 分 标 准	分值	得分	备注
操作步骤（68分）	(7) 安全护理：对烦躁不安、意识不清的患者，加床旁护栏，防止坠床，必要时给予约束带适当约束。		6		
	(8) 心理护理：加强与患者和家属的沟通、交流，指导其配合治疗和护理。		6		
	(9) 健康教育。		6		
	(10) 整理用物，终末处理		4		
注意事项（5分）	(1) 昏迷患者头偏向一侧。		1		
	(2) 禁止使用热水袋、电热毯等进行体表保暖。		1		
	(3) 补液应先输入晶体溶液，后输入胶体溶液。		1		
	(4) 血管活性药物应尽量从中心静脉输入。		1		
	(5) 应用血管活性药物应从低浓度、慢速度、小剂量开始		1		
评价（15分）	操作方法（6分）	程序正确，操作规范，动作娴熟	6		
	操作效果（9分）	(1) 能够准确判断休克患者病情。	3		
		(2) 能够熟练掌握休克的护理措施。	3		
		(3) 护患沟通有效，团队合作密切	3		
总　　分			100		

【实训结果】

(1) 通过实训，每位同学都能熟练掌握休克患者的救护技术，并成功通过操作考核。

(2) 学生能识别休克的病因、临床表现。

【考核方法】 休克患者的救护的考核方法见表5-3。

表5-3　休克患者的救护的考核方法

本组之星	
组间互评	
评分说明	(1) 实际得分＝自我评价×33.4%＋小组评价×33.3%＋教师评价×33.3%。 (2) 本组之星可以是本次实训活动中突出贡献者，可以是进步最大者，也可以是某一方面表现突出者。 (3) 组间互评由各组长将本组内商议的评定结果上报，全体组长共同讨论后评定出每组的最终评定结果。 (4) 考评满分为100分，90分以上(包括90分)为优秀，76～89分为良好，60～75分为及格，59分以下(包括59分)为不及格

直通护考

A1/A2型题

1. 下列哪项不属于休克的病因分类？(　　)

A. 低血容量性休克　　B. 分布性休克　　C. 感染性休克

D. 心源性休克　　E. 神经源性休克

2. 下列提示休克进入微循环衰竭期的是(　　)。

A. 有效循环血量锐减　　B. 释放儿茶酚胺　　C. 释放炎性介质

D. 末梢循环差　　E. 皮肤出现淤点、淤斑

3. 上消化道大出血伴休克时,最主要的紧急措施是(　　)。

A. 应用止血药物　　B. 中凹卧位　　C. 补充血容量

D. 纠正酸碱失衡　　E. 胃镜检查

4. 观察休克患者每小时尿量,超过多少说明休克好转?(　　)

A. 10 mL　　B. 20 mL　　C. 30 mL　　D. 40 mL　　E. 50 mL

5. 终止 DIC 病理过程最关键和根本的措施是(　　)。

A. 治疗原发病　　B. 抗凝治疗　　C. 补充血小板

D. 抗纤溶治疗　　E. 补充凝血因子

6. 多器官功能障碍综合征最先累及的器官是(　　)。

A. 肺　　B. 心　　C. 脑　　D. 肾　　E. 肝

7. 患者,男,30 岁。烧伤后急诊入院,烧伤面积为 60%,体重为 62 kg。经抗生素治疗、生理盐水 1000 mL 输注、吗啡注射后,仍有休克现象,该患者可能的休克类型是(　　)。

A. 低血容量性休克　　B. 神经源性休克　　C. 心源性休克

D. 感染性休克　　E. 过敏性休克

8. 患者,男,35 岁,患支气管扩张,大量咯血后烦躁不安,面色苍白,皮肤发凉。血压 105/90 mmHg,脉率 90 次/分。该患者目前处于(　　)。

A. 尚未发生休克　　B. 休克代偿期　　C. 休克失代偿期

D. 中度休克　　E. 重度休克

A3/A4 型题

(9～10 题共用题干)

患者,男,30 岁。车祸致双下肢挤压伤。意识清楚,表情淡漠,面色苍白,皮肤湿冷,脉率 115 次/分,血压 85/60 mmHg。

9. 该患者入院后,首先应采取的有效措施是(　　)。

A. 补充血容量　　B. 吸氧　　C. 清创处理

D. 应用扩血管药　　E. 应用缩血管药

10. 针对该患者采取的护理措施,以下哪项是错误的?(　　)

A. 协助患者取中凹卧位　　B. 注意保暖,必要时使用热水袋

C. 补液时,先输晶体溶液,再输胶体溶液　　D. 血管活性药物应从中心静脉输入

E. 烦躁不安时可用约束带约束

病例分析

患者,男,35 岁,被汽车撞伤 1 h 后急诊入院。表情淡漠,面色苍白,四肢发冷,血压 80/55 mmHg,脉率 118 次/分,全腹压痛及反跳痛,移动性浊音阳性。

请问:

1. 该患者可能的休克类型是什么?

2. 根据临床表现,请判断该患者所属的休克分期。

3. 如果你是急诊科的护士,对该患者会采取哪些护理措施?

(张　睿)

项目六　临床常见急危重症患者的救护

学习目标

知识目标:掌握临床常见急危重症患者的护理诊断及护理措施。熟悉临床常见急危重症的病因、症状和健康教育。

能力目标:能对临床常见急危重症患者正确进行护理评估,配合医生救治。能运用护理程序为临床常见急危重症患者制订护理计划,实施合理的护理措施。

情感目标:具有良好的急危重症临床护理的职业道德修养和素质。具有良好的护患沟通能力和临床急危重症护理团队合作精神。

任务一　神经系统

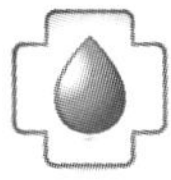

要点导航

重点:昏迷、癫痫持续状态患者的护理措施。

难点:昏迷患者的护理评估。

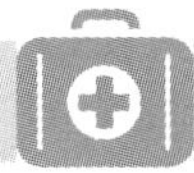

案例导入

王先生,男,70岁,早上起床时被家人发现呼之不应,周围有呕吐物。紧急拨打120送至医院。查体:T 37 ℃,P 90次/分,R 20次/分,BP 160/100 mmHg,轻度昏迷状态,双侧瞳孔等大等圆,直径约3 mm,对光反射灵敏,双肺呼吸音粗,可闻及少量干、湿啰音,心率100次/分,律齐,未闻及杂音。右侧肢体坠落试验阳性,疼痛刺激见左侧肢体活动。右侧巴氏征(+)。

1. 如何对该患者实施救护?
2. 请对该患者进行护理评估并提出护理诊断。

一、昏迷患者的护理

昏迷是指脑功能极度抑制的病理状态，主要表现为意识丧失，对外界刺激无意识反应，并引起运动、感觉和反射功能障碍等。临床上按昏迷程度一般分为浅昏迷、中度昏迷和深昏迷三大类。

【病因】 引起昏迷的病因很多，一般将其分为感染性和非感染性两类。

1. 感染性疾病

(1) 细菌感染：流行性脑脊髓膜炎、结核性脑膜炎、中毒性痢疾、败血症等。

(2) 病毒感染：流行性乙型脑炎、流行性出血热等。

(3) 其他感染：脑型疟疾、斑疹伤寒、钩端螺旋体病等。

2. 非感染性疾病

(1) 颅脑疾病：脑血管疾病、颅脑内外伤、颅内占位性病变、癫痫持续状态等。

(2) 理化因素损伤：触电、中暑、溺水、冻僵、药物中毒、化学药品中毒及一氧化碳中毒等。

(3) 心血管疾病：各种严重心律失常、心肌梗死和高血压脑病等。

(4) 内分泌及代谢障碍性疾病：低血糖昏迷、甲状腺危象、肝昏迷、糖尿病酮症酸中毒等。

【护理评估】 护理评估的一般思路如下：对昏迷的患者应注意生命体征，如意识状态、呼吸、脉搏、血压等，如采取紧急措施清除气道分泌物或异物，保持气道通畅，进行有效通气和维持循环，再迅速做出病因诊断。有时确定患者的昏迷程度比较困难，只有根据病史、快速体格检查、监测实验室检查结果和经验来评估昏迷的危重程度。

（一）病史及症状

询问病史时应注意询问昏迷发生的急缓和患者的既往史、外伤史、酗酒史等。突然昏迷应考虑脑出血、脑栓塞或高血压脑病；昏迷如有剧烈头痛、呕吐，可能有颅内压升高，应考虑脑肿瘤、脑脓肿、脑出血、脑膜炎等。

（二）判断意识障碍程度

目前通常用格拉斯哥昏迷评分法检查。

（三）生命体征的观察

1. 体温 急性昏迷高热达 39 ℃以上多为脑干、脑室出血及颅内感染等。

2. 呼吸 呼吸障碍的性质有时取决于昏迷发生的原因。陈-施氏呼吸多见于中枢神经系统疾病，间歇式呼吸患者多预后不良。

3. 脉搏 伴有脉搏强弱不等、快慢不均的昏迷，很可能是心房颤动所致的脑栓塞引起的。

4. 血压 血压升高见于颅内压升高、脑出血、高血压脑病、尿毒症等；血压降低见于感染性休克、糖尿病昏迷、镇静安眠药和成瘾性药物中毒者。

（四）辅助检查

(1) 血常规、尿常规、血糖、血尿素氮、血肌酐、血气分析、血氨、血电解质等。

(2) 脑脊液检查：对了解颅内压改变、有无颅内感染及出血有非常重要的意义。

(3) 根据病情及病史行相关检查：包括脑 CT（电子计算机断层扫描）、脑 MRI（磁共振成像）、DSA（数字减影血管造影）等检查。

【护理措施】 救护原则：迅速采取措施，积极挽救生命，尽快针对病因治疗。

（一）维持呼吸功能，保持呼吸道通畅和足够的氧合

（1）密切监测呼吸频率、型态的改变。

（2）监测呼吸音的改变，监测是否出现肺不张或肺部感染的体征，如湿啰音、哮鸣音、发热等现象。

（3）吸氧（应注意湿化），及时拍背、吸痰以促进痰液排出。

（4）维持呼吸道通畅，必要时行气管内插管或气管切开，根据血气分析报告调节氧气浓度。

（5）协助患者采取半坐卧位以利于胸廓的扩张。

（6）密切监测呼吸机的使用情况，维持呼吸机的正常功能。

（二）维持并促进神经功能的改善

（1）密切监测意识状态、瞳孔大小、对光反射、眼球活动等变化；并注意是否出现不安、躁动、头痛等情况。

（2）监测颅内压的变化，避免增加颅内压的活动，如弯曲颈部、疼痛刺激等。保护患者，避免意外伤害，使用床栏。减少诱发抽搐的因素，如高热、缺氧、电解质及酸碱平衡紊乱等。

（3）保持血流动力学稳定及电解质平衡：①密切注意是否出现血容量不足的体征，如皮肤、黏膜干燥和尿量减少等。②建立静脉通道，遵医嘱给药，监测是否出现体液不足或过多的体征，如有异常立即通知医生。③保留导尿管，记录每小时尿量，作为体液补充是否足够的指标。④准确记录摄入量和体重，以评估液体补充的情况。⑤密切监测电解质的变化，遵医嘱用药。

（4）维持皮肤完整性，避免造成皮肤破损。①每 2 h 翻身一次，按摩背部。②当患者出现大、小便失禁时，及时更换床单，以保持清洁。③密切观察受压部位皮肤，对出现发红或皮肤干燥破裂等情况，增加翻身次数。④鼻饲或静脉补充足够的营养，保证能量供给。⑤每天注意对眼睛的护理，遵医嘱滴入人工泪液维持眼睛的湿润，并用纱布覆盖，预防无法眨眼造成过度干燥引起的角膜损伤。

（5）维持体温稳定：①每 4 h 测量体温一次，出现异常立即报告医生。②体温过高时，采取物理降温。③体温过低时，采取保温措施。

（三）对症治疗护理

对于颅内高压者，及早用 20%甘露醇 250 mL 快速静滴，或选用呋塞米等。对于循环衰竭者，应补充血容量，酌情选用升压药，纠正酸中毒。

（四）病因治疗

积极消除病因，治疗原发疾病。抢救昏迷患者，应尽可能明确病因，及时治疗。感染所致者，及时抗感染；化学药物中毒者，迅速清除毒物并给予相应解毒剂；低血糖昏迷，需补糖治疗；糖尿病昏迷，应给予胰岛素等。

（五）心理-社会护理

了解昏迷患者家庭成员组成、家庭环境、经济状况和家属对患者的关心、支持程度。

二、癫痫持续状态患者的护理

癫痫持续状态（SE）是指癫痫一次大发作持续 30 min 以上，或短期内频繁发作，发作间歇

期意识持续昏迷或不能完全恢复，称癫痫持续状态。癫痫持续状态是常见神经系统急症之一，致残率和死亡率均很高，任何类型的癫痫均可出现癫痫持续状态，其中全身强直-阵挛性发作最常见。

【护理评估】

（一）健康史

癫痫持续状态主要由感染引起，尤其是颅内感染，其次为脑血管疾病、脑外伤、脑肿瘤及寄生虫等。中毒、酗酒、疲劳、睡眠不足、抗癫痫药治疗中断均为诱发因素。

（二）主要临床类型

1. 强直阵挛性发作状态 又称大发作状态，为临床常见的一种，表现为反复频繁大发作，间歇期意识不能完全恢复，发作可持续数小时至数天。多伴有高热、心律失常、心力衰竭、急性肺水肿、呼吸性酸中毒、脑水肿等症。

2. 强直性发作状态 多见于儿童及少年，表现为每小时可多次抽搐性强直发作，可持续数天，伴有皮肤发红、苍白、出汗等自主神经症状及轻度意识障碍。

3. 失神性发作状态 或称小发作状态，多见于儿童，表现为意识模糊、反应迟钝、嗜睡等意识障碍达 30 min 以上，甚至持续数小时、数天或数月。

4. 复杂性部分发作状态 又称颞叶癫痫持续状态，表现为持续 30 min 或数天的自动症、奔跑性或急性精神病状态。发作可突然终止，但患者对发作情况无任何记忆。

（三）心理-社会状况

了解患者对癫痫反复发作和发作的不确定性产生的焦虑、恐惧、自卑等心理反应。了解家庭成员组成、家庭环境、经济状况和家属对患者的关心、支持程度等。

（四）辅助检查

根据病情选择脑电图、脑 CT、脑 MRI、DSA 检查和脑脊液检查、血液检查等。

【护理诊断】

1. 有窒息的危险 与喉头肌肉痉挛、气道分泌物增多有关。

2. 有外伤的危险 与突然意识丧失，抽搐、惊厥有关。

3. 生活自理缺陷 与癫痫持续状态有关。

4. 知识缺乏 与缺乏有关癫痫病的预防、治疗、饮食、运动等知识有关。

【护理措施】

（一）安全护理

保持呼吸道通畅，经常吸痰，给予高流量氧气吸入，必要时行气管内插管或气管切开；保持病室安静，避免刺激，做好安全护理，避免患者受伤。

（二）控制发作

迅速建立静脉通道，遵医嘱缓慢静脉注射地西泮，若 15 min 后再发可重复给药，或于 12 h 内缓慢静脉泵入地西泮。如出现呼吸浅慢、昏迷加深、血压下降时，立即报告医生，遵医嘱停药。

（三）病情监测

严密监测生命体征、意识状态及瞳孔等变化，做好患者呼吸、血压、心电、脑电的监测；观察抽搐发作持续的时间与频率；定时进行动脉血气分析及血液生化检查，及时发现病情变化，配合医生做好相应处理。

（四）心理护理

帮助患者正确认识自己的疾病，同情和理解患者，鼓励患者说出自己内心的感受，做好自我调节，维持良好的心理状态；同时鼓励家属要关爱、理解和帮助患者，解除患者的精神负担，给予患者全身心的支持。

任务二 循环系统

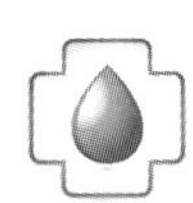

要点导航

重点：急性心力衰竭和高血压危象患者的护理措施。

难点：急性心力衰竭和高血压危象患者的护理评估。

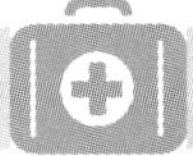

案例导入

刘先生，70岁，既往有冠心病史，感冒后输液过程中突感严重呼吸困难，端坐呼吸，频繁咳嗽，咳粉红色泡沫样痰，烦躁不安，面色苍白，口唇青紫，末梢发绀，大汗淋漓，心悸。体检：T 37.3 ℃，P 132次/分，R 26次/分，BP 130/75 mmHg，双肺布满湿啰音，心尖冲动弱，心尖部可闻及奔马律。实验室检查：X线可见肺门有蝶形阴影。

1. 该患者可能为什么疾病？
2. 需要立即采取哪些救治措施？
3. 需要向患者及其家属做哪些宣教？

一、急性心力衰竭患者的护理

急性心力衰竭（AHF）是指由于短时间内心肌收缩功能障碍和（或）舒张功能障碍，使心脏泵血功能降低而导致心排血量减少，不能满足机体组织代谢需要的一种病理过程或临床综合征。可分为急性左心衰竭和急性右心衰竭，其中以急性左心衰竭最为常见，它是以急性肺水肿（图6-1）或心源性休克为主要表现的急危重症。此节主要探讨急性左心衰竭。

【病因及发病机制】 心脏解剖或功能的突发异常，使心排血量急剧降低和肺静脉压突然升高均可发生急性左心衰竭。常见病因如下。

（1）与冠心病有关的急性前壁心肌梗死、乳头肌梗死或断裂、室间隔破裂穿孔等。

（2）感染性心内膜炎引起的瓣膜穿孔、腱索断裂所致瓣膜性急性反流。

(3) 其他：高血压心脏病患者血压急剧升高，在原有心脏病的基础上出现快速心律失常或严重缓慢性心律失常；输液过多过快等。

【病情评估】

(一) 临床表现

急性左心衰竭以肺水肿或心源性休克为主要表现。突发严重呼吸困难，呼吸频率常达每分钟 30～40 次，强迫坐位、端坐呼吸（图 6-2）、面色灰白、发绀、大汗、烦躁，同时伴有频繁咳嗽，咳粉红色泡沫样痰。极重者可因脑缺氧而意识模糊。发病开始可有一过性血压升高，病情如不缓解，血压可持续下降直至休克。听诊时两肺满布湿啰音和哮鸣音，心尖部第一心音减弱，频率快，同时有舒张早期第三心音而构成奔马律，肺动脉瓣第二心音亢进。

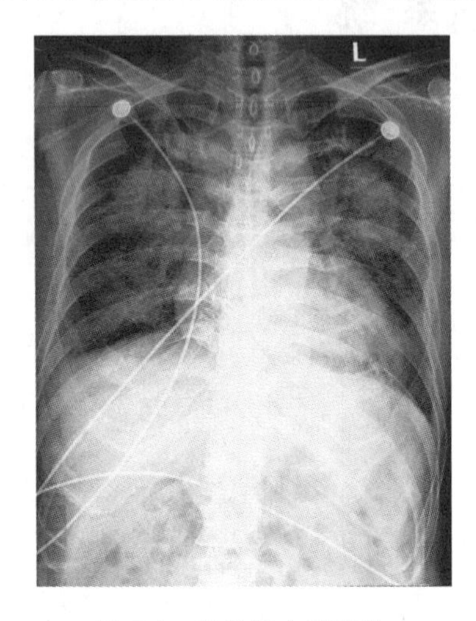

图 6-1　急性肺水肿胸片

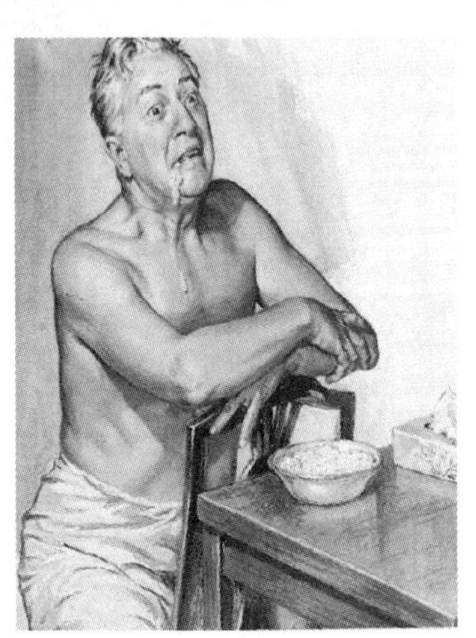

图 6-2　端坐呼吸

(二) 辅助检查

1. B 型尿钠肽(BNP)　增高程度与心力衰竭的严重程度成正比，可作为评定心力衰竭的进程和判断预后的指标。

2. 心电图　可帮助了解有无心律失常、急性心肌缺血的表现。

3. X 线检查　可确定心影大小及外形，观察肺淤血、肺动脉高压及肺部病变情况，并可大致判断心力衰竭的程度。

4. 超声心动图　可显示左心房、左心室肥大，心脏室壁运动幅度明显减低，左心室射血分数降低及基础心脏病的表现等。

5. 动脉血气分析　可显示 PaO_2 呈不同程度降低。急性肺水肿早期，因过度换气可导致 $PaCO_2$ 降低，出现呼吸性碱中毒，因组织缺氧产生无氧代谢，致代谢性酸中毒。

【护理诊断】

1. 搏出量不足　由急性心脏功能衰竭所致。

2. 气体交换受损　与急性肺水肿有关。

3. 恐惧　与窒息感、呼吸困难有关。

4. 活动无耐力　与搏出量减少、呼吸困难有关。

5. 清理呼吸道无效　与大量泡沫样痰有关。

6. 潜在并发症　心源性休克、猝死、恶性心律失常、洋地黄中毒等。

【护理措施】

（一）救治原则

救治原则是迅速改善组织供氧，减轻心脏负荷，增加心排血量，纠正诱因、治疗病因，尽快改善症状和稳定血流动力学状态，同时避免或减少心肌损害。

（二）护理措施

1. 即刻护理措施　①将患者置于坐位或半坐卧位，双腿下垂，减少静脉血回流；②立即给予鼻导管或面罩高流量氧气吸入，并做好随时进行气管内插管、机械通气的准备；③进行心电、血压、血氧饱和度监测；④开放静脉通道，按医嘱给药；⑤按医嘱描记心电图，留取动脉血气、BNP、心肌损伤标记物、电解质、血糖和血常规等各种血液标本；⑥协助患者接受X线胸片、超声心动图等检查。

2. 药物治疗

（1）镇静剂：吗啡是治疗急性肺水肿的有效药物。可给予2.5～5 mg静脉缓慢注射。吗啡具有抑制中枢交感神经的作用，使外周血管扩张，以减少回心血量，降低心脏负荷，减轻焦虑、烦躁不安的情绪，松弛支气管平滑肌，改善通气。用药后需注意患者呼吸及血压情况。伴有昏迷、慢性肺部疾病、颅内出血、低血压休克等患者禁用。

（2）利尿剂：可快速利尿，减少循环血容量，降低心脏前负荷。适用于急性心力衰竭伴肺淤血或体循环淤血以及血容量负荷加重的患者。常用药物为呋塞米、托拉塞米等。用药后需注意患者血压、肺部啰音、尿量及电解质情况。

（3）血管扩张剂：根据药物不同，可扩张动、静脉血管，从而降低心脏前、后负荷，改善心功能，减少心肌耗氧。常用的药物有硝酸甘油、硝普钠、酚妥拉明、乌拉地尔等。在应用时应注意评估收缩压，通常在收缩压≥110 mmHg时可安全使用，若收缩压≤90 mmHg时应禁用。

（4）正性肌力药物：常用药物有洋地黄、多巴胺、多巴酚丁胺、磷酸二酯酶抑制剂等。适用于急性心力衰竭同时伴有低血压、组织灌注不足或应用扩血管药物效果不佳时。急性心肌梗死所致的心力衰竭不宜应用洋地黄，在电解质失衡时应谨慎使用洋地黄类药物。

（5）支气管解痉剂：可缓解支气管痉挛，增强心肌收缩力，扩张外周血管。常用药物为氨茶碱、二羟丙茶碱等。

3. 病因及诱因的治疗　在治疗急性左心衰竭的同时，应积极做好病因及诱因的治疗。

4. 病情观察　①保持呼吸道通畅：注意观察呼吸困难程度、咳嗽与咳痰情况以及肺内啰音的变化。必要时可给予机械通气治疗。②监测生命体征：注意观察心率、心律、呼吸、血压情况，警惕心源性休克的发生。③意识变化：及时观察患者有无反应迟钝、嗜睡、烦躁等情况的出现，尤其是使用吗啡时应注意观察意识及有无呼吸抑制情况。④记录出入量：严格记录出入量，评估心脏负荷，注意电解质情况。

5. 心理护理　急性心力衰竭发作时的窒息感、濒死感使患者感到恐惧、焦虑，在抢救过程中应注意陪伴并安慰患者，消除紧张、恐惧情绪，增强患者战胜疾病的信心。

【健康教育】

（1）指导患者积极治疗原发病，注意避免诱发因素。

（2）低盐低脂饮食，戒烟酒，忌饱餐，多食蔬菜和水果，保持大便通畅，养成定时排便的习惯。

（3）保持生活规律，劳逸结合，避免重体力劳动。可进行散步、打太极拳等运动。

(4) 严格按照医嘱服药，不要随意增减或撤换药物，注意药物不良反应。

(5) 定期门诊复查，如出现胸闷、夜间阵发性呼吸困难等情况及时来院就诊。

二、高血压危象患者的护理

高血压危象是指短时期内（数小时或数天）血压重度升高，舒张压＞140 mmHg，和（或）收缩张压＞220 mmHg。可发生在高血压发展过程的任何阶段和其他疾病急症时。根据有无心、脑、肾、眼底、大动脉等重要组织脏器损害，可分为高血压急症和高血压亚急症。该章节主要介绍高血压急症的护理。

【病因及发病机制】 高血压急症可以是自发性发作，亦常在某种诱因，如情绪激动、体位突然改变、妊娠分娩、手术探查等刺激下血压骤升，病情急剧恶化，同时伴有进行性心、脑、肾、视网膜等靶器官功能不全的表现。常见类型包括高血压脑病、高血压合并颅内出血、高血压合并急性肾功能衰竭、高血压合并急性肺水肿、嗜铬细胞瘤、急性主动脉夹层动脉瘤、妊娠高血压综合征等。

【病情评估】

1. 病史收集 应询问患者既往有无高血压病史，有无寒冷、精神刺激及内分泌功能紊乱，是否服用降压药物或其他药物，详细了解服药情况，此外，还应了解患者有无高血压病的家族史。

2. 症状与体征

(1) 突然性血压急剧升高：在原有高血压基础上，血压快速、显著升高，舒张压可达 140 mmHg 或更高，收缩压相应上升至 220 mmHg 或更高。

(2) 自主神经功能失调征象：发热感、多汗、口干、手足震颤、心悸等。

(3) 急性靶器官损伤的表现：①视物模糊，视力丧失，眼底检查可见视网膜出血、渗出及视乳头水肿。②胸闷，心绞痛，心悸，气急，咳嗽，甚至咯泡沫样痰。③尿频，尿少，血浆肌酐和血尿素氮增高。④一过性感觉障碍，偏瘫，失语，严重者烦躁不安或嗜睡。

3. 辅助检查

(1) 脑 CT：对伴有意识障碍者有利于排除脑血管意外的可能及对脑水肿的程度进行判定。

(2) 心电图：可协助判断有无急性心肌缺血或损害。

(3) 血尿素氮、血肌酐：了解肾脏功能的情况，有利于药物的选择。

(4) 血糖及血儿茶酚胺的测定：去甲肾上腺素或肾上腺素增高，有助于原发或继发性高血压的判断。

(5) 尿常规、血常规：可了解高血压的程度及对肾脏的损害。

【护理诊断】

1. 头痛 与血压升高有关。

2. 有受伤的危险 与头晕、肢体活动不灵、视力模糊及意识改变有关。

3. 焦虑 与血压控制不满意，发生并发症有关。

4. 有便秘的危险 与急性期需要绝对卧床有关。

5. 潜在并发症 眼底病变、脑血管意外、心力衰竭、肾功能衰竭等。

6. 知识缺乏 缺乏高血压危象的治疗及自我保健的相关知识。

【护理措施】

(1) 立即给予患者半坐卧位，避免一切不良刺激和不必要的活动，吸氧，保持安静。

(2) 尽快降血压，一般将收缩压控制在 160～180 mmHg，舒张压控制在 100～110 mmHg，不必急于将血压完全降至正常。

(3) 药物降压：

①药物治疗：高血压急症时选择降压药要求起效迅速，短时间内达到最大作用，作用持续时间短，停药后作用消失快，不良反应小。另外，最好在降压过程中不明显影响心率、心排血量和脑血流量，硝普钠是首选的药物。

②对症治疗：a. 高血压脑病：脱水剂，如甘露醇、呋塞米等。b. 制止抽搐：镇静剂，如安定、苯巴比妥等。c. 控制心力衰竭：给予强心剂、利尿剂及扩张血管治疗。d. 嗜铬细胞瘤：应选用 α 受体阻滞剂酚妥拉明降低血压。

(4) 临床观察：①严密监测血压并记录，最好进行 24 h 动态血压监测，并进行心电监护，观察心率、心律变化，发现异常及时处理。②注意患者的症状，观察头痛、烦躁、呕吐、视力模糊等症状经治疗后有无好转，精神状态有无由兴奋转为安静。③记录 24 h 出入量，昏迷患者予以留置导尿管，维持水、电解质和酸碱平衡。

(5) 心理护理：该病起病急，病情重，在抢救室的特殊环境中，多数患者会出现孤单、沮丧、焦虑、恐惧心理；应主动与患者沟通，讲明该病的有关知识、病程及转归，进行健康宣教，同时也应尊重患者的知情同意权，每项护理均应告知患者，取得其同意或理解，使患者积极主动地配合治疗，树立战胜疾病的信心。

【健康教育】

(1) 告知患者应通过调整生活方式来控制血压，如减肥、戒烟、限酒、低盐低脂饮食、控制情绪、消除紧张心理，保持机体内环境的稳定。

(2) 根据病情选择合适的运动，如散步、慢跑、打太极拳、骑车等，运动量应循序渐进，以不引起疲劳为限。

(3) 告知药物的名称、剂量、用法、副作用，按时服药。

(4) 积极管理血压，定期监测，定期复查，如出现头晕、胸闷、血压控制不理想等情况应及时就医。

任务三　呼吸系统

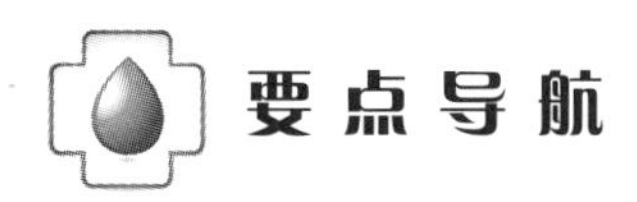

要点导航

重点：大咯血患者的护理措施。

难点：大咯血患者的护理评估。

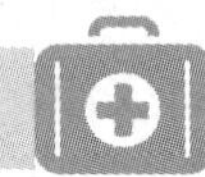

案例导入

患者，男，65 岁，长期抽烟，每天 2 盒，因“痰中带血 3 个月，加重伴咯血 1 天”门诊就医。近三个月来体重明显下降，有阵发性咳嗽，呈高调金属音，伴咳嗽，偶有痰中带血，有时有胸闷和气短。近半个月前感左侧胸部隐痛，伴有持续低热。就诊当天咳嗽时突然咳出血性痰，呈鲜红色，量约 10 mL，后频繁咳出鲜红色血性痰，伴胸闷、憋喘、心慌、面色苍白、大汗，急到医院就诊。查体：T 37.2 ℃，P 82 次/分，R 24 次/分，BP 135/87 mmHg，意识清楚，精神差，体形消瘦，全身浅表淋巴结无肿大，口唇无发绀，伸舌无偏斜。颈软，颈静脉无怒张，气管位置居中。两侧胸部对称，呼吸运动正常，叩诊呈清音，两侧呼吸音无明显异常，未闻及干、湿啰音，无胸膜摩擦音。心律齐，各瓣膜区无杂音。腹部柔软，肝、脾肋下未触及，无移动性浊音。双下肢无水肿。生理反射存在，无病理反射。门诊 X 线检查：左肺内近肺门处有一直径 2.5 cm 的圆形阴影，边缘毛糙，有分叶。

1. 根据该患者门诊资料分析，最可能的诊断是什么？
2. 结合治疗应采取哪些护理措施？
3. 该患者目前可能出现的最大心理反应是什么？

大咯血患者的护理

咯血通常是指喉部以下的呼吸道出血，经口腔咯出，医学上叫作咯血。在咯血的同时多伴有喉头瘙痒感。血色一般呈鲜红色，并有泡沫，常混有痰液。

呼吸系统解剖图见图 6-3。

【病因及发病机制】 咯血的原因非常多，按位置可分为以下几类。

(1) 支气管疾病：如慢性支气管炎、支气管扩张等，此类患者多在咯血的同时伴有咳嗽、发热等。

(2) 肺部疾病：如肺炎、肺结核、肺癌、肺栓塞等。此类患者多在咯血的同时伴有咳嗽，或者伴发热、胸痛。

(3) 心血管疾病：如风湿性心脏病二尖瓣狭窄、先天性心脏病等。

(4) 其他疾病：如流行性出血热、钩端螺旋体病、血液病等。

【病情评估】

(一) 确定是否为咯血

1. 除外鼻、咽和口腔部出血 此类患者尤其是后鼻腔或咽及牙龈出血可自口腔吐出，易误诊为咯血，但患者多有鼻咽部和口腔部患病史，口腔和鼻咽镜检查可见局部破损。另外，鼻咽部出血患者多有后吸和吞咽动作。

2. 咯血与呕血相鉴别 咯血与呕血的鉴别要点见表 6-1。

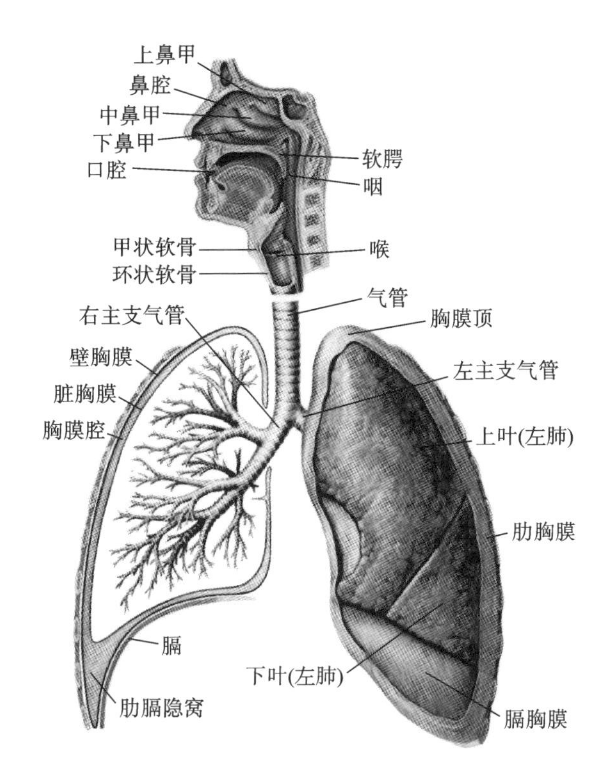

图 6-3　呼吸系统解剖图

表 6-1　咯血与呕血的鉴别要点

鉴别要点	咯血	呕血
出血途径	经气管咯出	经食管呕出
颜色和性状	色鲜红,泡沫状	暗红或咖啡色,无泡沫
伴随物	常混有痰	混杂食物或胃液
pH 值	碱性	酸性
前驱症状	咯血前常有喉部瘙痒	呕血前常有上腹不适或恶心
出血后表现	血痰	黑便
病史	肺或心脏病史	胃或肝病史

(二)判断严重程度

1. 咯血前兆　喉痒,患者恐惧不安;突然胸闷,挣扎坐起;呼吸困难,面色青紫,继而发生窒息,昏迷。

2. 年龄　青壮年咯血多见于肺结核、支气管扩张症、二尖瓣狭窄等。40 岁以上特别是有长期吸烟史者,要高度警惕支气管肺癌。

3. 咯血量

(1) 小量咯血:24 h 咯血量<100 mL(痰中带血)。见于支气管肺炎、支气管肺癌的患者。

(2) 中等量咯血:24 h 咯血量在 100～500 mL。见于支气管异物、外伤、急性肺水肿、支气管扩张、肺结核的患者。

(3) 大量咯血:大量咯血,多见于肺结核空洞内小动脉破裂等患者。大咯血的主要表现:

①一次咯血量>300 mL;②24 h 咯血量>500 mL。

（三）判断是否发生窒息

咯血窒息是咯血致死的主要原因,需严加防范,并积极准备抢救。常见原因:①大量咯血阻塞呼吸道;②患者体弱,咳嗽无力或咳嗽反射功能下降,无力将血液咯出;③患者极度紧张,诱发喉头痉挛;④若患者咯血后突然出现胸闷、呼吸困难、端坐呼吸、烦躁不安或张口瞠目、面色苍白、唇甲发绀、大汗淋漓等表现时需警惕发生大咯血窒息,应积极处理。

【护理诊断】

1. 有窒息的危险 与大咯血,患者极度紧张或无力咳嗽,有可能导致血液阻塞大气道有关。

2. 有感染的危险 与血液潴留在支气管有关。

3. 焦虑与恐惧 咯血或担心再次咯血,对进一步检查及其结果感到不安或害怕。

4. 潜在并发症 失血性休克。

【护理措施】

1. 一般治疗 ①大咯血患者应绝对卧床休息,保持安静。②保持呼吸道通畅,减少翻动,取患侧卧位,以利于健侧通气。有缺氧表现时给予氧疗。③同时指导患者呼吸与咳嗽,减少再出血及窒息的发生。④大咯血时应暂禁食,咯血停止或减少后可给予易消化食物。注意保持大便通畅。⑤做好口腔护理。

2. 药物应用

(1) 病因治疗:肺结核患者要进行正规的抗结核治疗,支气管扩张患者给予适当抗生素治疗,风湿性心脏病左心衰竭患者可给予西地兰、速尿(呋塞米)等药物治疗。

(2) 止血药:①垂体后叶素:可直接作用于血管平滑肌,具有强烈的血管收缩作用。用药过程中,若患者出现头痛、面色苍白、出汗、心悸、胸闷、腹痛、便意及血压升高等副反应时,应注意减慢静注或静滴速度。对患有高血压、冠心病、动脉硬化、肺源性心脏病、心力衰竭以及妊娠患者,均应慎用或不用。②一般止血药:主要通过改善凝血机制,加强毛细血管及血小板功能而起作用,如氨基己酸、酚磺乙胺(止血敏);此外尚有减少毛细血管渗漏的安络血,参与凝血酶原合成的维生素 K,对抗肝素的鱼精蛋白以及云南白药、各种止血粉等。鉴于临床大咯血多是由于支气管或肺血管破裂所致,故上述药物一般只作为大咯血的辅助治疗药物。

(3) 镇静剂:对烦躁不安患者常用镇静剂,如地西泮 5~10 mg 肌内注射。注意忌用吗啡,吗啡可抑制呼吸中枢,减少咳嗽反射,易引起窒息。

(4) 镇咳剂:大咯血伴剧烈咳嗽时可用可待因口服或皮下注射,年老体弱、肺功能不全者慎用。

(5) 其他:失血量过多时可小量数次输新鲜血。若内科治疗无效,可考虑外科手术治疗。

3. 严密观察病情

(1) 密切观察患者生命体征及意识情况。对大咯血伴休克的患者应注意保暖。对有高热的患者,胸部或头部可置冰袋,有利于降温止血。

(2) 监测患者咯血情况:记录咯血的次数、量、颜色和性状的情况。

(3) 观察止血效果:通过咯血情况、周围循环体征及辅助检查结果综合判断出血是否停止。

(4) 观察治疗效果:特别是药物的不良反应,根据病情及时调整药液滴速。

(5) 观察有无并发症。

4. 窒息的预防及抢救　大咯血患者的主要危险在于窒息，这是导致患者死亡的最主要原因。因此，在大咯血的救治过程中，应时刻警惕窒息的发生。一旦发现，患者有明显胸闷、烦躁、呼吸浅快、大汗淋漓、一侧（或双侧）呼吸音消失，甚至意识模糊等窒息的临床表现时，应立即采取以下措施，全力以赴地进行抢救。

（1）尽快清除堵塞气道的积血，保持气道通畅。迅速将患者抱起，使其头朝下，上身与床沿成45°～90°角。助手轻托患者的头中使其向背部屈曲，以减少气道的弯曲。并拍击患者背部，尽可能倒出滞留在气道内的积血。同时将口撬开（注意义齿），清理口咽部的积血，然后用粗导管（或纤支镜）经鼻插入气管内吸出积血。

（2）吸氧：立即给予高流量氧气吸入，6～8 L/min。

（3）迅速建立静脉通道：最好建立2条静脉通道，并根据需要给予呼吸兴奋剂、止血药物及补充血容量。

（4）绝对卧床：待窒息解除后，保持患者于头低足高位，以利体位引流。

（5）加强生命体征监测，防止再度发生窒息。注意血压、心率、心电、呼吸及血氧饱和度等的监测，准备好气管内插管及呼吸机等设施，以防再窒息。

（6）饮食：大咯血应暂禁饮食，小量咯血易进少量温凉流质饮食，避免咖啡、浓茶、酒等刺激性饮品。多饮水，多食富含纤维素的食物，保持大便通畅。

5. 心理护理　患者情绪紧张、恐惧不安会加重出血，增加咯血窒息的危险。因此护士应细心观察患者的情绪，及时对患者做好解释和安慰工作，关心患者的各种需求，取得患者的信任，使患者保持安静，能够主动配合治疗。

【健康教育】

（1）向患者讲解保持大便通畅的重要性。

（2）不要过度劳累，避免剧烈咳嗽。

（3）适当锻炼，避免剧烈运动。

（4）保持平和愉快的心情，避免忧郁。

（5）及时治疗原发病。

任务四　消化系统

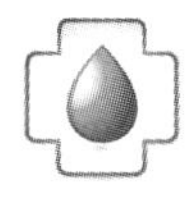

要点导航

重点：上消化道出血患者的护理措施。

难点：上消化道出血患者的护理评估。

上消化道出血患者的护理

上消化道出血是指 Treitz 韧带(图 6-5)(十二指肠悬韧带)以上,包括食管、胃、十二指肠、胰腺、胆道和吻合口的出血,主要表现为呕血,颜色多为鲜红色或棕褐色,多伴黑便。

消化系统解剖图见图 6-4。

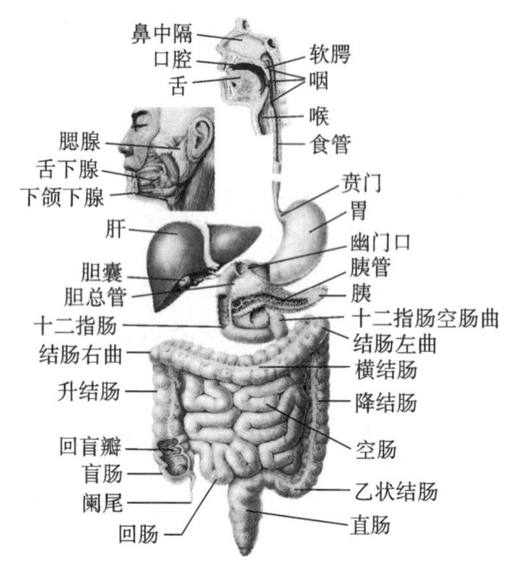

图 6-4　消化系统解剖图

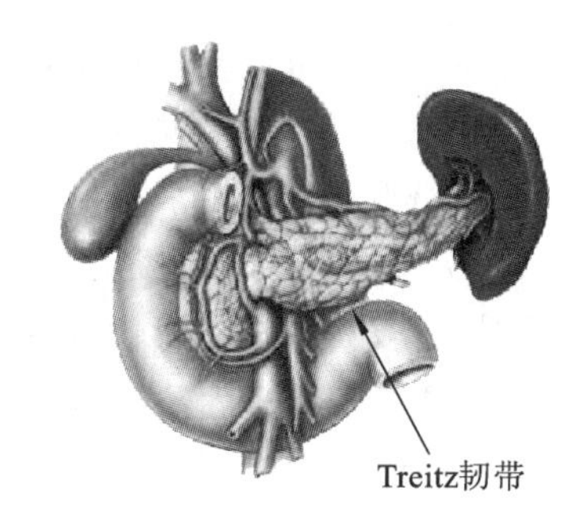

图 6-5　Treitz 韧带

【病因及发病机制】　多为消化道疾病,少数为全身性疾病的局部表现。

1. 上消化道疾病　①食管疾病,如食管贲门撕裂,食管炎症、损伤、溃疡、肿瘤。②胃、十二指肠疾病,如胃、十二指肠溃疡,急性胃黏膜病变,胃癌,微血管畸形等。③胃大部分切除术后吻合口溃疡等。④肝硬化所致的食管胃底静脉曲张破裂。

2. 上消化道邻近脏器疾病　如胆道出血、肝癌或肝脓肿破裂、纵隔肿瘤或脓肿破入食管。

3. 全身性疾病　如过敏性紫癜、血液病、尿毒症、急性感染等。

【病情评估】　消化道出血的临床表现取决于出血的速度和出血量,出血前的全身情况,有无贫血和心肺功能等。

(一) 临床表现

1. 病史　需追问有无易引起消化道出血的病史,如肝硬化、消化性溃疡等;有无摄入易引起出血的食物、药物,如大量饮酒,口服非甾体抗炎药、抗血小板聚集药等;有无体重进行性下降,如肿瘤等。

2. 症状和体征　①腹痛:出血前多有腹痛,如消化性溃疡出血前,疼痛节律消失,变为持续性疼痛服用抑酸药物无效。②呕血:需注意呕血的颜色、量、性状、次数等,应注意与咯血相鉴别。③黑便:询问大便的颜色、量、性状、次数等。④血压:出血量大时可出现血压下降、周围循环衰竭、休克等血容量不足表现。⑤其他:注意询问有无黑蒙、意识丧失等,查体时需注意有无黄疸、蜘蛛痣、腹水等。

3. 辅助检查　①血常规:急性失血早期血红蛋白浓度可在正常范围,随着时间的延长,血红蛋白浓度可下降。当血红蛋白浓度进行性下降时,多提示仍有活动性出血。②胃镜:上消化道出血时可行胃镜检查，明确出血原因，亦可进行镜下止血。③大便隐血试验：明确有无大便隐血。④钡餐：有活动性出血时禁用该检查。⑤其他：如肝肾功能、腹部彩超、腹部CT等。

（二）判断

1. 判断是否为消化道出血　需排除咯血、口鼻及咽喉部出血，排除进食动物血、铁剂等引起的黑便。

2. 出血严重程度的评估

（1）出血量：出血5～10 mL，大便隐血试验可呈阳性；出血50～100 mL，可出现黑便；胃内积血250～300 mL，可引起呕血；一次出血量<400 mL，一般不引起全身症状；出血量超过400 mL时，可出现头晕、心慌、乏力等全身症状；短时间内出血量超过1000 mL，可出现低血压等周围循环衰竭，表现为头晕、手足湿冷、昏厥、脉搏加快、血压下降等。出血量超过1500 mL，可出现面色苍白、四肢湿冷、烦躁不安或意识丧失等休克表现，需紧急抢救。

（2）血压、脉搏和尿量：血压和脉搏是估计急性大出血严重程度的关键指标，其次是尿量，需动态观察，并综合其他指标加以判断。血压下降10 mmHg伴心率增快20次/分，表明出血量>1000 mL。

3. 出血是否停止的判断　①反复呕血，或黑粪次数增多、粪质稀薄，伴有肠鸣音亢进。②周围循环衰竭的表现：经充分补液、输血而未见明显改善，或虽暂时好转而又恶化。③血红蛋白浓度、红细胞计数与血细胞比容继续下降，网织红细胞计数持续增高。④补液与尿量足够的情况下，血尿素氮持续或再次升高。⑤胃管内抽出新鲜血。

【护理诊断】

1. 有休克、昏迷的危险　与急性失血、肝性脑病有关。

2. 有误吸的风险　与频繁呕血有关。

3. 潜在并发症　消化道穿孔。

4. 知识缺乏　缺乏防范消化道出血的知识。

【护理措施】

（一）急救原则

正确评估失血程度，充分补液、输血以保证重要脏器的血流灌注，防止休克及脏器功能衰竭，控制活动性出血。明确出血原因及部位，防止并发症。必要时尽早采取手术或介入方式止血治疗。

（二）护理措施

1. 即刻护理措施　卧床休息，头高足低，头偏向一侧，避免误吸，保持呼吸道通畅。

2. 补充血容量　急性大出血患者需迅速建立2～3条静脉通道，快速补液，并遵医嘱查血型、配血，快速补充血容量，改善急性失血性周围循环衰竭，但对老年人或原有心肺疾病者，不宜补液过快，以防肺水肿的发生。

知识链接

失血性休克者，应加快输液速度，出现下列情况应紧急输血：①改变体位出现晕厥、血压下降和心率加快；②血红蛋白浓度低于70 g/L，或血细胞比容低于25%。

3. 非手术止血护理措施

(1) 药物止血:常用药物有血管升压素、生长抑素,对食管胃底静脉曲张破裂出血疗效较好,也可用于其他胃肠道出血。H_2受体阻滞剂或质子泵抑制剂对消化性溃疡和出血性胃炎所致出血有效。

(2) 胃内局部止血:若判断为胃出血,可将凝血酶冻干粉 1000～2000 IU 或去甲肾上腺素 6～8 mg 加入 100 mL 4 ℃的生理盐水中,口服或经胃管注入,可有助于止血。

(3) 三腔二囊管压迫止血:用于食管胃底静脉曲张破裂出血药物治疗无效时,可直接压迫食管中下段曲张的静脉以控制出血。

(4) 其他:对于充分补液后血压仍低的患者,可给予血管活性药物治疗。

4. 严密观察病情

(1) 密切观察患者生命体征及意识情况。

(2) 监测患者出血情况:记录呕血、黑便的次数、量、颜色和性状。

(3) 观察止血效果:通过呕血情况、周围循环体征及辅助检查结果综合判断出血是否停止。由于肠道积血需 2～3 天才能排尽,故不能以黑便作为继续出血的指标。

5. 饮食护理 上消化道出血患者应注意禁食;仅有黑便而无呕血的上消化道出血者可给予清淡无刺激性的流质饮食;消化性溃疡而无呕血者可给予少食多餐流质饮食,可中和胃酸,促进肠蠕动,缓解疼痛,有利于溃疡愈合;呕血停止 12～24 h 后一般可给予流质饮食,后逐渐过渡到半流质饮食,待病情稳定后可由半流质饮食改为软食。

6. 心理护理 消化道出血患者常恐惧不安、紧张等,导致出血加重或再出血,因此,应及时清除血迹,对患者及家属宣教消化道出血相关知识,消除其恐惧和紧张心理。除严重肝病外,必要时可给予适当镇静剂。

7. 随时做好抢救和手术准备 对危重患者应做好抢救的各项准备,及时实行抢救措施。止血效果不好考虑手术者,应积极做好术前准备。

【健康教育】

1. 心理指导 指导患者保持安静,配合治疗,有利于止血。紧张、恐惧的心理会使肾上腺素分泌增加,血压增高,可诱发和加重出血。

2. 饮食指导 合理饮食是避免上消化道出血诱因的重要环节。

3. 活动、休息指导 指导患者生活起居,劳逸结合,保持乐观情绪,保证身心休息,应戒烟、戒酒,并在医生指导下用药,勿自找处方。避免长期精神紧张和过度劳累。

4. 用药指导 ①指导患者用药方法,讲解药物作用。②向患者讲解药物的不良反应。

5. 提高自我护理能力的指导 上消化道出血的临床过程及预后因引起出血的病因而异,帮助患者和家属掌握有关疾病的病因和诱因、预防、治疗知识,以减少再度出血的危险,教会患者及家属早期识别出血征象及应对措施。

直通护考

A1/A2 型题

1. 严重呕血患者应暂禁食(　　)。

A. 2～4 h　　B. 4～6 h　　C. 6～8 h　　D. 1～2 h　　E. 8～24 h

2. 通过哪项评估可判定患者需要吸痰?(　　)

A. 意识 B. 呼吸音 C. 发绀 D. 心率 E. 呼吸困难

3. 成年男性血红蛋白浓度的正常参考值范围为( )。

A. 100～140 g/L B. 140～170 g/L C. 110～150 g/L

D. 170～200 g/L E. 120～160 g/L

4. 各种类型休克的基本病理变化是( )。

A. 血压下降 B. 中心静脉压下降 C. 脉压减小

D. 尿量减少 E. 有效循环血量锐减

5. 心搏骤停后最容易发生的继发性病理变化是( )。

A. 肺水肿 B. 急性肾功能衰竭 C. 急性重型肝炎

D. 脑缺氧和脑水肿 E. 心肌缺氧性损伤

6. 胃、十二指肠溃疡合并出血的好发部位在( )。

A. 胃大弯或十二指肠后壁 B. 胃小弯或十二指肠后壁

C. 胃大弯或十二指肠前壁 D. 胃小弯或十二指肠前壁

E. 胃体

7. 为昏迷患者做口腔护理时，以下正确的是( )。

A. 协助患者漱口 B. 从里向外擦净口腔及牙齿的各面

C. 血管钳夹紧棉球，棉球干湿度适宜 D. 用开口器时，从门齿处放入

E. 活动假牙可放于 70 ℃水中浸泡备用

8. 患者，70 岁，肺结核，咳血痰 2 天，次日晚突然大咯血，鲜血从口鼻涌出。用力屏气后出现烦躁不安，极度呼吸困难，面部青紫，表情恐惧，大汗淋漓，双眼上翻。此时最可能发生的并发症是( )。

A. 休克 B. 气胸 C. 窒息 D. 肺栓塞 E. 心力衰竭

9. 对休克患者应用血管活性药物时，下列哪项是不正确的？( )

A. 血管收缩剂宜早期应用

B. 对过敏性休克患者首选血管收缩剂

C. 每 15 min 测血压、脉搏 1 次

D. 血管扩张剂在补足血容量的前提下使用

E. 以上均正确

10. 若给患者用氧，氧流量 4L/min，其氧浓度是( )。

A. 21% B. 25% C. 29% D. 33% E. 37%

11. 大咯血时最危险的并发症是( )。

A. 出血性休克 B. 贫血 C. 肺不张

D. 肺部感染 E. 窒息

12. 下列哪项措施对溃疡病大出血的治疗不利？( )

A. 禁食 B. 补液和输血 C. 止血剂

D. 阿托品等解痉剂 E. 手术治疗

13. 如惊厥、昏迷时间较长，以下哪项护理措施不妥？( )

A. 全身保暖 B. 保持固定体位 C. 注意吸痰

D. 皮肤护理 E. 口、鼻、眼护理

14. 患者大咯血，首选的止血药为( )。

A. 止血敏　　B. 垂体后叶素　　C. 安络血
D. 维生素 K　　E. 抗血纤溶芳酸

15. 原发性高血压分期标准的根据是什么？(　　)
A. 病程长短　　B. 症状轻重　　C. 血脂增高程度
D. 器官损害情况　　E. 降压治疗效果

16. 原发性高血压最常见的死亡原因是(　　)。
A. 心律失常　　B. 尿毒症　　C. 心力衰竭
D. 脑血管意外　　E. 高血压危象

17. 护士巡视发现某咯血患者出现表情恐惧、张口瞠目、两手乱抓等窒息表现，首先应该(　　)。
A. 准备抢救用品　　B. 行人工呼吸
C. 使用呼吸中枢兴奋剂　　D. 使用镇咳药
E. 立即置患者头低足高位

18. 左心衰竭的重要体征是(　　)。
A. 交替脉　　B. 奇脉　　C. 脉搏短绌　　D. 水冲脉　　E. 缓脉

19. 患者，男，56 岁，突然心悸，气促，咳粉红色泡沫样痰，血压 195/90 mmHg，心率 136 次/分，应准备好(　　)。
A. 西地兰、硝酸甘油、异丙肾上腺素　　B. 硝普钠、西地兰、速尿
C. 胍乙啶、酚妥拉明、多巴胺　　D. 毒毛花苷 K、硝普钠、心得安
E. 硝酸甘油、西地兰、多巴胺

20. 患者，女，34 岁，车祸后送来医院。查体：出现刺痛后睁眼，回答问题正确，能按指令动作，她的格拉斯哥昏迷评分是(　　)。
A. 9 分　　B. 10 分　　C. 11 分　　D. 12 分　　E. 13 分

A3/A4 型题

(21～22 题共用题干)

患者，男，35 岁，饱餐和饮酒后 6 h 出现中上腹疼痛，放射至两侧腰部，伴有呕吐 2 次，为胃内容物，自觉口干，出冷汗。查体：T 38 ℃，四肢厥冷，P 116 次/分，BP 75/45 mmHg，腹膨胀，全腹弥漫性压痛、反跳痛和肌紧张，肝浊音界存在，移动性浊音阳性，肠鸣音消失。

21. 根据患者的临床表现，不应考虑的诊断是(　　)。
A. 穿孔性阑尾炎　　B. 胃、十二指肠溃疡穿孔　　C. 绞窄性肠梗阻
D. 急性胰腺炎　　E. 急性盆腔炎

22. 患者经检查诊断为急性出血坏死性胰腺炎，如行腹腔穿刺，可能抽出液体的颜色是(　　)。
A. 无色、清亮液体　　B. 棕褐色液体　　C. 胆汁样液体
D. 脓性液体　　E. 血性液体

(23～25 题共用题干)

王女士，39 岁，心脏病史 8 年。因“急性胃肠炎”输液后出现气促、咳嗽、咳白色泡沫样痰。查体：心率 120 次/分，两肺底湿啰音。诊断为：左心衰竭，心功能Ⅲ级。

23. 此患者静脉输液最适宜的速度是(　　)。
A. 10～20 滴/分　　B. 20～30 滴/分　　C. 30～40 滴/分

D. 40～50 滴/分　　E. ＞50 滴/分

24. 患者此时最适宜的体位为(　　)。

A. 半坐卧位　B. 平卧位　C. 侧卧位　D. 俯卧位　E. 头低足高位

25. 护理措施不妥的是(　　)。

A. 给氧吸入　B. 注意保暖　C. 保持大便通畅

D. 记录出入量　E. 给予高热量饮食

病例分析

马大爷，67 岁。高血压病史 20 余年，平日血压 160/110 mmHg 左右，间断服降压药，近期由于老伴去世，心情烦闷，连续多日失眠。昨晚剧烈头痛、多汗、视力模糊、耳鸣，由女儿急送入院。入院查体：意识清楚，呼吸急促，面色潮红，T 37.8 ℃，P 103 次/分，R 25 次/分，BP 200/120 mmHg。

请问：

1. 该患者是否可以判断为高血压急症？依据是什么？
2. 对患者抢救的原则是什么？
3. 如何协助医生对患者进行紧急救护？

(苗润新　马惠萍)

项目七　创伤患者的救护

学习目标

知识目标:掌握各类常见创伤的救护措施,掌握常见创伤患者的病情评估。熟悉创伤的分类。了解创伤患者的病理变化和治疗原则。

能力目标:能正确判断创伤的程度。能观察识别各类创伤患者的病情变化。能及时有效地对创伤患者采取救护措施。

情感目标:关心体贴患者,急患者所急。养成科学严谨、认真负责的工作态度。

任务一　概　　述

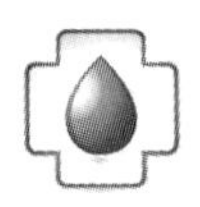

要点导航

重点:创伤的类型。

难点:判断创伤患者的病情程度。

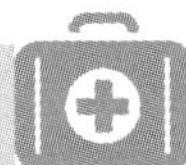

案例导入

公路上突发交通事故,3人受伤。伤员甲意识清楚,能行走,头面部、右肩、右肘部多处软组织擦伤,呻吟不止。伤员乙昏迷不醒,面色苍白,体表无明显外伤。伤员丙表情痛苦,右上肢有骨骼外露,不能活动。

1. 请对现场伤员进行伤情评估。

2. 应按怎样的顺序救治伤员?

创伤是指人体受各种致伤因子作用后发生的组织结构破坏和生理功能障碍。根据致伤因子的不同,创伤可分为:①机械性创伤:多由交通、建筑、矿山等事故,打架斗殴,自然灾害和战伤所致，其发病率和致残率均较高，是最为常见的类型。②物理性创伤：如高温、低温、电流、放射线、激光等，可造成相应的烧伤、冻伤、电击伤、放射伤等。③化学性创伤：如强酸、强碱、毒气等造成的损伤。④生物性创伤：如被昆虫、蛇、犬等咬伤，在咬伤的同时，可有毒素或病原微生物进入体内。严重创伤常以多发伤、复合伤、多人同时受伤为特点，可造成心、脑、肺、脊髓等重要脏器功能障碍，甚至引起死亡。

一、创伤的分类

由于致伤因子及其作用强度不一，人体受伤的范围和组织器官不同，创伤情况可千变万化。临床对创伤有多种分类法。

（一）按致伤原因分类

1. 交通伤　占创伤的首要位置。常造成多发伤、多发骨折、脊柱脊髓损伤、脏器损伤、开放伤等严重损伤。

2. 坠落伤　随着高层建筑增多，坠落伤的比重逐渐加大。坠落伤通过着地部位直接摔伤和力的传导致伤，以脊柱和脊髓损伤、骨盆骨折为主，也可造成多发骨折、颅脑损伤、肝脾破裂等。

3. 机械伤　以绞伤、挤压伤为主，常导致单侧肢体开放性损伤或断肢、断指（趾）、组织挫伤，血管、神经、肌腱损伤和骨折。

4. 锐器伤　伤口深，易出现深部组织损伤；胸腹部锐器伤可导致内脏或大血管损伤，出血多。

5. 跌伤　常见于老年人，可造成前臂、骨盆、脊柱和髋部骨折。青壮年跌伤也可造成骨折。

6. 火器伤　由枪弹、弹片等所造成的创伤，伤口常小而深。

（二）按受伤部位和组织器官分类

如颅脑伤、颌面伤、胸部伤、腹部伤、骨折、关节脱位、血管伤等。

（三）按伤处与外界的关系分类

有开放性创伤、闭合性创伤、穿透伤、贯通伤等。

1. 开放性创伤　受伤部位皮肤或黏膜完整性破坏，易发生感染。常见的开放性创伤有擦伤、刺伤、切割伤、裂伤、撕裂伤、火器伤等。

2. 闭合性创伤　受伤部位皮肤或黏膜保持完整，有可能伤及内部结构。常见的闭合性创伤有挫伤、扭伤、挤压伤、爆震伤等。

（四）按受伤严重程度分类

轻度伤、中度伤、重度伤和特重伤。

（五）按受伤组织或器官分类

可按受伤组织的深浅分为软组织创伤、骨关节创伤和内脏创伤。

（六）按受伤部位数目分类

可分为单个伤和多发伤。

二、创伤后的病理与生理

（一）创伤后反应

在致伤因子的刺激下，伤后数小时内就会出现炎症反应，如有细菌污染、异物存留或有较多坏死的组织，则炎症反应更为严重。临床上，创伤性炎症表现为局部红、肿、热、痛。

严重创伤后机体免疫功能发生紊乱或失调，如病情平稳，则炎症反应逐渐消退，创伤组织得以修复；如再次出现致伤因素（如组织坏死、出血、感染等），则可形成全身炎症反应综合征，导致自身细胞损伤，严重者可导致多器官功能障碍综合征。

（二）影响创伤愈合的因素

创伤后不利于机体愈合的因素有以下两种。

1. 全身因素 ①年龄：如高龄、早产儿。②营养状况：如各种营养不良、微量元素缺乏、过度肥胖。③慢性消耗性疾病：如糖尿病、肾脏病、恶性肿瘤。④应用药物：如长期使用糖皮质激素、抗肿瘤药物。⑤供氧不足：如休克、缺氧。⑥心理压力。

2. 局部因素 伤口过大、创缘不整、污染、血肿、感染、异物、局部缺血、缝合过紧或不严、局部制动不够等。感染是破坏组织修复最常见的原因。

（三）创伤的临床表现

1. 局部表现 创伤患者共同的局部症状有疼痛、压痛、肿胀、淤斑、功能障碍。开放性创伤尚有伤口和出血。如并发感染，局部疼痛、肿胀、压痛等炎症征象更为显著，伤口可有分泌物。如合并有血管、神经损伤、骨折、内脏损伤，则有各自的特殊体征。

2. 全身表现 轻度创伤患者可无全身症状；较重者可有发热、脉快、乏力、食欲不振等；严重创伤患者脉搏、呼吸、血压均可有改变，休克较为常见，甚至发生多器官功能衰竭。若伴有深部组织或脏器损伤则有相应的表现。

3. 心理状况 面临突发创伤，特别是严重创伤，患者会表现出惊恐、焦虑、易暴易怒等情绪。继而患者面临着创伤对生活、学习、工作、家庭、经济情况等带来的影响，尤其是有肢体伤残、面容的受损等。

任务二　多发伤与复合伤患者的护理

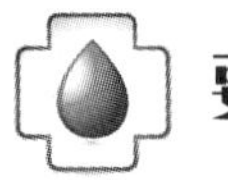

要点导航

重点：多发伤与复合伤患者的病情评估和护理措施。

难点：动态观察、识别多发伤与复合伤患者的病情变化。

一、多发伤患者的护理

多发性创伤简称多发伤，是指在同一致伤因素的打击下，同时或相继有两个或两个以上解剖部位的组织或器官发生严重创伤，且至少有一处创伤危及生命。有下列情况的两项或两项以上者可确定为多发伤。

1. 头颅伤　颅骨骨折合并颅脑损伤（如颅内血肿、脑干挫裂伤等）、颌面部骨折。

2. 颈部伤　颈部有颈椎损伤、大血管损伤等。

3. 胸部伤　多发性肋骨骨折、血气胸、肺挫裂伤、心脏和大血管损伤、气管损伤、膈肌破裂等。

4. 腹部伤　腹腔内出血或腹内脏器破裂（如肝破裂、脾破裂、肾破裂等）。

5. 骨盆伤　骨盆骨折伴休克。

6. 脊柱伤　脊椎骨折、脱位伴脊髓损伤，多发性脊椎骨折。

7. 四肢伤　肩胛骨、上下肢长骨骨折，上下肢离断。

8. 软组织伤　四肢或全身广泛软组织伤。

一般来说，对生命不构成严重威胁的伤情如单纯的四肢骨折不伴休克或单纯的椎体压缩性骨折等不属于多发伤范畴。

（一）多发伤的临床特点

1. 死亡率高　多发伤严重影响机体的生理功能，机体处于全面应激状态，多部位创伤的相互影响很容易导致伤情迅速恶化，出现严重的病理生理紊乱而危及生命。多发伤的主要死亡原因大多是严重的颅脑外伤和胸部损伤。

2. 休克发生率高　多发伤伤情严重，损伤范围大，出血多，休克发生率高，甚至可直接干扰呼吸和循环系统功能而威胁生命。最常引起失血性休克，也可有心源性休克或神经源性休克，后期严重感染者可致感染性休克。

3. 伤情复杂、容易漏诊　多发伤的共同特点是受伤部位多、伤情复杂、明显外伤和隐蔽性外伤同时存在、开放伤和闭合伤同时存在，而且伤员常不能叙述伤情，容易造成漏诊，如轻微骨折，胸、腹腔内出血等。

4. 存在救治矛盾　多发伤由于伤及多处，往往都需要手术治疗，并发症又多，手术耐受力差，手术顺序上还存在矛盾。如果没有经验，就不知从何下手。医务人员要根据各个部位伤情影响生命的程度、累及脏器和组织的深浅来决定救治的先后顺序，以免错过抢救时机。

5. 容易感染　多发伤伤员处于应激状况时一般抵抗力较低，而且大多是开放伤口，有些伤口污染特别严重，因而极其容易感染。

（二）病情评估

1. 健康史　应详细了解受伤史。询问患者受伤时暴力的种类、作用强度、作用部位，受伤时的姿势和体位，受伤时间长短，伤后出现的症状及演变过程，现场救治经过，搬运途中情况，救治效果如何等。如高处坠落可致四肢骨折、脊柱骨折。老年人跌倒、臀部着地可致股骨颈骨折。方向盘可致胰腺损伤、心脏损伤；受伤后患者意识障碍可能有颅脑损伤等。

2. 临床表现　仔细观察受伤部位皮肤、黏膜是否完整；局部伤区有无疼痛、肿胀、压痛；有无骨折脱位畸形及功能障碍。严重创伤可引起全身反应，如致命的大出血、休克、窒息及意识障碍等。观察患者有无窒息，呼吸、心搏骤停；有无胸痛、胸闷、气促、憋气、呼吸困难等通气障碍表现;有无面色苍白、血压下降、脉搏细速、四肢冰冷、尿量减少等循环障碍表现;有无意识障碍,昏迷时间长短、中间有无清醒,呕吐情况、四肢抽动等中枢神经障碍表现。

3. 辅助检查 ①血常规检查:了解患者出血程度,有无贫血、感染。②X线、B超检查:了解患者有无胸部、腹部损伤,有无骨折。③CT:对颅脑损伤的判断有重要价值。必要时还可选择MRI,诊断性胸腔穿刺、腹腔穿刺检查。

通过正确的评估,要求在最短时间内初步判定受伤原因、部位、范围和各部位伤情轻重程度,尤其注意闭合性创伤常伴有深部组织或脏器损伤。患者意识不清或不能述说时,应向目击者或现场人员了解受伤史。

(三)护理措施

急救时要遵循"抢救生命第一,恢复功能第二,顾全解剖完整性第三"的原则,快抢、快救、快送。先处理后诊断、边处理边诊断,优先处理可迅速致死而又可逆转的严重情况。在紧急情况下,护士要判断准确、反应敏捷,配合医生做好各项抢救工作,必要时应独立、果断地采取有效的急救措施。

(1)抢救生命。急救中应优先抢救心搏、呼吸骤停、窒息、活动性大出血、开放性或张力性气胸、休克、内脏脱出等危及生命的紧急情况。

(2)开放气道,保持呼吸道通畅。创伤患者的口、鼻腔被血块、呕吐物或泥土等堵塞以及昏迷后舌后坠,都可造成窒息,应迅速采取有效方法,清理口、鼻腔内的异物,纠正舌后坠,必要时采取鼻咽通气管、口咽通气管或气管内插管等吸氧,恢复呼吸道通畅。

(3)伤情严重者,要快速建立静脉通道,补充血容量,防止休克。

(4)密切观察病情:动态记录血压、脉搏、呼吸、中心静脉压、尿量、瞳孔等变化,协助医生进行清创、缝合、止血、放置各种引流管等。遵医嘱适当给予镇痛剂。

(5)控制出血:应用指压法、压迫包扎法、填塞法,或运用止血带、器械止血等,迅速控制伤口大出血。四肢出血常用橡胶止血带止血,使用时应注意:①止血带不能直接接触患者皮肤;②上肢止血在上臂的上1/3处绑扎,下肢止血在大腿中部绑扎;绑扎时松紧要适宜,过松不能止血,过紧则可损伤神经和皮肤,以恰好止住动脉出血为宜;③绑扎完成后立即注明上止血带的时间;④每隔1 h放松1次,每次放松2～3 min,止血带松解期间采用局部压迫止血;⑤止血的有效标志为远端动脉搏动消失。

(6)包扎伤口:用绷带、三角巾或清洁布料包扎伤口。如有腹腔内脏脱出,应妥善保护。若腹壁伤口较小且张力较高,造成腹腔内脏的嵌顿或卡压,为防止其缺血性坏死可将其先还纳入腹腔;勿轻易还纳,以防加重污染。

(7)固定骨折:肢体骨折或脱位可使用木板、木棍、树枝等进行固定,以减轻疼痛,防止再损伤,方便搬运。四肢骨折固定应超过骨折两端关节。在无材料能取时采用自身固定法:上肢可固定于胸前,下肢固定于健侧下肢。外露骨端一般不进行现场复位。

(8)迅速、安全、平稳地转送患者。转送途中,尽量避免颠簸,防止再损伤。转送途中应有医护人员护送,密切观察病情,做好详细记录,根据情况给予输液、止痛等措施,防止休克。

(9)做好心理护理:严重多发伤患者随时可能发生危险,又面临着可能或已经致残造成的自我形象改变,他们在躯体和心理上都存在着严重的创伤。在抢救过程中既要重视病情,又要关注心理。护士应运用非语言方式,用从容镇静的态度、熟练的技术、整洁的仪表、稳重的姿态,给患者以信任和安全感,要同情、关心患者家属,主动与其交流,力争减轻家属的心理负担,取得理解和支持,提高急救护理效率。

二、复合伤患者的护理

复合伤是人体同时或相继受到两种或两种以上不同性质的致伤因素作用而发生的损伤。如车祸致伤的同时又被汽车热水箱烫伤。复合伤增加了创伤的复杂性。复合伤患者病死率高，现场要针对不同性质的损伤进行相应的救护。

(一) 临床特点

复合伤有多种类型，如烧伤复合伤、放射复合伤、化学复合伤等。

1. 烧伤复合伤 人体受到热能(火焰、热辐射、热蒸汽)和其他创伤引起的复合伤，常合并冲击伤。以烧伤为主的复合伤、冲击伤一般为轻度或中度。所以，此类复合伤的临床经过和转归主要取决于烧伤的严重程度。

主要临床表现有休克、呼吸系统症状，局部创面、全身感染等，重症以上常出现肝、肾功能障碍。患者休克发生率高；感染发生早、程度重；烧伤创面局部反应剧烈，水肿显著，持续时间较长，局部组织坏死较重，并发症多，伤口愈合延缓；并发心肺功能障碍、肾功能衰竭、造血功能变化。

2. 放射复合伤 人体同时或相继受到放射损伤和一种或几种非放射性损伤，放射伤常合并冲击伤、烧伤等。

临床经过及转归以放射损伤起主导作用，有造血功能障碍、感染、出血等临床症状。放射损伤与烧伤、冲击伤的复合效应，使休克的发生率增加；感染率高，出现早、程度重；出血严重；胃肠系统损伤明显，常表现出胃肠道功能紊乱，可以并发肠套叠，造成急性肠梗阻；伤情恢复慢，病死率高。

3. 化学复合伤 各种创伤合并化学毒物中毒或伤口直接沾染毒物。

(二) 病情评估

(1) 烧伤复合伤：评估时应着重了解体表烧伤表现、整体损伤程度，判断有无冲击伤引起的内脏伤，观察有无休克感染发生，有无合并心、肺、肾、造血系统等损伤。

(2) 放射复合伤：评估时应注意几种损伤的复合效应，有无休克、感染、出血，程度轻重等。

(3) 化学复合伤：评估时除了解其他创伤的表现外，还应了解化学毒物的中毒途径、量、毒性、接触时间，患者的既往健康状况，以及各种毒物的临床特征性表现。

(三) 护理措施

(1) 应优先处理危急情况，迅速将患者抬离危险环境。

(2) 烧伤复合伤现场救护要注意保护受伤部位，迅速脱离热源，可用凉水做局部降温，剪开伤处衣裤，减少污染，稳定患者情绪，酌情使用止痛剂。

放射复合伤应迅速将伤员从放射污染区救出，洗消局部的沾染，清洗鼻孔、口腔，戴上防护面罩，早期抗辐射处理。

化学复合伤要重视伤后 1 h 内黄金抢救时间。施救者首先做好自身防护，尽快隔绝毒气、毒物，争分夺秒将中毒者移出毒源区，实施现场处理，早期使用地塞米松和山莨菪碱，早期呼吸道湿化，重度吸入中毒者早期行气管切开，早期预防肺水肿，早期进行综合治疗。

(3) 密切监测患者的呼吸、血压、意识、瞳孔的变化，发现异常情况及时报告医生。

(4) 对于连枷胸者，协助医生给予加压包扎，纠正反常呼吸，开放性气胸应用大块敷料封闭胸壁创口，对于闭合性气胸或血胸协助医生行胸腔闭式引流。

(5) 控制外出血，出血处加压包扎，遇有肢体大血管撕裂，要用止血带绑扎，注意定时放松，以免肢体坏死，疑有内脏出血者要协助医生进行胸腹腔穿刺，采取有效的治疗措施。

(6) 对于开放性骨折，用无菌敷料包扎；对于闭合性骨折，用夹板固定。

(7) 遵医嘱给予补液、止痛、镇静等药物，对于颅脑损伤或呼吸功能不全者禁用吗啡、哌替啶。

(8) 搬运患者要注意保持呼吸道通畅，采用恰当的体位，以免加重损伤。

任务三　颅脑与胸腹部创伤患者的护理

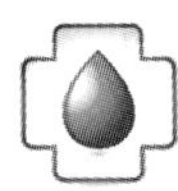

要点导航

重点：各种颅脑、胸部、腹部创伤患者的病情评估、护理措施。

难点：观察识别颅脑、胸部、腹部创伤患者的病情变化。

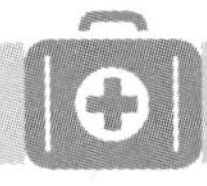

案例导入

患者，男，19 岁，3 h 前车祸中头部和左侧胸部被撞伤，当即昏迷，有淡红色、清亮液体自鼻腔缓慢流出，约 10 min 后清醒，自诉剧烈头痛、不能回忆受伤当时的情形，15 min 后再次昏迷。伴呕吐、左侧胸痛，右头顶部有一个约 3 cm×5 cm 大小的裂口。检查：T 36.8 ℃，P 60 次/分、R 13 次/分、BP 90/65 mmHg，持续昏迷，眼睑苍白，右侧瞳孔散大，对光反射消失，左胸部可见多处皮下淤斑，骨盆挤压分离试验可见痛苦表情，双肺呼吸音粗，未闻及干、湿啰音。腹平软，左上腹触诊可见痛苦表情，移动性浊音(+)，诊断性穿刺抽出不凝血。

1. 对该病例应怎样进行病情观察？
2. 对该患者应进行哪些紧急救护？

一、颅脑创伤患者的护理

颅脑创伤(又称颅脑损伤)占全身创伤的 15%～20%，仅次于四肢创伤，常与其他部位损伤并存，其致残率和病死率均居首位，多见于交通及工矿事故、自然灾害、坠落、钝器等对头部的伤害。根据损伤组织层次的深度可分为头皮损伤、颅骨骨折和脑损伤，三者可单独或同时发生，严重时可引起颅内压增高，发生脑疝等。

【病情评估】

（一）健康史

颅脑创伤多由暴力直接作用于头部或通过力量传导间接作用于头部引起。评估时应详细了解患者的受伤经过，暴力的打击方式、部位和作用力大小、方向、速度等。

（二）临床表现

1. 头皮损伤　颅脑创伤最常见的类型，包括头皮血肿、头皮裂伤和头皮撕脱伤。评估时要注意检查头部有无包块和包块大小、波及范围、质地软硬，有无头皮破损、颅骨外露，有无出血，出血量多少，生命体征是否平稳，有无休克表现等。

2. 颅骨骨折　按发生的部位可分为颅盖骨折和颅底骨折。颅盖骨折常因直接暴力作用所致，颅底骨折多因间接暴力作用引起。评估时注意检查患者的头皮有无肿胀、出血，颅骨有无凹陷，眼眶周围有无淤血青紫，鼻腔、口腔、外耳道有无血性液体流出，耳后乳突区、颈后部有无皮下淤血等。

3. 脑损伤　指脑膜、脑血管、脑组织及脑神经的损伤。原发性脑损伤指损伤时立即发生的脑损伤，如脑震荡、脑挫裂伤；继发性脑损伤指损伤发生一段时间后出现的脑损伤，如脑水肿、颅内血肿等。

（1）脑震荡：头部受到外力作用后发生一过性的脑功能障碍。表现为短暂的意识丧失，持续时间一般不超过 30 min，常伴有头痛、头晕、恶心、呕吐、记忆力减退等症状，均可在短期内消失；不论伤情如何，神经系统检查无阳性定位体征，脑脊液中无红细胞，CT 检查无阳性发现。

（2）脑挫裂伤：头部受到外力作用后，立即发生的脑组织器质性损伤。因受伤的部位和程度不同，临床表现有较大差异。①意识障碍：脑挫裂伤最突出的症状，伤后立即出现昏迷，持续时间一般 30 min 以上，严重者可长达数天、数月，甚至长期昏迷。②生命体征改变：由于继发性脑水肿和颅内出血，可出现中枢性高热。③局灶症状和体征：如运动区受损时出现对侧肢体瘫痪，语言区受损出现失语等。④脑膜刺激征：蛛网膜下腔出血时，可有剧烈头痛、颈项强直、克氏征阳性，脑脊液检查有红细胞。

（3）颅内血肿：颅脑创伤中最常见、最危险的继发性脑损伤。根据血肿发生的部位分为硬脑膜外血肿、硬脑膜下血肿和脑内血肿。无论是哪种情况，当出血达到一定数量时，均可引起颅内压增高，甚至脑疝，其余临床表现与血肿压迫的脑组织部位和压迫程度有关。

①硬脑膜外血肿：多数属于急性型，脑膜中动脉破裂出血所致。可有“中间清醒期”等表现。

②硬脑膜下血肿：血肿发生在硬脑膜和蛛网膜之间，常因脑挫裂伤时皮质血管破裂所致，多属急性型或亚急性型，临床上最常见。

③脑内血肿：血肿发生在脑实质内，常因脑挫裂伤时脑实质内血管破裂所致，常与硬脑膜下血肿并存。

4. 颅内压增高和脑疝　若颅腔内容物体积增加或颅腔容积缩小超过代偿范围，颅内压持续高于 2.0 kPa，称为颅内压增高，是多种颅脑疾病均可能出现的一种临床综合征。若颅内压持续增高可导致脑疝，是颅脑疾病患者死亡的主要原因。

（1）颅内压增高“三主征”，即头痛、呕吐、视乳头水肿。

①头痛是颅内压增高最早、最主要的症状，多位于前额和两颞部，以清晨和夜间为重，咳

嗽、打喷嚏、弯腰低头时加重，以胀痛和撕裂痛多见。

②呕吐常出现在剧烈头痛时，呈喷射状，可伴有恶心，与进食无直接关系，呕吐后头痛可缓解。

③视乳头水肿是颅内压增高的重要客观体征。

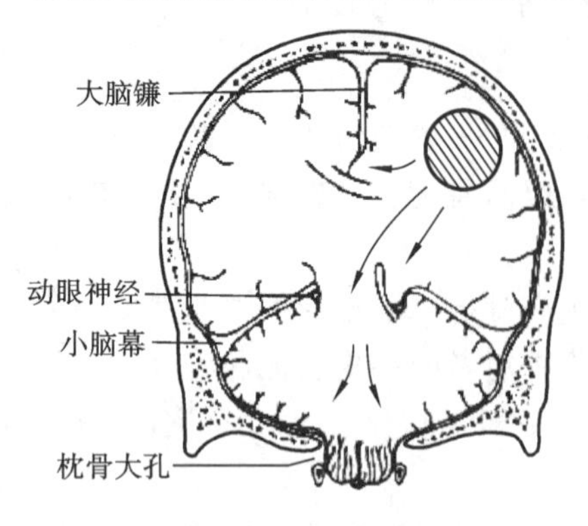

图 7-1 脑疝示意图

(2) 脑疝：

①小脑幕切迹疝的典型表现为意识障碍、对侧肢体不全瘫痪。两侧瞳孔大小不等、对光反射消失。随着病情加重，双侧瞳孔散大，昏迷加深，最后呼吸、心搏停止而死亡。

②枕骨大孔疝是由于小脑扁桃体及邻近小脑组织经枕骨大孔向下移入椎管，挤压延髓移位。延髓内的呼吸中枢和心血管运动中枢受压，出现生命体征紊乱，可导致呼吸骤停、昏迷，继而出现循环衰竭而死亡(图 7-1)。

(三) 辅助检查

1. X 线 可了解颅盖骨折及移位情况。

2. CT 目前颅脑创伤最常用、最具有诊断价值的检查方法，能清晰显示颅内血肿的部位、范围、中线移位情况，能估计出血量等。

3. 脑脊液检查 能够间接监测颅内压，了解脑脊液中有无红细胞，用以明确和完善诊断。但有诱发枕骨大孔疝的危险，故颅内压增高表现明显者禁用。

【护理诊断】

1. 疼痛 与头皮损伤、颅骨骨折、颅内压增高有关。

2. 组织灌流量改变 与颅内压增高所致的脑血流量下降有关。

3. 有体液不足的危险 与频繁呕吐、控制摄入液量及应用脱水利尿剂有关。

4. 焦虑/恐惧 与颅脑疾病的诊治及康复状况有关。

5. 潜在并发症 脑疝、窒息、压疮等。

【护理措施】

(一) 紧急救护

现场应协助医生进行全面、迅速的病情排查，处理危急病情，包括止血、包扎、固定等；搬运患者时，应加强伤口保护，注意游离头皮的保护，一并转运；加强病情监测，防止休克的发生和加重。

对于开放性颅脑创伤，应剪短伤口周围头发并消毒，伤口局部不冲洗、不用药，用消毒敷料保护外漏脑组织；尽早应用抗生素和破伤风抗毒素。

(二) 一般护理

1. 保持合理体位 宜采取床头抬高 15°～30°的半坐卧位，以利于脑部静脉血回流、减轻脑水肿，缓解颅内压增高；深昏迷患者取侧卧位，防止呕吐时误吸。

2. 加强营养支持 胃肠功能尚未恢复或频繁呕吐者，宜采用肠外营养支持途径，每天输入液量 1500～2000 mL，输入速度慢而均匀；胃肠功能恢复者，不论是清醒患者或是长期昏迷患者，首先考虑胃肠内营养支持途径，注意营养全面，保证热量、蛋白质的足够供给。

3. 常规持续吸氧　给予患者持续低流量氧气吸入，提高血氧饱和度，改善脑细胞代谢，减轻无氧酵解，减缓脑水肿。

4. 做好生活护理　定时清除眼部分泌物，并滴抗生素滴眼液；清除口腔、鼻腔的分泌物，做好口腔护理；定时翻身，保持皮肤清洁干燥，注意保护骨隆突处，防止压疮的发生。

（三）病情观察

观察病情是颅脑创伤患者的护理重点，有利于及时、准确地了解病情变化和治疗效果，为判断疗效和及时调整医护方案提供可靠的依据。

1. 意识状态　可反映大脑皮质和脑干的功能状态。严格评估意识障碍的程度、持续时间和演变过程，是分析病情变化的重要指标。意识障碍可用格拉斯哥昏迷评分量表（GCS）进行评估。

2. 瞳孔变化　对比观察两侧睑裂大小、眼球位置和运动，两侧瞳孔的形状、大小和对光反射情况。

3. 生命体征　观察的顺序应该是：先观察呼吸、脉搏，再测血压，最后观察意识和体温，以防患者受到刺激后躁动而影响观察结果的准确性。

4. 其他　当出现剧烈头痛，伴有与进食无关的呕吐时，考虑为颅内压增高，尤其是躁动时无脉搏增快，应警惕脑疝的发生。

（四）对症护理

1. 发热　当患者出现中枢性高热或因感染出现发热时，给予降温措施。当使用物理降温无效或引起患者寒战时，遵医嘱给予冬眠低温疗法。

2. 便秘　便秘易引起颅内压增高，嘱患者进食富含纤维素的食物、多饮水，并进行腹部按摩；遵医嘱给予缓泻剂；必要时抠出干硬粪块，或给予灌肠处理。但应注意：对已有颅内压增高者，切勿行大量高压灌肠。

3. 躁动　及时发现并消除引起躁动的因素，如呼吸不畅、冷热刺激、膀胱充盈、被服浸湿等；慎用镇静剂，以免影响病情观察；加强保护，防止坠床或抓伤，但不可强行约束，以免挣扎引起颅内压进一步增高。

4. 伤口　观察创面是否渗血、感染；再植的撕脱头皮下是否有积液，是否出现坏死征象；保持敷料清洁干燥。

5. 脑脊液漏　重点是预防逆行性颅内感染和颅内低压。

6. 疼痛　患者出现剧烈疼痛时，遵医嘱给予镇静止痛药物。

7. 感染　遵医嘱预防性使用抗生素和破伤风抗毒素，尤其对合并脑脊液漏和颅内积气的患者。

（五）心理护理

向患者讲明病情发展、治疗方法及效果、治疗配合注意事项，消除患者的焦虑或恐惧，取得患者的积极配合。对于头皮损伤严重者或再植头皮坏死者，向其讲明可以通过植皮后补发或佩戴假发的方式来弥补，让患者逐渐接受病情现状。

【健康教育】

1. 加强防护　宣传预防头皮损伤的常识：骑摩托车时必须佩戴头盔；进入矿区或建筑工地必须佩戴安全帽；车间工作时，戴好工作帽，长发者需将长发遮盖在工作帽内；头皮撕脱者，注意伤口和游离头皮的保护。

2. 康复锻炼 对存在残障的患者，当病情稳定后，耐心指导患者进行积极的功能锻炼，制订切实可行的锻炼计划，鼓励患者树立坚持康复锻炼、重新开始生活的信心。

3. 坚持服药 对癫痫患者，嘱其按时服药，不可单独外出，不能参加登高、游泳等活动，以防发生意外。

二、胸部创伤患者的护理

根据暴力性质不同，胸部创伤可分为钝性伤和穿透伤；根据损伤后胸膜腔是否与外界相通，可分为闭合性胸部创伤和开放性胸部创伤两大类。轻者仅有皮肤、胸壁肌肉等软组织挫伤、裂伤或单纯肋骨骨折；重者不仅胸壁损伤、肋骨骨折，而且多有心、肺等胸腔内脏器及血管损伤，引起气胸、血胸及进行性出血，影响呼吸、循环功能，常威胁生命。

【病情评估】

1. 健康史 仔细询问患者胸部受伤史。闭合性胸部创伤多由减速性、挤压性、撞击性暴力作用于胸部所引起，开放性胸部创伤多由火器、锐利器具所致。肋骨骨折可由暴力直接撞击胸部，或胸部前后受挤压引起。应详细了解患者的受伤经过，受伤后的症状及程度，有无逐渐加重的循环、呼吸障碍症状，现场救治情况，救治效果如何等。

2. 临床表现

(1) 肋骨骨折：在胸部创伤中最为常见，最易发生在第 4～7 肋骨。可分为单根肋骨骨折和多根肋骨骨折，同一根肋骨又可在一处或多处折断。

单根肋骨骨折的主要表现为局部疼痛，尤其在深呼吸、咳嗽或变换体位时加剧。这种胸痛会使呼吸变浅、咳嗽无力，呼吸道分泌物增多、潴留，引起肺不张和肺部感染。多根多处肋骨骨折后，由于局部胸壁失去完整肋骨的支撑而软化，出现反常呼吸运动(图 7-2)：吸气时，软化区的胸壁内陷，而不随同整体胸廓向外扩展；呼气时软化区向外鼓出。此类胸廓又称连枷胸。

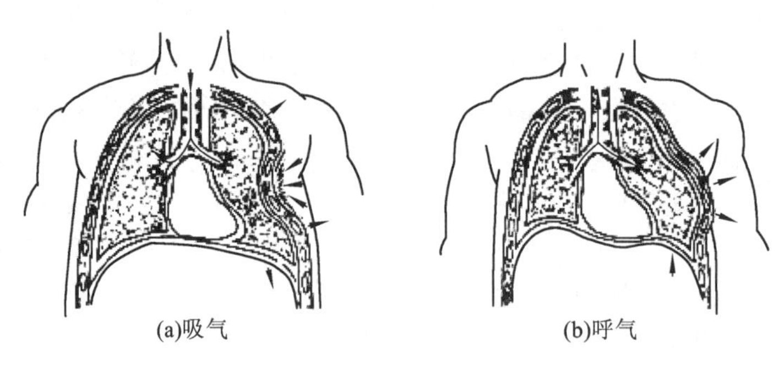
(a)吸气　　(b)呼气

图 7-2　反常呼吸运动

(2) 损伤性气胸：胸膜腔内积气，称为气胸。胸部外伤后，空气进入胸膜腔，称为损伤性气胸。气胸的发生率仅次于肋骨骨折，分为闭合性气胸、开放性气胸和张力性气胸 3 类。

①闭合性气胸：多由肋骨骨折引起，肋骨断端刺破肺表面，空气进入胸膜腔所致。气胸形成后，因胸膜腔内气体的压力，伤口很快自行闭合，气体不再继续进入。

②开放性气胸：多为刀刃锐器或弹片、火器等所致的胸壁损伤引起，创口持续开放，患侧胸膜腔和外界直接相通，空气可随呼吸自由进出胸膜腔。由于患侧胸膜腔负压消失，患侧肺完全萎陷；两侧胸膜腔压力不等使纵隔向健侧移位，同时吸气时，健侧胸膜腔负压程度升高，与伤侧压力差增大，纵隔向健侧进一步移位；呼气时，两侧胸膜腔压力差减小，纵隔移回伤侧，导致纵隔随呼吸运动而周期性左右摆动，称为纵隔摆动(图 7-3)。

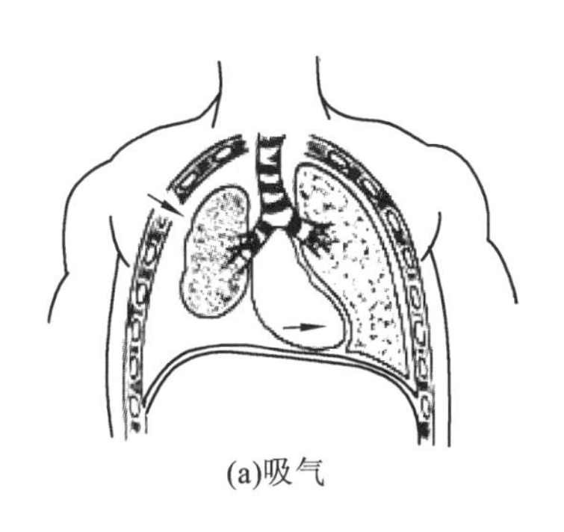
(a)吸气

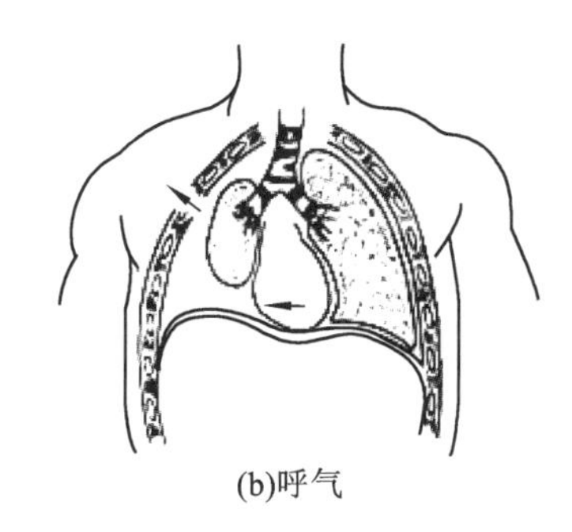
(b)呼气

图 7-3　纵隔摆动

③张力性气胸:又称高压性气胸,常见于较大、较深的肺裂伤或支气管破裂,其裂口与胸膜腔相通,形成活瓣,吸气时空气从裂口进入胸膜腔,呼气时活瓣关闭,空气只进入不能排出,使胸膜腔内积气越来越多,压力不断升高。

(3) 损伤性血胸:胸部外伤后引起胸膜腔积血,称为损伤性血胸。胸膜腔积血来自:①肺组织裂伤出血,出血量少,常自行止血。②肋间血管或胸廓内血管破裂出血,出血量多且持续,不易自行止血。③心脏和大血管受损破裂出血,出血量多而急,多在短时间内来不及抢救而死亡。血胸发生时因血容量丢失影响循环功能,还可压迫肺,减少呼吸面积。血胸推移纵隔,使健侧肺也受压,并影响静脉血回流。血胸与气胸同时存在,称为血气胸。

(4) 心理状况:胸部创伤患者在危重期多恐惧和痛苦;稳定期表现为强烈的求生欲和对病情的担心、焦虑;病情出现反复时,患者往往忧郁、沮丧;病程较长而无明显好转时,则表现出烦躁、绝望及消极情绪。

3. 辅助检查

(1) 血常规:血胸时红细胞计数、血红蛋白浓度、血细胞比容降低。

(2) 胸部 X 线检查:可显示肋骨骨折的部位、范围,肋骨有无移位,有无合并气胸、血胸等;显示肺萎陷程度和胸膜腔内积气、积液量,气管、纵隔移位情况。少量血胸显示肋膈角消失,大量血胸可见胸膜腔有大片积液阴影。血气胸可显示出气液平面。

(3) 胸膜腔穿刺:气胸时可抽出气体,血胸时能抽出血液。

【护理诊断】

1. 焦虑或恐惧　与突然、强烈的意外创伤有关。

2. 疼痛　与组织损伤有关。

3. 低效性呼吸型态　与胸部创伤所致胸痛、胸廓运动受限、肺萎陷等有关。

4. 清理呼吸道无效　与局部胸痛、患者不敢咳嗽等因素有关。

5. 心排血量减少　与大出血、纵隔摆动、心力衰竭等有关。

6. 潜在并发症　肺炎、肺不张、呼吸功能衰竭等。

【护理措施】

(一) 紧急救护

1. 连枷胸　现场救护时用厚敷料覆盖胸壁软化区,然后加压包扎固定,以控制反常呼吸运动,恢复呼吸功能。

2. 开放性气胸　应立即封闭胸壁伤口,使开放性气胸变成闭合性气胸,并迅速转送至医院。急救时用现场最清洁的厚敷料或无菌敷料,如凡士林纱布加棉垫,在呼气末迅速封闭伤口。

3. 张力性气胸 可以迅速致死的急危重症。急救时，迅速使用粗针头穿刺胸膜腔减压，可用一个粗针头在患侧锁骨中线第2肋间处刺入胸膜腔，有气体喷出，即能收到排气减压的效果。在患者转送过程中，于插入针栓处缚扎一橡胶手指套，将指套顶端剪一个1 cm长开口，可起活瓣作用，即在呼气时能张开裂口排气，吸气时闭合，防止空气进入。

（二）一般护理

1. 体位 休克者取平卧位或者中凹卧位；病情稳定者取半坐卧位，有利于呼吸、咳嗽排痰及胸腔引流。

2. 给氧 常规给予鼻导管吸氧。

3. 保持呼吸道通畅 鼓励和协助患者有效咳嗽排痰；及时清除口腔和呼吸道内的血液、痰液及呕吐物。

（三）病情观察

胸腔器官损伤后，病情变化快，必须严密监测生命体征及意识改变；注意有无胸痛、气促、发绀、呼吸困难、胸壁饱满、气管移位、皮下气肿征象；注意观察意识、瞳孔的变化。

（四）对症治疗

1. 减轻疼痛与不适 疼痛使患者不敢深呼吸及有效咳痰，应采取有效的止痛措施。

2. 维持循环功能 如有低血容量性休克，迅速建立静脉通道，补液、输血，保证充足的血容量，维持正常的生命体征。

3. 预防感染 胸部创伤易导致胸腔内感染。故应密切观察患者体温的变化和胸部表现，严格执行无菌操作；鼓励患者深呼吸，有效咳嗽排痰，保持胸膜腔引流管通畅；遵医嘱应用有效的抗生素。

4. 胸腔闭式引流的护理 胸腔闭式引流（图7-4）是胸外伤治疗的重要环节，是治疗气胸、血胸、脓胸等的重要措施。

最常采用的引流体位是半坐卧位。如患者侧卧向留置引流管一侧，可在引流管两旁垫以沙袋或折叠的毛巾，以免压迫引流管。鼓励患者做咳嗽、呼吸运动，利于积液排出，恢复胸膜腔负压。

注意事项：①保持管道的密闭，妥善固定于床旁；②严格无菌操作，防止逆行感染；③保持引流通畅，防止引流管打折、受压、扭曲、阻塞；④观察引流液体的量、颜色、性质，并准确记录。若每小时引出血性液体超过200 mL，持续2 h以上，应考虑有胸膜腔内活动性出血，要立即通知医生。

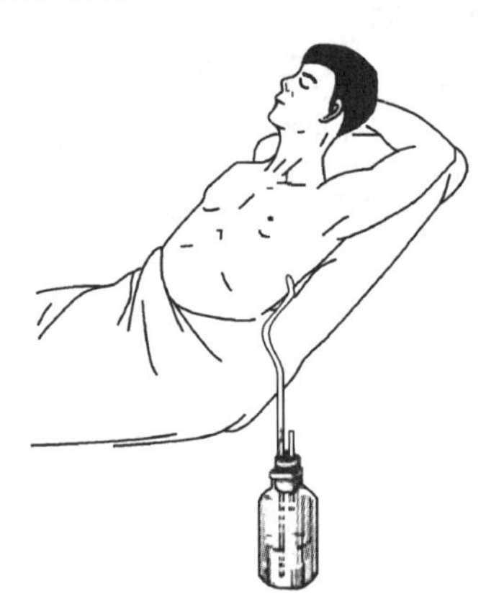

图7-4 胸腔闭式引流

（五）心理护理

护理人员应亲切关怀患者，了解和掌握患者的心理活动规律，因势利导，选择恰当的语言对患者进行安慰，耐心解释有关病情，稳定患者情绪并及时满足患者的合理要求，使患者心情舒畅。

【健康教育】

（1）告诉患者及家属做胸膜腔穿刺或胸腔闭式引流的目的、意义及注意事项，以取得配合。

(2) 向患者说明深呼吸、咳嗽排痰的重要性，指导患者练习腹式呼吸和有效咳嗽排痰的方法。

(3) 胸部创伤后可出现肺功能下降，活动后可能有气短等症状，应嘱患者戒烟，少食刺激性食物。

(4) 指导肋骨骨折患者适当休息，加强营养和体育锻炼，3 个月后复查 X 线片。

三、腹部创伤患者的护理

无论战时或者平时，腹部创伤都较为常见。腹部创伤可依据损伤的具体范围而分为单纯性腹壁创伤和腹腔器官创伤。

【病情评估】

1. 健康史 评估患者的受伤经过，仔细询问暴力种类、作用方式、强度、速度、方向、作用部位等；询问受伤的时间、受伤时的姿势和体位；受伤时空腔器官是否充盈；受伤前腹内器官有无病变；受伤后有无意识变化、有无器官脱出、有无合并其他异常情况。评估患者受伤后现场救治情况，采用何种方式搬运，途中救治情况，救治效果如何。

通过评估，在最短时间内初步判定受伤原因、部位、范围和各部位伤情轻重。

2. 临床表现

(1) 单纯性腹壁创伤：表现为腹壁受伤局部疼痛、压痛、淤斑或局限性腹壁肿胀；若为开放伤，可见伤口和出血。患者蜷曲侧卧、腹肌松弛时疼痛可减轻，腹肌紧张时疼痛加剧。一般无恶心、发热等表现。

(2) 实质器官创伤：单纯挫伤时无明显的不良表现。若为裂伤，主要表现为腹腔内出血、严重者可致休克；腹痛呈持续性，但不剧烈；腹膜刺激征不如空腔器官损伤严重；内出血量大时可出现移动性浊音，但早期诊断意义不大。

(3) 空腔器官损伤：只有在裂伤时才出现典型的弥漫性腹膜炎。患者出现恶心、呕吐、剧烈腹痛，腹部压痛、反跳痛、腹肌紧张，甚至呈“板状腹”，胃肠破裂者还可有“气腹征”的表现(肝脏浊音界缩小或消失)，严重者可出现感染性休克。

(4) 腹腔开放性损伤(穿透伤)：腹壁伤口内可溢出血液及空腔器官的内容物，如胆汁、肠液、粪便、尿液等，有时可有部分肠管或者大网膜自伤口脱出。

(5) 心理社会状况：腹部创伤多在意外情况下突然发生，患者没有充分的心理准备，再加上病情复杂多变，尤其是开放性损伤时的出血、内脏脱出等带来的视觉刺激，患者常表现出焦虑不安、紧张、惊恐、无助，患者家属或者朋友也常表现出焦躁、紧张，甚至出现情绪过激的行为。患者有时还会失去康复的信心，产生绝望心情，拒绝治疗。

3. 辅助检查

(1) 血、尿常规：红细胞计数、血红蛋白浓度、血细胞比容下降，提示有大量失血；白细胞计数及中性粒细胞比例升高不但见于腹腔器官损伤，同时也是机体对创伤的一种应激反应。尿常规检查发现血尿，提示泌尿系统有损伤。

(2) X 线检查：胃肠道破裂后腹部 X 线片可出现“气腹征”，膈肌破裂后胸部 X 线片可见到“膈疝”影像。

(3) B 超检查：常用于肝、脾、胰、肾等实质器官损伤程度的诊断，准确率高达 80%以上。还可用来探测腹腔内积液、积血的部位和量。

(4) 诊断性腹腔穿刺:疑有腹腔内脏破裂者,可依据穿刺物的特性大致判断出损伤器官。若抽出酸臭的食物残渣,提示胃、小肠破裂;若抽出粪臭味的粪便残渣,提示结肠破裂;若抽出淡红液体且有尿腥味,提示膀胱破裂(腹膜内型);若抽出不凝固血液,提示腹腔内有大出血,进而提示有实质器官或者大血管的破裂。准确率高达90%以上(图7-5)。

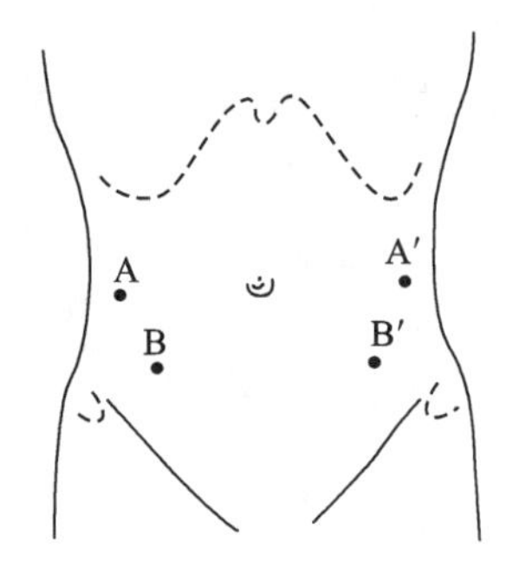

图7-5 诊断性腹腔穿刺的穿刺点

A、A′点是经脐的水平线与腋前线的交点;B、B′点是髂前上棘与脐的连线的中外1/3交点。

【护理诊断】

1. 疼痛 与腹部创伤有关。

2. 组织灌注不足 与损伤所致的腹腔内出血、感染、渗出、呕吐等所致的体液丢失有关。

3. 皮肤完整性受损 与损伤所致的皮肤破裂有关。

4. 有感染的危险 与皮肤破损、空腔器官内容物外溢有关。

5. 焦虑或恐惧 与突发创伤,伤口出血、器官脱出所带来的视觉刺激及手术预后有关。

6. 潜在的并发症 急性继发性腹膜炎、失血性休克、多器官功能障碍综合征等。

【护理措施】

1. 紧急救护 腹部创伤常伴随多发性损伤,现场救护或急诊接诊患者时,应对患者进行全面而迅速的评估,分清轻重缓急。首先处理危及生命的损伤。对于发生休克者,原则上优先纠正休克,再处理其他病情,但对于病情危、重、急者,需手术处理时,应边抗休克边手术。对于开放性腹部损伤的患者,尤其要注意脱出肠管的处理,若只有少量脱出,禁忌现场还纳,可以用相对清洁的容器和包布妥善保护;若大量脱出,应先将脱出的肠管还纳入腹腔,暂时包扎伤口,以免伤口痉挛收缩,卡压肠系膜血管或者肠系膜受到过分牵拉。

2. 一般护理

(1) 体位:绝对卧床休息,不要随意搬动患者,病情允许时可取半坐卧位。

(2) 饮食:腹部创伤的病情未完全诊断明确前,应该禁饮禁食。

(3) 给氧。

(4) 搬动:患者若需移动,例如做X线、CT等检查时,必须有主管护士或相应的医护人员护送。

(5) 其他:加强口腔护理、皮肤护理以及其他生活护理。

3. 病情观察 有腹腔器官损伤的患者,不论是闭合性还是开放性损伤,不论是否合并其他部位的损伤,均应仔细观察病情。

(1) 每15~30 min监测并记录生命体征1次。

(2) 每30 min监测并记录腹部的症状和体征变化趋势,尤其是腹膜刺激征的程度和范围。

(3) 适时监测血常规,了解红细胞计数、血红蛋白浓度、血细胞比容、白细胞计数等的变化趋势。

(4) 必要时进行其他辅助检查项目的复检:如X线、B超等,便于前后对照。

通过上述观察,了解各项指标的变化趋势,便于掌握病情发展方向,评价治疗效果,以便及时做出医护方案的调整和完善。有下列情况之一者,应考虑有腹内器官的损伤:①休克发生早且难以纠正。②腹痛呈持续性或进行性加重,伴恶心、呕吐。③腹胀进行性加重,肠鸣音逐渐消失。④腹膜刺激征呈扩散趋势。⑤短时间内出现移动性浊音、肝浊音界缩小或者消失。⑥出现呕血、便血、尿血或者胃肠减压管抽出血样液体。⑦直肠指检、腹腔穿刺等有阳性发现。

4. 对症治疗　①胃肠减压。②及时纠正各类体液失衡，加强营养支持。③防止感染。④难以排除结肠破裂者，禁忌灌肠。⑤在诊断未明确前，或者治疗方案未完善前，禁止使用止痛剂，尤其是强效止痛剂，以免掩盖病情。⑥难以排除胃肠严重挫伤或破裂者，禁用泻药，以免加重胃肠道缺血，甚至出现绞窄坏死。⑦积极术前准备，尤其注意术前备血、纠正休克。

5. 心理护理　主动关心、安慰患者，及时发现患者不良的心理变化，给予有针对性的解释。对需要手术的患者，适当解释手术方式、意义、预后等，消除对手术的恐惧感；注意和患者家属、朋友的沟通，鼓励他们给予患者心理和精神上的支持。

【健康教育】

1. 加强安全教育　宣传并力行劳动保护、安全生产、安全行车和遵守交通规则，尽量避免意外的发生。

2. 普及急救知识　在发生意外损伤时，能够做到初步而及时的自救。

任务四　骨关节损伤患者的护理

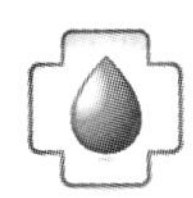

要点导航

重点：骨关节损伤患者的病情评估、急救处理。

难点：骨关节损伤患者的观察识别、急救处理。

骨的完整性破坏或连续性中断称为骨折(图 7-6)。

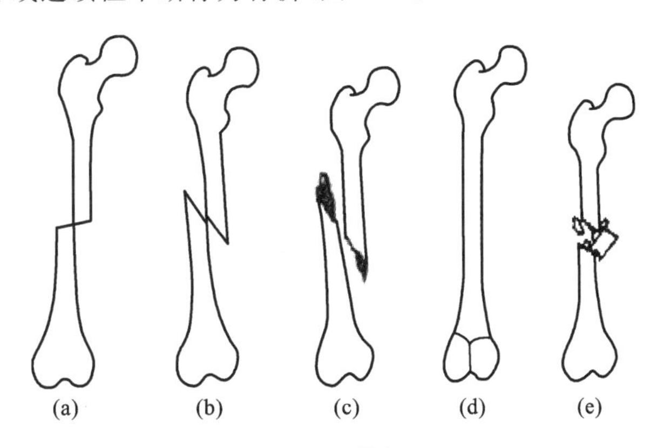

图 7-6　骨折

【病情评估】

1. 健康史　了解患者的受伤史，评估患者的损伤情况，受伤的部位、姿势，暴力的大小、性质，伤后的急救处理经过；询问并记录患者的年龄、性别，有无结核病、骨髓炎、骨质疏松等骨骼

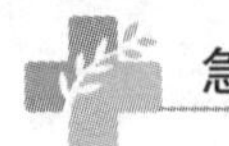

疾病史，有无心血管疾病、糖尿病、甲状旁腺功能亢进等病史。

2. 临床表现

(1) 一般表现：①疼痛与压痛：所有骨折处均感明显疼痛或剧痛。②肿胀及淤斑：骨折后2～3天患处明显肿胀，皮肤发亮。③功能障碍：骨折后，肢体部分或全部丧失活动功能，活动受限。这三种表现也可见于软组织损伤，所以不能作为骨折的诊断依据。

(2) 骨折的专有体征：只要出现下述表现之一，即可诊断为骨折。①畸形：骨折后因重叠、成角、旋转等移位，使受伤局部失去正常形态，出现缩短、成角、旋转等畸形。②反常活动：骨折后在肢体非关节部位出现不正常的活动。③骨擦音或骨擦感：骨折断端互相摩擦时，可听到骨擦音或触及骨擦感。

(3) 骨折早期并发症：

①休克：多发性骨折、骨盆骨折、股骨干骨折及有严重合并伤的患者，常合并失血性休克或神经源性休克。

②感染：开放性骨折可能合并化脓性感染和厌氧菌感染。

③内脏器官损伤：肋骨骨折可导致肺损伤、肝脾破裂；骨盆骨折可导致膀胱、尿道、直肠损伤。

④重要血管损伤：肱骨髁上骨折可能伤及肱动脉，股骨髁上骨折可能伤及腘动脉，胫骨上段骨折可能伤及胫前或胫后动脉。

⑤神经损伤：脊柱骨折、脱位时可伤及脊髓而出现损伤平面以下不同程度的瘫痪；上肢骨折时可能损伤桡神经、正中神经和尺神经；腓骨骨折可能损伤腓总神经。

(4) 心理状况：骨折常发病突然，引起患者疼痛、行动障碍，治疗时间较长，可能致残，患者常常表现出忧愁、悲伤、恐慌。家庭及社会对患者治疗的经济支持力度、骨折的并发症、后遗症也都会影响患者的心理感受。

3. 实验室检查

(1) X线摄片或透视：可确定骨折类型和移位情况，为骨折诊断提供依据。

(2) CT和MRI：X线摄片检查由于其局限性，有些部位的损伤难以确诊，需要CT和MRI检查才能明确骨折的具体情况。例如脊柱骨折通过CT和MRI检查可以明确骨块移位、脊髓损伤情况；CT检查可以明确骨盆骨折的移位情况。

【急救处理】 骨折急救的目的是用简单而有效的方法抢救生命，保护患肢，安全而迅速地转运伤员。

1. 抢救生命 首先全面检查患者情况，如发现心搏骤停、窒息、大出血、休克及开放性气胸等，应先有针对性地进行急救。

2. 创口包扎 开放性骨折创口出血，用绷带压迫包扎后即可止血。稳定患者情绪，避免过多移动患肢。

3. 妥善固定 骨折急救处理时的重要措施。若有专用固定器材，最为妥善。否则需要就地取材，如木棍、树枝、木板等。如无材料可取时，可将上肢固定于胸部，下肢固定于健侧下肢。

4. 迅速转运 患者经初步抢救和妥善包扎固定后，应迅速平稳地转送到医院接受正规治疗。脊柱骨折、脱位很容易引起脊髓损伤，要强调正确的搬运方法：如有颈椎骨折脱位，需要四人同时搬运，其中一人牵引固定头部，使头颈部与身体保持一致，同步行动。脊柱骨折需三人平托患者，同步行动，将患者放在脊柱板或门板上；也可使患者保持平直体位，整体滚动到木板上。严禁弯腰、扭腰。

【护理要点】 骨折的治疗原则为复位、固定和功能锻炼。复位是治疗骨折的首要步骤，也是骨折固定和功能锻炼的基础，包括手法复位、持续牵引复位和切开复位。固定可以分为内固定和外固定。目前医院临床常用的外固定有石膏绷带固定、小夹板固定、牵引固定、外固定器固定和外展架固定。功能锻炼是骨折治疗的重要阶段，是恢复功能的重要保证。固定后即可开始功能锻炼，直至痊愈。

1. 卧床护理　骨科患者常需较长时间卧硬板床。卧床期间要做好相应的生活护理，如协助洗漱、饮食等。做好大、小便护理，保持会阴部及床单清洁。经常进行皮肤护理，帮助并鼓励患者勤翻身。改善患者的舒适度，防止因长期卧床导致压疮的发生。鼓励患者主动进行四肢活动，指导患者深呼吸，可以预防下肢深静脉血栓形成和坠积性肺炎。

2. 饮食护理　给予患者高蛋白、高能量、高维生素、高纤维素的易消化普食。应多吃水果、蔬菜，以预防便秘。

3. 防止畸形　长期卧床或使用外固定的患者，应注意保持肢体的功能位置。对使用外固定的患者，还应及时观察患肢感觉、运动及血运情况，以防血管、神经损伤致肢体畸形或残疾。

4. 心理护理　对急诊患者服务态度要和蔼，尊重患者，急患者所急，这样有利于调整患者心境，使患者建立信任感和安全感。

5. 预防感染　开放性骨折处理不当易引起感染，预防方法是早期彻底清创，全身应用抗生素，加强营养。

【健康教育】

(1) 对健康人群要加强安全教育，如遵守交通规则，加强生产、生活环境安全保护措施，避免骨折发生。

(2) 骨折初期：鼓励及时治疗，多进食营养丰富、易消化、富含优质蛋白质和钙的食物，多饮水，多吃水果、蔬菜等，保持排便通畅；强调功能锻炼的重要性和必要性，介绍正确的功能锻炼方法，使患者能主动配合、遵循原则、正确地进行功能锻炼。

(3) 骨折固定期：保持皮肤的清洁和床铺的平整、干燥，教会患者翻身技巧，锻炼自理能力和自我保护能力，防止发生压疮。

(4) 骨折康复期：告诉患者及家属长期卧床易引起并发症的原因及如何预防，定时并坚持长期锻炼，最大限度恢复肢体功能，并嘱其定期复查。

实训 6　脊柱损伤患者的搬运

【实训目的】

(1) 熟练掌握脊柱损伤患者的搬运技术。

(2) 准确现场评估患者病情。

(3) 通过练习，熟悉脊柱损伤患者搬运的注意事项。

【情景模拟】 某工地，一中年男性不慎从 3 m 高处坠落，致颈部及腰背部疼痛，伴右上肢及双下肢麻木，伴小便失禁。

【实训准备】

1. 物品　模拟人 1 个、纱布若干。
2. 器械　颈托 1 个、脊柱板 1 个、固定带 4 根、沙袋 2 个。
3. 环境　工地内。

【实训学时】 2 学时

【操作程序及考核标准】 脊柱损伤患者的搬运的操作程序及考核标准见表 7-1。

表 7-1　脊柱损伤患者的搬运的操作程序及考核标准

项目总分	项目内容	评分标准	分值	得分	备注
素质要求 (6 分)	服装、服饰	服装、鞋帽整洁，着装符合职业要求	2		
	仪表、举止	仪表大方，举止端庄，步履轻盈、矫健	2		
	态度、语言	语言流畅、清晰，态度和蔼可亲	2		
操作前准备 (6 分)	护士	修剪指甲、洗手(六步洗手法)、戴口罩	3		
	物品	检查物品完好、齐全(口述)，物品摆放科学、美观	3		
操作步骤 (74 分)	病情评估 (21)	(1) 评估周围环境是否安全。 (2) 患者的一般检查，包括生命体征、意识等。 (3) 重点查体：颈后压痛明显、活动受限，腰部疼痛、活动受限，右上肢及双下肢麻木，小便失禁。 (4) 查体过程中与患者沟通，告知搬运的目的，取得患者配合，缓解紧张、焦虑情绪	3 3 10 5		
	操作流程 (53)	(1) 先将患者双下肢伸直，双手握于胸前，保持脊柱伸直位，不能屈曲或扭转。 (2) 颈托固定过程中对颈椎保护情况有专人负责，颈托方向、前后使用正确，松紧适中。 (3) 颈托固定后，评估患者是否存在肢体感觉异常、呼吸困难等情况。 (4) 三人站在患者同一侧，将双手伸进患者身下，另一人站在患者头端托扶头部，并沿纵轴向上略加牵引。 (5) 搬运时数人同时用力(有指挥)。 (6) 用手平托患者的头颈、躯干及下肢，使伤员成一整体平托至脊柱板上，注意不要使躯干扭曲。 (7) 固定伤员：在伤处垫一薄枕，使此处脊柱稍向上突，然后在头、胸、髂、踝等处至少用 4 条固定带，将患者固定在脊柱板上，使患者不能左右转动、移动。颈椎两侧放沙袋、衣物等固定。固定效果良好。 (8) 固定后，评估患者是否存在肢体感觉异常、呼吸困难、大小便失禁等情况。 (9) 担架足侧在前，头侧在后，平稳抬起脊柱板，抬起过程有指挥	3 10 3 5 3 15 8 3 3		

续表

项目总分	项目内容	评分标准	分值	得分	备注
评价 (14 分)	操作方法 (5 分)	程序正确,操作规范,动作娴熟	5		
	操作效果 (9 分)	(1) 能够准确判断病情,正确处理。 (2) 能够与患者合理沟通,判断护理效果。 (3) 有效组织,各司其职	3 3 3		
总　分			100		

【实训结果】

(1) 通过实训,每位同学都能熟练掌握脊柱损伤患者的搬运的护理技术,并成功通过操作考核。

(2) 学生能准确判断病情。

【考核方法】 脊柱损伤患者的搬运的考核方法见表 7-2。

表 7-2　脊柱损伤患者的搬运的考核方法

本组之星	
组间互评	
评分说明	(1) 实际得分=自我评价×33.4%+小组评价×33.3%+教师评价×33.3%。 (2) 本组之星可以是本次实训活动中突出贡献者,可以是进步最大者,也可以是某一方面表现突出者。 (3) 组间互评由各组长将本组内商议的评定结果上报,全体组长共同讨论后评定出每组的最终评定结果。 (4) 考评满分为 100 分,90 分以上(包括 90 分)为优秀,76～89 分为良好,60～75 分为及格,59 分以下(包括 59 分)为不及格

直通护考

A1/A2 型题

1. 开放性颅脑创伤的主要表现不包括(　　)。

A. 硬脑膜破裂　　B. 头皮损伤　　C. 脑积水

D. 脑脊液漏　　E. 颅骨骨折

2. 肋骨骨折多见于(　　)。

A. 第 1～3 肋骨　　B. 第 4～7 肋骨　　C. 第 7～9 肋骨

D. 第 8～10 肋骨　　E. 第 11～12 肋骨

3. 患儿,男,3 岁。奔跑时摔倒,诊断为左前臂闭合骨折。患儿在急诊科留观期间哭闹不止,护士提供的正确心理护理措施是(　　)。

A. 安慰,解释治疗的重要性　　B. 请患儿妈妈进入留观室陪伴

C. 让患儿听舒缓的音乐　　D. 询问患儿需求,给予满足

E. 请主治医生与患儿交谈

4. 患者,男,18 岁。尿道损伤后出现排尿困难。护士遵医嘱为其置导尿管。患者表情紧

张,问:“会不会很疼呀?”下列回答较妥当的是(　　)。

A. “放心,一点儿也不疼!”
B. “当然会疼,谁让你受伤了呢!”
C. “不太清楚。”
D. “为了治病,疼也得忍着!”
E. “会有一些疼痛,我会尽量帮你减轻痛苦。”

5. 患者,男,32岁,因外伤致骨盆骨折,直肠损伤,行切开复位内固定及结肠造口术。不正确的术后护理措施是(　　)。

A. 多食含粗纤维的食物
B. 置气垫床
C. 平卧位和患侧卧位相互交替
D. 保持造口周围皮肤清洁
E. 进行上肢伸展运动

6. 患者,女,33岁,车祸造成损伤性血胸,立即为其行胸腔闭式引流,现有引流一处,在术后观察中,出现下列哪项时提示患者有进行性血胸的可能?(　　)

A. 引流量 30 mL/h
B. 引流量 50 mL/h
C. 引流量 100 mL/h
D. 引流量 150 mL/h
E. 引流量 200 mL/h

7. 患者,男,32岁,因车祸而致右下肢开放性骨折,大量出血,被送来急诊科。在医生未到之前,接诊护士应立即(　　)。

A. 详细询问车祸发生的原因
B. 向医院有关部门报告
C. 给患者注射镇静剂
D. 给患者使用止血药
E. 给患者止血,测量血压,建立静脉通道

8. 患者,男,73岁,脑出血入院,出现意识模糊,呕吐频繁。右侧瞳孔散大,血压 208/120 mmHg,左侧偏瘫,应禁止使用的护理措施为(　　)。

A. 绝对卧床休息,头偏向一侧
B. 应用脱水剂,降低颅内压
C. 遵医嘱降血压
D. 置瘫痪肢体于功能位
E. 患者便秘,用大量液体灌肠保持大便通畅

9. 患者,男,24岁,因车祸导致头部受伤。伤后昏迷 1 h,清醒后诉头痛、呕吐,入院诊断为脑挫裂伤。护士为该患者测量生命体征的顺序是(　　)。

A. 脉搏、呼吸、血压
B. 血压、脉搏、呼吸
C. 呼吸、脉搏、血压
D. 血压、呼吸、脉搏
E. 脉搏、血压、呼吸

A3/A4 型题

(10～13题共用题干)

患者,男,34岁。因“头部外伤”急诊入院。现浅昏迷,CT 提示颅内血肿、脑挫裂伤,在全麻下行颅内血肿清除术。

10. 患者术后返回病房,正确的体位是(　　)。

A. 侧卧位
B. 去枕仰卧位,头偏向一侧
C. 头高足低位
D. 头低足高位
E. 中凹卧位

11. 术后第2天,患者应采取的体位是(　　)。

A. 头高足低位
B. 半坐卧位
C. 头低足高位
D. 中凹卧位
E. 俯卧位

12. 术后第2天采取此卧位的目的是(　　)。

A. 促进排痰
B. 利于呼吸
C. 便于观察瞳孔
D. 促进引流
E. 预防脑水肿

13.（假设信息）患者出现躁动，使用约束带时护士需重点观察（　　）。

A. 呼吸情况　　B. 血压情况　　C. 约束时间

D. 末梢血液循环　　E. 伤口渗血情况

（阴　俊）

项目八　急性中毒患者的救护

学习目标

知识目标：掌握有机磷杀虫药中毒、急性一氧化碳中毒、急性酒精中毒的临床表现和护理措施。

能力目标：熟悉有机磷杀虫药中毒、急性一氧化碳中毒、急性酒精中毒的机制。了解有机磷杀虫药中毒、急性一氧化碳中毒、急性酒精中毒的病因。

情感目标：能对急性中毒患者及家人进行健康教育。

任务一　中毒概述

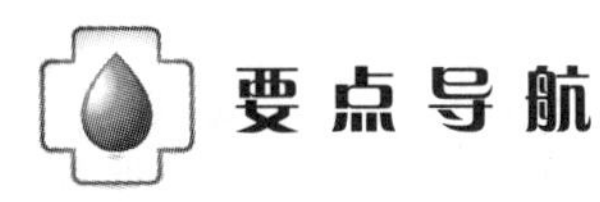

要点导航

重点：中毒的救护措施。

难点：中毒的机制。

中毒是指有毒化学物质进入人体后，达到中毒量而产生全身性损害。引起中毒的物质称为毒物。根据来源和用途不同可将毒物分为工业性毒物、药物、农药、有毒动植物。根据病变发生的快慢，中毒可分为急性中毒和慢性中毒。急性中毒是短时间内突然吸收大量毒物所致，起病急骤，症状严重，病情变化迅速，如不及时治疗常危及生命。慢性中毒是小量毒物逐渐进入机体，蓄积到一定程度才出现中毒表现，一般起病缓慢，多不属于急诊范畴。

一、病因

1. 职业性中毒　由于生产过程中不注意劳动保护，密切接触有毒原料而发生的中毒。

2. 生活性中毒　主要由于误食或意外接触有毒物质、用药过量、自杀或故意投毒等原因使过量毒物进入人体内而引起中毒。

二、中毒的体内过程

1. 毒物进入机体的途径　毒物主要经消化道、呼吸道、皮肤、黏膜等途径进入人体。某些情况下，毒物经注射进入人体。

(1) 消化道：许多毒物经消化道进入人体，常见的为有机磷杀虫药、安眠药、毒蕈、酒精、河豚等。胃和小肠是毒物经消化道吸收的主要部位。

(2) 呼吸道：职业性中毒时，毒物主要以粉尘、烟雾、蒸汽、气体等形态由呼吸道吸入。这是毒物进入人体最方便、最迅速，也是毒性发挥最快的一种途径。随呼吸道进入人体的毒物很容易被迅速吸收而直接进入血液循环，作用于各组织器官，从而使毒性作用发挥得早且严重。

(3) 一般情况下，经皮肤吸收的毒物很少，且吸收速度也慢。多数毒物不能经完整的皮肤吸收，但以下几种情况下，毒物可经皮肤吸收。

①局部皮肤有损伤。

②腐蚀性毒物，如强酸、强碱，造成皮肤直接损伤。

③脂溶性毒物，如有机磷杀虫药，可穿透皮肤的脂质层而被吸收。

④环境高温、高湿，皮肤多汗等情况下。

2. 毒物的代谢　毒物吸收后经血液分布于全身，主要经肝脏代谢，多数毒物经代谢后毒性降低（解毒），但也有少数毒物经代谢后毒性反而增强，如对硫磷氧化为对氧磷后，毒性较原来增加约300倍。

3. 毒物的排泄　体内毒物主要由肾脏排出，气体和挥发性毒物还可以以原型经呼吸道排出，某些重金属如铅、汞、锰等可由消化道和乳汁排出。

三、中毒机制

1. 缺氧　一氧化碳、硫化氢、氰化物等窒息性毒物可阻碍氧的吸收、转运和利用，使机体组织和器官缺氧。

2. 抑制酶的活力　很多毒物或其代谢产物通过抑制酶的活力而对人体产生毒性。如有机磷杀虫药抑制胆碱酯酶，重金属抑制含巯基的酶等。

3. 麻醉作用　有机溶剂和吸入性麻醉剂亲脂性强，脑组织和细胞膜脂类含量高。如苯可经血-脑屏障进入脑组织而抑制脑功能。

4. 竞争性受体　如阿托品竞争阻断毒蕈碱受体。

5. 局部刺激、腐蚀作用　强酸、强碱可吸收组织中的水分，并与蛋白质或脂肪结合，使细胞变性、坏死。

四、急救原则

(1) 维持生命体征。对于急性中毒的患者，首要的是争分夺秒使其撤离中毒环境。当中毒情况危急时，应立即检查呼吸、循环功能和生命体征，并采取有效的复苏措施。

①呼吸支持：对昏迷患者应首先保持气道通畅，取下义齿，防止舌后坠，清除口、鼻、咽部异物。紧急时应行气管内插管，维持呼吸功能。

②循环支持：急性中毒患者易出现低血压和循环衰竭。应迅速建立静脉通道补充液体。

(2) 立即终止毒物的接触。

(3) 快速清除毒物。

(4) 对于有特效解毒药的,尽快应用特效解毒药治疗。

(5) 对症支持治疗。

(6) 防止迟发性损害。

五、中毒的救护措施

1. 评估生命体征 若患者出现呼吸、循环功能不稳定,如休克、严重低氧血症和呼吸、心搏骤停,应立即进行心肺复苏,尽快采取相应的救治措施。

2. 脱离中毒现场,终止毒物接触 毒物由呼吸道或皮肤侵入时,应立即将患者撤离中毒现场,移至空气新鲜的地方。脱去污染的衣服,用肥皂水或清水(特殊毒物可选用酒精、碳酸氢钠溶液等)清洗接触部位的皮肤和毛发。

3. 清除体内未吸收的毒物 对口服中毒者尤为重要。毒物清除越早、越彻底,病情改善越明显,预后越好。

(1) 催吐:意识清楚并且合作的患者,洗胃前最好先催吐,有助于排出胃内较大的毒物颗粒。

禁忌证:①昏迷、惊厥、肺水肿、休克;②服腐蚀性毒物:催吐可引起消化道出血、穿孔;③原有主动脉瘤、食管胃底静脉曲张、溃疡病出血等;④石油蒸馏物(如汽油、煤油、柴油等)中毒,催吐时如误吸入肺可导致肺炎;⑤年老体弱、高血压、心脏病、妊娠者应慎用催吐。

物理催吐:饮温水 300~500 mL,用手指或压舌板刺激咽后壁或舌根诱发呕吐,不断重复直至胃内容物完全呕出为止。

药物催吐:吐根糖浆加入 200 mL 水中分次口服。

(2) 洗胃:一般在服毒后 6 h 内洗胃效果最好。但即使超过 6 h,由于部分毒物仍残留在胃内,多数情况下仍需洗胃。对吞服腐蚀性毒物的患者,洗胃可引起消化道穿孔,一般不宜采用。对昏迷、惊厥患者洗胃时注意保护呼吸道,避免发生误吸。

(3) 应用胃肠道毒物吸附剂:吸附剂是一类可吸附毒物以减少毒物吸收的物质。常用活性炭,洗胃后经口服或经胃管注入。此法可反复使用以促进毒物排出。

(4) 导泻:导泻可减少肠道毒物的停留与吸收。常用的泻药有硫酸镁、硫酸钠等盐类和山梨醇等,一般不用油类泻药,以免促进脂溶性毒物的吸收。严重脱水及口服强腐蚀性毒物的患者禁止导泻。

4. 促进已吸收毒物的排出

(1) 利尿排毒:主要用于由肾脏排出毒物的中毒。方法如下:

①积极补液:利尿排毒的最简单措施。无脑水肿时,每小时补液 500~1000 mL,同时给予呋塞米 20~80 mg 静脉注射。

②碱化尿液:弱酸性毒物如苯巴比妥类、水杨酸类中毒时,静脉注射碳酸氢钠溶液使尿液 pH 值达 8.0,能加速毒物排出。

③酸化尿液:弱酸性毒物如苯丙胺中毒时,用维生素 C 静脉注射,使尿液 pH 值<5.0,能加速毒物的排出。急性肾功能衰竭患者不宜用此法。

(2) 高压氧治疗:高压氧已广泛用于急性中毒的治疗,尤其对于一氧化碳中毒,更是一种特效抢救措施,可促进碳氧血红蛋白解离,加速一氧化碳排出,还能减少迟发性脑病的发生。

(3) 血液净化:常用方法包括血液透析、血液灌流和血浆置换疗法。血液净化设备如图 8-1 所示。

5. 特效解毒药的应用 当毒物进入人体后,除了尽快排出毒物外,还必须用相应的解毒

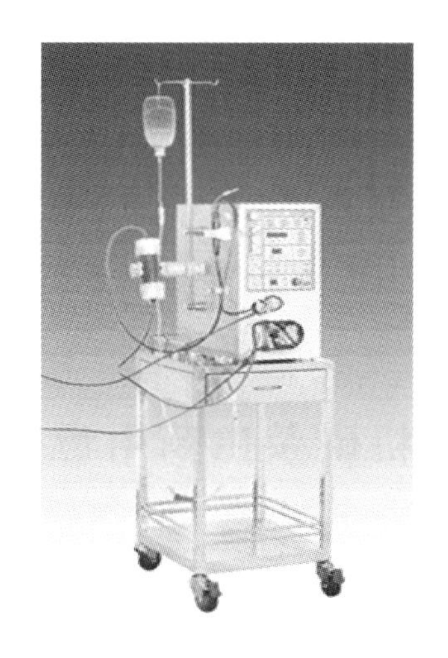

图 8-1　血液净化设备

剂进行解毒，大多数毒物无特效解毒剂，仅少数毒物能利用相应药物达到解毒作用。

对毒物明确者，应及时采用特殊解毒药，但毒物未明确或中毒超过限定时间不宜应用。某些解毒药毒性较大，应用时应注意观察病情变化。常见毒物中毒的解毒药见表 8-1。

表 8-1　常见毒物中毒的解毒药

洗胃溶液	适用毒物	注意事项
清水或生理盐水	砷、硝酸银、溴化物、不明原因中毒	儿童用生理盐水
1∶5000 高锰酸钾溶液	镇静催眠药、有机磷杀虫药、氰化物、阿片类、生物碱、砷化物等	对硫磷中毒者禁用
2%碳酸氢钠溶液	有机磷杀虫药、苯、铊、汞等	敌百虫及强酸中毒者禁用
0.3%过氧化氢溶液	阿片类、氰化物、高锰酸钾	
1%～3%鞣酸溶液	吗啡类、洋地黄、阿托品、颠茄、莨菪、草酸、乌头、毒蕈、藜芦	
10%氢氧化镁悬浮液	阿司匹林、草酸、硝酸、盐酸、硫酸	
5%～10%硫代硫酸钠	氯化物、丙烯腈、碘、汞、铬、砷	
10%药用炭悬浮液	河豚毒、生物碱及其他多种毒物	
液体石蜡	汽油、煤油、甲醇等	
鸡蛋清、牛奶	腐蚀性毒物、硫酸铜、铬酸盐	再用清水洗胃
3%～5%醋酸、食醋	氢氧化钠、氢氧化钾等	

6. 对症救护　绝大多数毒物无特殊解毒药，只能通过对症支持救护，帮助危重患者渡过难关，为重要器官功能恢复创造条件。具体措施包括：①保持呼吸道通畅，充分供氧；②输液或鼻饲供给营养；③选用抗生素防治感染；④镇静，抗惊厥；⑤脑水肿患者及时脱水。

7. 心理护理　对于服毒自杀患者抢救清醒后，应加强安全防范措施，患者起床后要有专人陪护，避免让患者接触到可伤害自身的物品，耐心细致地照顾患者。另外，做好家属及相关人员的思想工作，取得他们的支持，以帮助患者重新树立信心，适应社会生活。

8. 健康教育

(1) 加强毒物管理：严格遵守有关毒物的防护和管理制度，加强毒物保管。

(2) 加强防毒宣传：在矿厂、农村、城市居民中结合实际情况，向群众介绍有关中毒的预防和急救知识。

（3）预防食物中毒：食用特殊的食物前，要注意了解其有无毒性，不要吃有毒或变质的食物，如对于无法辨别有无毒性的蕈类，或怀疑为有机磷杀虫药毒死的家禽，不可食用。

（4）防止误食药物或用药过量：医院、家庭、托儿所的消毒液、杀虫药要严格管理。

任务二　有机磷杀虫药中毒患者的救护

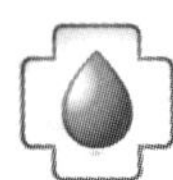

要点导航

重点：有机磷杀虫药中毒后的护理措施。

难点：有机磷杀虫药中毒的机制及临床表现。

案例导入

王先生，男性，64岁，因喷洒敌敌畏农药后出现头痛、头晕、恶心、呕吐、腹痛、大汗淋漓、皮肤烧灼样感，当时未在意。2 h后出现意识模糊，伴口吐白沫、大小便失禁，身上可闻及浓重的蒜臭味。查体：T 36 ℃，P 58次/分，R 14次/分，BP 100/65 mmHg，意识模糊，皮肤潮湿，瞳孔针尖样，双肺可闻及大量湿啰音，心率58次/分，律齐，肠鸣音亢进。急诊查胆碱酯酶活力20%。医疗诊断：急性有机磷杀虫药中毒（皮肤接触）。

1. 在救护车到来之前，家人需做些什么？
2. 护士如何配合医生进行救护？
3. 向患者及其家属宣教如何保管及使用有机磷杀虫药。

有机磷杀虫药目前仍是我国广泛使用的一类杀虫剂。大都呈油状或结晶状，色泽由淡黄至棕色，有蒜臭味。常用剂型有乳剂、油剂和粉剂等。该类药物品种多，根据毒性大小，将国产有机磷杀虫药分为四类，分别为剧毒类，如甲拌磷(3911)、对硫磷(1605)、内吸磷(1059)等；高毒类，如氧化乐果、马拉硫磷、敌敌畏等；中毒类，如乐果、乙硫磷、敌百虫等；低毒类，如辛硫磷等。

一、体内代谢

1. 中毒途径　有机磷杀虫药可经皮肤、黏膜、胃肠道和呼吸道吸收。职业性中毒多见于生产、包装保存过程中防护不当，或生产设备密闭不严导致毒物污染皮肤或吸入呼吸道。生活性中毒多见于自服或误服农药，误食被农药污染的蔬菜或食物等，也见于接触被灭虫、灭虱药液浸湿的衣服、被褥等。急性中毒多见于生活性中毒。慢性中毒多见于职业性中毒。

2. 毒物代谢　有机磷杀虫药主要在肝脏代谢，进行多种形式的生物转化。一般先经氧化反应使毒性增强，而后经水解毒性降低。有机磷杀虫药的代谢产物主要通过肾脏排泄。少量由粪便、呼吸排出。48 h 可完全排出，体内无蓄积。

二、中毒机制

主要作用机制是抑制胆碱酯酶的活性。进入体内的有机磷杀虫药可迅速与胆碱酯酶结合，形成磷酰化胆碱酯酶，使胆碱酯酶失去水解乙酰胆碱的能力，致使组织中的乙酰胆碱过量蓄积，引起胆碱能神经持续冲动，产生先兴奋后抑制的一系列毒蕈碱样(M 样)、烟碱样(N 样)和中枢神经系统症状。

【病情评估】

（一）病史

生活性中毒多由误食、误服或自服，或皮肤、黏膜接触有机磷杀虫药引起。详细了解有机磷杀虫药的种类、剂量、中毒时间、中毒经过、侵入时间和所伴随的症状。

（二）临床表现

1. 毒蕈碱样(M 样)症状　最早出现，是副交感神经末梢兴奋所致。表现为：①腺体分泌亢进：多汗、流涎、流泪、口吐白沫及肺水肿等。②平滑肌痉挛：瞳孔缩小、恶心、呕吐、腹痛，大、小便失禁，气管、支气管痉挛致呼吸困难等。③血管功能受抑制：可表现为心动过缓、血压下降、心律失常等。

2. 烟碱样(N 样)症状　因乙酰胆碱在横纹肌神经肌肉接头处蓄积，使面、舌、眼睑及全身横纹肌发生肌纤维颤动，甚至全身肌肉强直性痉挛。表现为全身紧束感及压迫感，继而发生肌力减退和瘫痪，呼吸肌麻痹引起周围性呼吸衰竭。

3. 中枢神经系统症状　早期头晕、头痛、乏力，继而烦躁不安、谵语，严重时抽搐、昏迷，甚至死亡。

4. 局部损害　皮肤接触可导致皮肤灼伤及过敏性皮炎，溅入眼内可引起结膜充血和瞳孔缩小。

5. 其他　乐果和马拉硫磷口服中毒者，经急救后临床症状好转，但数日至一周后病情突然急剧恶化，再次出现胆碱能危象，甚至发生昏迷、肺水肿或突然死亡，此为中毒后“反跳”现象，可能与残留在皮肤、毛发和胃肠道的有机磷杀虫药重新吸收，或解毒药停用过早有关。

少数病例在急性中毒症状缓解后，突然出现屈颈肌、四肢近端肌肉以及个别颅神经所支配的部分肌肉肌力减退，大多在急性中毒后 24～96 h 内。病变累及呼吸肌时，常引起呼吸肌麻痹，并迅速进展为呼吸衰竭。此为“中间型综合征”。

知识链接

迟发性多发性神经病

个别患者在急性重度中毒症状消失后 2～3 周，出现感觉型和运动型多发性神经病变，主要表现为肢体末端烧灼、疼痛、麻木，下肢无力、瘫痪以及四肢肌肉萎缩等神经系统表现，此为“迟发性多发性神经病”。

（三）心理-社会状况

口服有机磷杀虫药的一个重要原因是患者服毒自杀，其中以抑郁、焦虑等精神性疾病或人际关系敏感的患者最为突出，应了解患者的心理特征，了解其家庭、工作、生活和情感状况。

（四）辅助检查

1. 全血胆碱酯酶活力测定　确诊、判断中毒程度及观察疗效的重要指标。正常人胆碱酯酶活力为100%，低于70%即可确诊。轻、中、重度中毒时，血中胆碱酯酶活力分别为50%～70%、30%～50%及30%以下。也可进行胆碱酯酶的定量测定。

2. 尿中有机磷杀虫药分解产物的测定　可检测尿液中某些有机磷杀虫药代谢产物。

【护理诊断】

1. 有误吸的危险　与意识障碍有关。

2. 气体交换受损　与肺水肿、呼吸肌麻痹有关。

3. 电解质及酸碱平衡紊乱　与呕吐、腹泻及毒物的体内代谢有关。

4. 知识缺乏　缺乏有机磷杀虫药的管理、使用、防范的知识。

【护理措施】　有机磷杀虫药中毒的救护，关键在于停止与毒物的接触、彻底清除毒物及阿托品、解磷定等解毒药的应用，轻度中毒者去除污染毒物，严密监测病情；重度中毒者症状缓解后应逐渐减少药物用量，症状消失后停药，并观察3～7天。

（一）紧急救护

1. 迅速停止与毒物的接触，并清除已接触的毒物

（1）清洗：首先需要将患者脱离中毒环境。脱去含有农药的衣物，用清水或肥皂水彻底清洗暴露的皮肤、毛发、指甲缝等部位。眼部污染者用1%～2%碳酸氢钠溶液或生理盐水反复冲洗。

（2）洗胃：口服中毒者，需用清水、1%～2%碳酸氢钠溶液（敌百虫中毒禁用）或1∶5000高锰酸钾溶液（对硫磷、甲拌磷、乐果、马拉硫磷等中毒禁用）反复洗胃、催吐，洗胃需尽早、彻底、反复进行，直至洗胃溶液清亮、无蒜臭味为止。洗胃过程中需严密监测患者生命体征，保持呼吸道通畅，若出现呼吸、心搏骤停，应立即停止洗胃，给予心肺复苏等抢救。

（3）导泻：洗胃后可给予硫酸镁20～40 g或甘露醇250 mL，溶于水中，一次性口服，30 min后可追加用药。

（4）血液净化：血液灌流或血液透析等治疗可有效清除血液中的有机磷杀虫药。一般在中毒后1～4天内进行，每天1次，每次2～3 h，以增强清除效果，多用于重度有机磷杀虫药中毒患者。

2. 特效解毒剂的应用　应用原则为早期、足量、联合、重复用药。

（1）抗胆碱能药物：能与乙酰胆碱争夺胆碱能受体，从而阻断乙酰胆碱的作用，缓解患者M样症状。常用药物为阿托品和长托宁（盐酸戊乙奎醚）。抗胆碱能药物需尽早、反复、足量使用，直至M样症状缓解，达到并维持“阿托品化”或“长托宁化”的状态；而且还要避免发生阿托品或长托宁中毒。

（2）胆碱酯酶复活剂：肟类化合物，能使被抑制的胆碱酯酶恢复活性，有效解除患者N样症状，迅速控制肌纤维颤动。常用药物有氯解磷定、碘解磷定、双复磷等。由于胆碱酯酶复活剂不能恢复老化的胆碱酯酶活力，因此，胆碱酯酶复活剂需尽早用药，若出现中间型综合征，胆碱酯酶复活剂的应用时间需延长。

知识链接

有机磷杀虫药中毒的治疗

轻度可单独给予胆碱酯酶复活剂治疗，对于中、重度中毒患者的治疗，需联合使用胆碱酯酶复活剂及抗胆碱能药物，共同拮抗患者M样症状、N样症状及中枢神经系统症状，联合用药时需减少阿托品或长托宁的用量。

（二）一般护理

卧床休息、保暖。清醒患者取半坐卧位，昏迷者取平卧位，头偏向一侧。

（三）病情观察

(1) 观察患者生命体征、意识、皮肤、瞳孔、心率、心律、双肺啰音、肠鸣音及尿量情况。注意患者的体表、呼吸及呕吐物有无特殊臭味。

(2) 警惕"中间型综合征"：密切观察生命体征、瞳孔、意识、肌无力情况等，尽早发现"中间型综合征"的先兆症状，及时协助医生予以抢救及对症治疗。

(3) 严密观察"反跳"现象：经过治疗后，患者症状逐渐缓解，突然再次出现胸闷、流涎、出汗、言语不清、吞咽困难等症状时，尤其以M样症状为主，需注意及时给予抗胆碱能药物治疗，并保持呼吸道通畅。

(4) 严密观察"阿托品化"持续情况。"阿托品化"是指应用阿托品后，患者瞳孔较前扩大，出现口干、皮肤干燥、颜面潮红、心率加快、肺部啰音消失等表现，此时应逐步减少阿托品用量。如患者瞳孔明显扩大，出现意识模糊、烦躁不安、谵妄、惊厥、昏迷及尿潴留等情况，则提示阿托品中毒，应立即停用阿托品，酌情给予毛果芸香碱对抗，必要时采用血液净化治疗。

知识链接

"阿托品化"记忆口诀

阿托品化看扩瞳，肤干唇燥面转红。

心率增快啰音失，到此用药减或停。

（四）对症护理

昏迷患者3～5天后应鼻饲饮食，头偏向一侧，防止呕吐时误吸。阿托品化的患者有口干症状，应做好口腔护理，防止感染。气管内插管或气管切开的患者，要做好气道护理，定时给予气道湿化。病情稳定、意识清醒的患者可口服蛋清保护胃黏膜。

（五）心理护理

观察患者情绪反应，尤其对自杀者，通过仔细观察以寻找心理护理的切入点。根据不同的心理特点予以心理疏导，以诚恳的态度为患者提供情感上的支持，并认真做好家属的思想工作。

【健康教育】

(1) 普及预防有机磷杀虫药中毒的知识，加强个人防护。

(2) 生产者生产有机磷杀虫药时严格按照操作规程作业，做好个人防护，定期体检，测定全血胆碱酯酶活力。加强设备管理，定期检修，采取有效措施防止毒物泄露。

(3) 喷洒农药者应佩戴口罩、戴帽子、着长袖上衣及长裤，减少皮肤、黏膜的暴露，如衣物被污染时，应及时更换并彻底清洗皮肤。皮肤、黏膜接触农药后，需立即用清水清洗，若出现头晕、胸闷、流涎、恶心、呕吐等症状，应立即就医。若农药不慎溅入眼中，应用清水冲洗后，及时就医。

(4) 凡接触过农药的器具均应用清水彻底清洗，绝不可再盛放食物。

(5) 中毒患者出院后需在家休息 2～3 周，及时服药，定期复查胆碱酯酶活力。若出现感觉、运动障碍时及时就医，防止发生迟发性多发性神经病。

任务三　急性一氧化碳中毒患者的救护

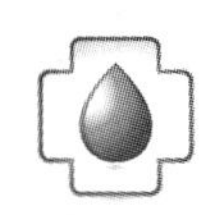

要点导航

重点：急性一氧化碳中毒患者的护理措施以及中毒的病因。
难点：急性一氧化碳中毒的机制以及迟发性脑病的概念。

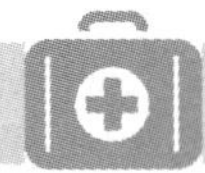

案例导入

患者刘某，女，55 岁，既往体健，2 h 前被家人发现呼之不应，伴呕吐及大、小便失禁。其丈夫王先生亦感到四肢无力、头痛、头晕、恶心。立即去医院就诊，来院途中，王某很快恢复正常，到医院后，其丈夫诉“因天气寒冷，睡前在室内燃烧煤球”。查体：T 36.8 ℃，P 95 次/分，R 25 次/分，BP 130/90 mmHg，浅昏迷状态，疼痛刺激可见痛苦表情，角膜反射存在，口唇呈樱桃红色，心肺听诊未闻及明显异常，肢体坠落试验阳性，双侧巴氏征阴性。辅助检查：碳氧血红蛋白 56%。王某因中毒症状消失，未进行检查。

1. 在救护车到来之前，家人应该做些什么？
2. 护士应如何配合医生进行救护？王某是否需要就诊？
3. 如何向患者及家人宣教正确使用采暖炉灶的知识？

在生产和生活环境中，含碳物质燃烧不完全，都可产生一氧化碳(CO)。一氧化碳是一种无色、无味的气体。气体比重为 0.967，当空气中一氧化碳浓度达到 12.5%时，有爆炸的危险。如不注意煤气管道的密闭和环境的通风，易发生急性一氧化碳中毒。

【体内代谢】

(一) 中毒途径

1. 生活性中毒　家用煤气炉产生的气体中一氧化碳浓度高达 6%～30%，若室内门窗紧闭，无烟囱或烟囱堵塞、漏气、倒风，均可发生一氧化碳中毒。

2. 职业性中毒 常为意外事故，多发生集体中毒。工业上，高炉煤气和煤气发生炉中的一氧化碳浓度高达30%～35%。在炼钢、炼焦、烧窑等工业生产中，煤炉关闭不严，管道泄漏及煤矿瓦斯爆炸等都可产生大量一氧化碳于空气中，从而发生职业性一氧化碳中毒。

知识链接

在通风不良的使用燃气热水器的浴室内，在一氧化碳浓度较高的失火现场也都容易发生一氧化碳中毒。

（二）中毒机制

一氧化碳中毒的主要机制为组织缺氧。一氧化碳被吸入人体后，与血红蛋白结合形成稳定的碳氧血红蛋白（COHb）。一氧化碳与血红蛋白的亲和力比氧气与血红蛋白的亲和力高240倍，其解离比氧合慢3600倍，使氧和血红蛋白不能结合，造成组织缺氧。脑和心肌对缺氧最为敏感，一氧化碳中毒时首先出现脑缺氧的表现，脑内小血管迅速麻痹、扩张，进而脑水肿发生、脑血栓形成、脑皮质和基底节局灶性缺血性坏死以及广泛的脱髓鞘病变，致使一部分急性一氧化碳中毒患者在昏迷苏醒后，有2～60天的假愈期，随后又出现迟发性脑病。

【病情评估】

（一）病史

一般有一氧化碳吸入史。着重了解中毒所处环境，患者停留时间及同室人有无中毒表现。

（二）临床表现

1. 急性中毒 正常人血液中碳氧血红蛋白浓度可达5%～10%。急性一氧化碳中毒的症状与血液中碳氧血红蛋白浓度有密切关系，同时也与患者中毒前的健康状况，如有无心脑血管疾病，以及中毒时体力活动等情况有关。按中毒程度可分为三级。

(1) 轻度中毒：血液碳氧血红蛋白浓度可达10%～20%。患者有头痛、头晕、恶心、心悸等症状，甚至出现短暂性晕厥。如能及时脱离中毒环境，吸入新鲜空气，症状可很快得到缓解。

(2) 中度中毒：血液中碳氧血红蛋白浓度高达30%～40%。除上述症状加重外，患者呼吸、脉搏加快，面色潮红，口唇、皮肤、黏膜呈樱桃红色，意识模糊，可有烦躁、谵妄、瞳孔对光反射迟钝等表现。积极抢救后症状多可恢复，一般不留后遗症。

(3) 重度中毒：血液碳氧血红蛋白浓度高达50%以上。患者呈深昏迷状态，面色苍白或青紫，常并发脑水肿而引起惊厥、呼吸抑制，亦可并发肺水肿、心肌损害、心律失常、上消化道出血等，严重者呼吸、循环衰竭而死亡。

2. 急性一氧化碳中毒迟发性脑病 部分急性一氧化碳中毒患者意识障碍恢复后，经过2～60天的假愈期，可发生迟发性脑病，出现下列一种或几种临床表现。

(1) 精神意识障碍：呈痴呆、谵妄或去大脑皮质状态。

(2) 锥体外系神经障碍：出现震颤麻痹。

(3) 锥体系神经损害：表现为偏瘫、病理反射阳性或大、小便失禁等。

(4) 大脑皮质局灶性功能障碍：出现失语、失明或继发性癫痫等。

（三）辅助检查

1. 血碳氧血红蛋白浓度测定 诊断一氧化碳中毒的特异性指标，但需及时取血测定才有诊断价值，如脱离中毒环境 8 h 后则诊断价值大大降低。

2. 脑电图 一氧化碳中毒时常出现弥漫性低波幅慢波，脑电图表现与临床病变程度不一定呈平行关系，其改变常晚于临床症状。

3. 脑 CT 当发生迟发性脑病时，常可在双侧基底节区发现低密度影。

【护理诊断】

1. 有误吸的危险 与意识障碍有关。

2. 有皮肤完整性受损的危险 与昏迷、皮肤大疱有关。

3. 潜在并发症 急性一氧化碳中毒迟发性脑病。

4. 知识缺乏 缺乏一氧化碳中毒的防护知识。

【护理措施】 对急性一氧化碳中毒患者的救护，首要的是使患者脱离中毒环境，然后纠正缺氧和防治脑水肿。

1. 现场救护 立即将患者移至空气流通处，解开衣领，注意保暖。对于呼吸、心搏停止的患者，立即进行人工呼吸、胸外心脏按压等抢救措施。

2. 迅速纠正缺氧 及时清理呼吸道分泌物，保持呼吸道通畅。氧疗是治疗一氧化碳中毒最有效的方法，轻度中毒给予鼻导管或面罩高流量氧气吸入，氧流量 8～10 L/min。中、重度中毒给予高压氧治疗，以增加血液中氧含量，加速碳氧血红蛋白解离，纠正组织缺氧，减少或防止迟发性脑病的发生。高压氧舱如图 8-2 所示。

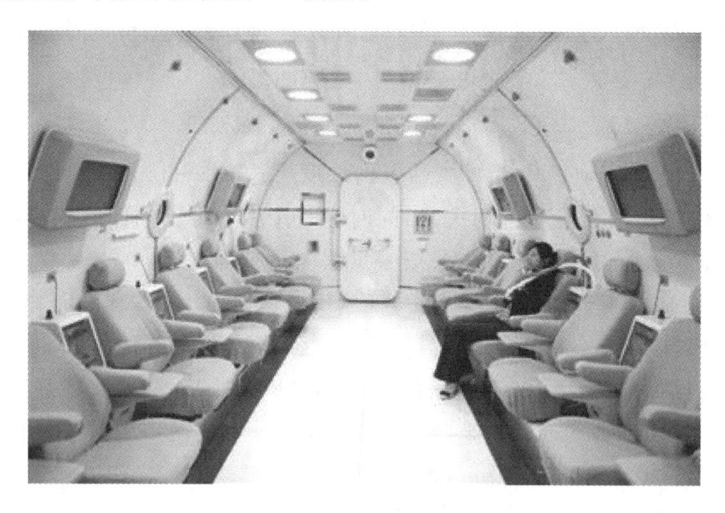

图 8-2 高压氧舱

3. 积极防治脑水肿 重度中毒 24～48 h 后，脑水肿发展至高峰。患者应绝对卧床休息，抬高床头。遵医嘱给予 20%甘露醇快速静滴，酌情给予糖皮质激素、能量合剂等药物，减轻脑水肿，促进脑细胞代谢。

4. 护理重点

(1) 病情观察：密切观察患者病情变化，定时监测患者生命体征、瞳孔、意识；密切观察患者神经系统的表现，有无偏瘫，失语，大、小便失禁，抽搐等症状，以便尽早防治迟发性脑病；准确记录出入量，观察尿量、颜色的变化；防止肺水肿、心肌损害、肾功能损害等并发症的发生。

(2) 皮肤护理：昏迷患者应保持皮肤清洁，定时协助翻身，易受压处垫棉垫或气垫保护，皮肤出现大水疱和红肿者，用无菌注射器将水疱内液体抽出，消毒后用无菌敷料覆盖，严格执行无菌操作，定时换药，防止感染。

(3) 心理护理：急性一氧化碳中毒发生突然，患者多无心理准备，往往产生紧张、焦虑情绪。应鼓励患者表达其感受，引导患者正确地认识病情，鼓励其树立乐观、积极的生活信念。认真履行告知义务，讲述相关知识、治疗方法及可能发生的并发症，增进彼此的信任，使患者积极主动地配合治疗。

5. 健康教育

(1) 家用煤气炉、火炉要安装排风扇或烟囱，定时开窗通风(图 8-3)。

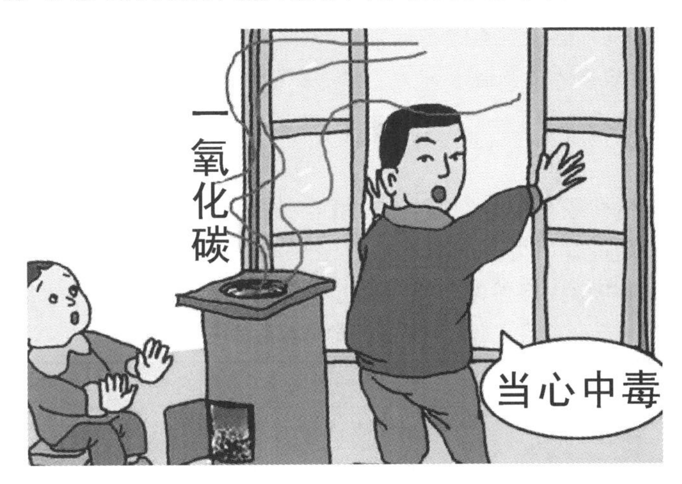

图 8-3　开窗通风

(2) 工业用煤球炉和管道要经常检修以防漏气。有一氧化碳的车间和场所要加强通风。

(3) 凡有可能接触一氧化碳的人若出现头痛、头晕等症状，应立即离开，外出呼吸新鲜空气，严重者立即就医。

(4) 出院后留有后遗症者应鼓励患者增强继续治疗的信心，并教会家属对患者进行功能锻炼。

任务四　镇静催眠药中毒患者的救护

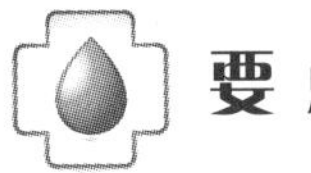
要点导航

重点：镇静催眠药中毒患者的护理措施以及护理诊断。

难点：镇静催眠药中毒的机制。

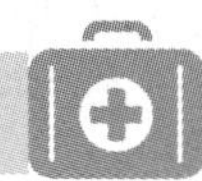

案例导入

张女士，22岁。因谈男朋友遭到父母反对，自服地西泮500片。服后约8 h在自家车库被家人发现，当时患者处于昏迷状态，大、小便失禁。急送往医院。查体：T 36.5 ℃，P 80次/分，R 14次/分，BP 90/60 mmHg，患者为青年女性，昏迷，双侧瞳孔等大等圆，直径约1 mm，对光反射迟钝。双肺呼吸音粗，可闻及少量湿啰音。疼痛刺激不见四肢活动，双侧巴氏征(－)。医生诊断为急性地西泮中毒。

1. 请你对患者进行护理评估。
2. 护士应如何配合医生进行救护？
3. 制订该患者的紧急救护措施。

镇静催眠药是中枢神经系统抑制药，具有镇静、催眠作用，过大剂量可麻醉全身，甚至麻醉呼吸中枢。一次性大剂量服用可引起急性镇静催眠药中毒。长期滥用镇静催眠药可引起耐药性和依赖性而导致慢性中毒。突然停药或减量可引起戒断综合征。常见的镇静催眠药见表8-2。

表8-2　常见的镇静催眠药

药物类别	药物名称
苯二氮䓬类	地西泮、氟西泮、氯氮䓬、阿普唑仑、三唑仑等
巴比妥类	巴比妥、苯巴比妥、戊巴比妥、司可巴比妥等
吩噻嗪类	氯丙嗪、硫利达嗪、奋乃静、氟奋乃静等
非巴比妥非苯二氮䓬类	水合氯醛、甲喹酮、甲丙氨酯、格鲁米特等

【中毒机制】

1. 苯二氮䓬类　其中枢抑制作用与增强γ-氨基丁酸(GABA)能神经的功能有关。考虑在神经突触表面有苯二氮䓬受体、GABA受体、氯离子通道组成的大分子复合物。苯二氮䓬类与苯二氮䓬受体结合后，可加强GABA与GABA受体的亲和力，使与GABA受体耦联的氯离子通道开放，增强GABA对突触后的抑制功能。主要作用于边缘系统，影响情绪和记忆力。

2. 巴比妥类　巴比妥类对GABA能神经与苯二氮䓬类有相似的作用，巴比妥类分布广泛，主要作用于网状结构上行激活系统而引起意识障碍。巴比妥类对中枢神经的抑制有剂量-效应关系，随着剂量的增加，由镇静、催眠到麻醉，以至呼吸中枢麻痹。

3. 吩噻嗪类　主要作用于网状结构，以减轻焦虑紧张、幻觉妄想和病理性思维等精神症状。

4. 非巴比妥非苯二氮䓬类　对中枢神经系统作用与巴比妥类相似。

【病情评估】

(一) 病史

有确定的镇静催眠药应用史。注意了解所用药物名称、数量、用药时间，以前是否服用过此类药物，服药前后是否饮酒，患者近来精神状况。

（二）临床表现

1. 巴比妥类中毒　一次服用大剂量巴比妥类，可引起中枢神经系统抑制，症状与剂量有关。①轻度中毒：嗜睡、情绪不稳定、注意力不集中、记忆力减退、共济失调、发音含糊不清、步态不稳、眼球震颤。②中度中毒：由嗜睡进入浅昏迷，强刺激可有反应，不能言语，停止刺激后即又沉睡，呼吸变慢，眼球震颤。③重度中毒：逐渐进入深昏迷、呼吸浅慢、不规则，脉搏细速，血压下降，少尿，昏迷，早期有四肢强直、腱反射亢进，后期全身瘫痪，腱反射消失，长期昏迷者可并发肺炎、肺水肿、脑水肿、肾功能衰竭而危及生命。

知识链接

意识障碍的分类

意识活动包括觉醒和意识内容两方面。按觉醒度划分，可分为嗜睡、昏睡、昏迷（浅昏迷、中度昏迷、深昏迷）；按意识内容划分，可分为意识模糊和谵妄状态。

2. 苯二氮䓬类中毒　中枢神经系统抑制较轻，主要症状是嗜睡、头晕、言语含糊不清、意识模糊、共济失调。很少出现严重的症状如长时间深度昏迷和呼吸抑制等。如果出现，应考虑同时服用了其他镇静催眠药或酒等。

3. 吩噻嗪类中毒　①嗜睡：昏迷一般不深。②有锥体外系征：肌肉紧张、喉痉挛。③自主神经系统症状：低血压、休克、心律失常。④抗胆碱症状：如瞳孔散大、口干、尿潴留。

4. 非巴比妥类非苯二氮䓬类中毒　其症状与巴比妥类中毒相似，但各有其特点。

（1）水合氯醛中毒：可有心律失常、肝肾功能损害。

（2）格鲁米特（导眠能）中毒：意识障碍有周期性波动。有抗胆碱能神经症状，如瞳孔散大等。

（3）甲丙氨酯中毒：常发生血压下降。

（4）甲喹酮：明显呼吸抑制。

（三）辅助检查

（1）药物浓度测定：血液、尿液、胃液中药物浓度测定，对诊断有参考意义。血清苯二氮䓬类浓度测定对诊断帮助不大，因活性代谢产物半衰期及个人药物排出速度不同。

（2）血液生化检查：血糖、血尿素氮、血肌酐、电解质等。

【护理诊断】

1. 清理呼吸道无效　与镇静催眠药对中枢的过多抑制有关。

2. 组织灌注量改变　与药物导致血管扩张有关。

3. 有皮肤完整性受损的危险　与昏迷导致皮肤受压有关。

4. 潜在并发症　肺部感染、泌尿系统感染、急性胃黏膜病变等。

【护理措施】　本类药物中毒的救护：早期重点是采用洗胃、活性炭吸附、导泻等以清除胃肠内毒物，并注意呼吸支持、抗休克和加速毒物排泄；后期重点是防治因长时间昏迷所致的各类并发症。

（一）紧急处理

1. 维持昏迷患者的重要脏器功能

（1）保持呼吸道通畅：深昏迷患者气管内插管，保证吸入足够的氧和排出二氧化碳。

(2) 维持血压:急性中毒出现低血压多由于血管扩张所致,应输液补充血容量,如无效,可考虑给予适量多巴胺。

(3) 心脏监护:心电监护,如出现心律失常,给予抗心律失常药。

(4) 促进意识恢复:用纳洛酮有一定疗效。

2. 迅速清除毒物

(1) 立即洗胃:1∶5000 高锰酸钾或温水洗胃。服药时间超过 4 h 仍需洗胃。

(2) 活性炭与泻剂的应用:活性炭对吸附各种镇静催眠药有效。禁用硫酸镁导泻,以避免镁离子吸收加重中枢神经系统抑制。

(3) 碱化尿液、利尿:应用呋塞米、碱性药利尿,以利于长效巴比妥类药物排出。

3. 特效解毒药应用 巴比妥类、吩噻嗪类药物中毒无特效解毒药。苯二氮䓬类药物中毒的特效解毒药是氟马西尼,用法是 0.3 mg 快速静脉注射,需要时可维持静脉泵入。

4. 对症支持治疗 纠正体温过高或过低,肝功能损害出现黄疸者,予以保肝和糖皮质激素治疗。吩噻嗪类药物中毒较重时可用苯丙胺、苯甲酸钠咖啡因等。如进入昏迷状态,可用盐酸哌甲酯(利他林)40～100 mg 肌内注射,必要时半小时至 1 小时重复应用,直至苏醒。

(二) 护理重点

(1) 病情观察:卧床休息,取侧卧位或平卧位,头偏向一侧,注意保暖。定时测量生命体征,观察意识状态、瞳孔大小、对光反应、角膜反射,若瞳孔散大、血压下降、呼吸变浅或不规则,常提示病情恶化,应及时向医生报告,采取紧急处理措施。

(2) 饮食护理:昏迷时间超过 3 天,患者营养不易维持者,可由鼻饲补充营养及水分,给予高热量、高蛋白、易消化的流质饮食。

(3) 心理护理:对服药自杀者,不宜让其单独留在病房,防止其再度自杀。重点观察情绪反应,进行有效的心理疏导,并取得家属的支持,为患者保守秘密。

(三) 健康教育

(1) 协助失眠者寻找原因并制订相应措施,以心理和物理疗法为主,如睡前饮用热牛奶,热水泡脚等。

(2) 加强镇静催眠药管理,防止药物依赖性。

(3) 长期服用大量镇静催眠药的人,包括长期服用苯巴比妥的癫痫患者,不能突然停药,以免产生戒断症状。

任务五 急性酒精中毒患者的救护

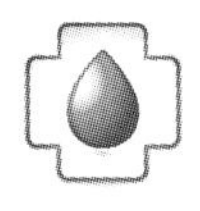

要点导航

重点:急性酒精中毒患者的护理措施和护理诊断。

难点：急性酒精中毒的机制。

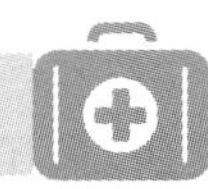

案例导入

小军在急诊科实习的第一天就和带教老师接诊了一位因酗酒而昏迷的患者。下班之前，带教老师给小军布置了一个任务：总结急性酒精中毒患者的救护过程，供以后来急诊科实习的同学参考。

如果带教老师也给你留了这样的作业，你会从哪些方面来总结呢？

一次饮入过量酒精或酒类饮料而引起的中枢神经系统先兴奋后抑制的状态，称为急性酒精中毒，严重者出现昏迷、呼吸抑制及休克。经常醉酒的人易成为慢性酒精中毒者，常导致酒精性肝硬化。

知识链接

严重酗酒者常伴有营养不良，这是因为半两（1 两＝0.05 kg）酒精相当于 200 多卡的热量，但却没有营养价值，吸收大量的酒精意味着人们不再需要更多的食物。嗜酒者缺乏维生素 A、复合维生素 B、维生素 C、镁、硒和锌，以及必要的脂肪酸和抗氧化剂。补充营养成分，特别是硫胺素（维生素 B_1），有助于戒酒和康复治疗。

【概述】

（一）病因

急性酒精中毒主要是因过量饮酒所致。

（二）酒精的吸收与代谢

进入人体的酒精经胃、十二指肠、空肠吸收后，随血流遍及全身，绝大部分在肝脏氧化分解，少部分经肺、皮肤及肾脏排出。

（三）中毒机制

1. 中枢神经系统的抑制作用　酒精具有脂溶性，可迅速透过脑神经细胞膜，作用于细胞膜上的某些酶而影响细胞功能。

2. 代谢异常　酒精在肝细胞内代谢产生的代谢产物可导致乳酸升高，酮体蓄积，引起代谢性酸中毒；可引起糖异生受阻，引起低血糖。

【护理评估】

（一）病史

过量饮酒史：注意询问患者饮酒的种类、饮用量、饮用时间，当时心情，平素酒量，有无服用其他药物。

（二）临床表现

主要是中枢神经系统症状，与饮酒量、血清酒精浓度及个人耐受性有关。

1. 轻度中毒　酒精中毒早期，大脑皮质处于兴奋状态，表现为头晕、头痛、面色潮红或苍白，患者常常言语增多，情绪多变，可有攻击行为。

2. 中度中毒 随着血清酒精浓度的升高，兴奋状态消失，患者开始出现共济失调，表现为行动笨拙、言语不清、语无伦次、步态不稳，可有恶心、呕吐及心率加快等症状。

3. 重度中毒 患者处于昏睡状态，瞳孔散大，皮肤湿冷，呼吸缓慢，心率加快，血压下降，呈休克状态，会伴有酸碱失衡及电解质紊乱、低血糖等症状。严重者发生昏迷、抽搐、大小便失禁，呼吸衰竭而导致死亡。

（三）实验室检查

1. 血清酒精浓度 急性酒精中毒时呼气中酒精浓度与血清酒精浓度相当。

2. 动脉血气分析 急性酒精中毒时可见轻度代谢性酸中毒。

3. 血清葡萄糖测定 急性酒精中毒时可见低血糖症。

4. 血清电解质测定 急性酒精中毒时可见低钾血症、低镁血症、低钙血症。

5. 心电图检查 可见心律失常和心肌损害等表现。

【护理诊断】

1. 清理呼吸道无效 与反复呕吐有关。

2. 低效型呼吸型态 与高浓度酒精抑制延髓中枢有关。

3. 舒适度的改变 与恶心、呕吐的被动体位有关。

4. 思维过程紊乱 与酒精中毒早期大脑皮质处于兴奋状态有关。

5. 有受伤的危险 与酒精作用于小脑，引起共济失调有关。

【护理措施】

1. 催吐 直接刺激咽部进行催吐，使胃内容物呕出，减少酒精的吸收，已有呕吐者可不用。

2. 保持呼吸道通畅 患者饮酒后有不同程度的恶心、呕吐、意识障碍，应取平卧位，头偏向一侧，及时清除呕吐物及呼吸道分泌物，防止窒息。要观察呕吐物的量和性状，分辨有无胃黏膜损伤情况，特别是饮红酒的要注意鉴别。必要时留呕吐物标本送检。

3. 严密观察病情 对意识不清者要细心观察意识状态、瞳孔及生命体征的变化，并做好记录。特别是有外伤史的患者，要加强意识、瞳孔的观察，必要时进行颅脑 CT 检查。

4. 按医嘱尽快应用纳洛酮 纳洛酮为纯阿片受体拮抗剂，是一种安全性高、不良反应小的药物，可使血中酒精浓度明显下降，使患者快速清醒。应注意患者应用纳洛酮后清醒的时间，若超过平均清醒时间或用后昏迷程度加深，要追问病史，弄清患者是否存在其他情况（如颅内血肿），并及时对症处理。

5. 安全防护 患者多数表现为烦躁、兴奋多语、四肢躁动，应加强巡视，使用床栏，必要时给予适当的保护性约束，防止意外发生。除要做好患者的安全防护外，还要防止伤害他人（包括医务人员）。所以在护理酒精中毒的患者时，要做好自身的防护。

6. 注意保暖 急性酒精中毒患者全身血管扩张，散发大量热量，有些甚至寒战。此时应适当提高室温，加盖棉被等，并补充能量，及时更换床单、衣服，防止受凉诱发其他疾病。

7. 心理护理 大多数患者清醒后常因饮酒入院有损面子或入院导致经济损失表示后悔，同时又怕家人埋怨。护理人员应根据患者不同的心理状态及时与患者及陪护人员进行思想交流。

8. 健康教育 在患者清醒及情绪稳定后向其及家属宣教酒精及其代谢产物乙醛可直接损伤肝细胞等知识。一次过量饮酒其危害不亚于一次轻型肝炎，经常过量则会导致酒精性肝硬化。

实训7　急性有机磷杀虫药中毒患者的救护

【实训目的】

(1) 熟练掌握急性有机磷杀虫药中毒患者的急救技术。

(2) 准确评估现场患者病情。

(3) 通过练习，掌握现场救护的方法。

【情景模拟】 患者，女，46岁，生气后口服敌敌畏100 mL，并溅入左眼及前胸，后出现左眼疼痛、流泪、视物不清，伴大汗、口吐白沫，大、小便失禁。家人发现后拨打120。

【实训准备】

1. 物品　模拟人1个，毛巾1条、肥皂1块、床单1条，生理盐水500 mL、碘解磷定20 mL×2支、阿托品1 mg×10支、0.9%氯化钠注射液，输液器、注射器若干。

2. 器械　洗胃机、遮挡屏风、洗胃管等。

3. 环境　配有水龙头及下水道的室内。

【实训学时】 1学时。

【操作程序及考核标准】 急性有机磷杀虫药中毒患者的救护的操作程序及考核标准见表8-3。

表8-3　急性有机磷杀虫药中毒患者的救护的操作程序及考核标准

项目总分	项目内容	评分标准	分值	得分	备注
素质要求（6分）	服装、服饰	服装、鞋帽整洁，着装符合职业要求	2		
	仪表、举止	仪表大方，举止端庄，步履轻盈、矫健	2		
	态度、语言	语言流畅、清晰，态度和蔼可亲	2		
操作前准备（6分）	护士	修剪指甲、洗手(六步洗手法)、戴口罩	3		
	物品	检查物品完好、齐全(口述)，物品摆放科学、美观	3		
操作步骤（74分）	(1) 评估现场环境是否安全，记录时间。		2		
	(2) 确认为有机磷杀虫药中毒。		3		
	(3) 评估患者病情：		20		
	①左眼流泪、结膜充血。		(4)		
	②大汗，口吐白沫。		(4)		
	③双肺可闻及大量湿啰音，心率减慢。		(4)		
	④肌束颤动。		(4)		
	⑤大、小便失禁。		(4)		
	(4) 紧急救护：		20		
	①生理盐水冲洗眼结膜。		(5)		
	②指导患者催吐，若效果欠佳，给予插胃管、洗胃治疗。		(5)		
	③建立静脉通道，应用特效解毒剂(阿托品、解磷定)。		(5)		

续表

项目总分	项目内容	评分标准	分值	得分	备注
	④记录紧急救护内容及时间。 (5) 减少毒物再吸收: ①屏风遮挡,脱去污染衣物,盖床单,用毛巾、肥皂清洗头发、皮肤。 ②保留胃管,反复洗胃治疗。 ③血液净化(血液透析、血液灌流、血浆置换)。 ④导泻、灌肠。 (6) 严密监测患者生命体征,必要时及时告知医生。 (7) 防止并发症的发生。 (8) 心理护理。 (9) 健康教育。 (10) 整理用物、终末消毒		(5) 16 (4) (4) (4) (4) 3 2 3 2 3		
评价 (14分)	操作方法 (5分)	程序正确,操作规范,动作娴熟	5		
	操作效果 (9分)	(1) 能够准确判断患者中毒。 (2) 能够掌握中毒患者的急救护理。 (3) 能够独立完成洗胃、灌肠等操作	3 3 3		
总　　分			100		

【实训结果】

(1) 通过实训,每位同学都能熟练掌握急性有机磷杀虫药中毒患者的急救技术,并成功通过操作考核。

(2) 学生能识别急性有机磷杀虫药中毒的临床表现。

【考核方法】 急性有机磷杀虫药中毒患者的救护的考核方法见表8-4。

表8-4　急性有机磷杀虫药中毒患者的救护的考核方法

本组之星	
组间互评	
评分说明	(1) 实际得分=自我评价×33.4%+小组评价×33.3%+教师评价×33.3%。 (2) 本组之星可以是本次实训活动中突出贡献者,可以是进步最大者,也可以是某一方面表现突出者。 (3) 组间互评由各组长将本组内商议的评定结果上报,全体组长共同讨论后评定出每组的最终评定结果。 (4) 考评满分为100分,90分以上(包括90分)为优秀,76～89分为良好,60～75分为及格,59分以下(包括59分)为不及格

直通护考

A1/A2型题

1. 口服下列哪项中毒忌做常规洗胃?(　　)

A. 重金属　　B. 强酸、强碱　　C. 生物碱
D. 有机磷杀虫药　　E. 安眠药

2. 患者，男，25 岁，昏睡在路边被警察送到医院急诊。体检：深昏迷状态，呼吸有轻度大蒜味，疑为有机磷杀虫药中毒，以下检查对诊断有帮助的是(　　)。

A. 瞳孔缩小　　B. 大小便失禁　　C. 肌肉颤动
D. 呕吐物有大蒜味　　E. 全血胆碱酯酶活力降低

3. 下列不是“阿托品化”指标的是(　　)。

A. 颜面潮红、干燥　　B. 体温正常或轻度升高　　C. 心动过速
D. 瞳孔轻度扩大　　E. 意识模糊

4. 不符合急性中毒一般处理原则的是(　　)。

A. 气体毒物中毒者立即撤离现场
B. 皮肤、黏膜沾染中毒者尽快清洗
C. 对清醒、合作的口服中毒者立即催吐
D. 对口服中毒昏迷者宜采用吸引器洗胃
E. 服毒 6 h 以上禁忌洗胃

5. 下列各项中，不符合有机磷杀虫药中毒临床表现的是(　　)。

A. 皮肤干燥、无汗　　B. 恶心、呕吐　　C. 肌肉颤动
D. 肺水肿　　E. 视力模糊，瞳孔缩小

6. 一氧化碳中毒患者，经高压氧治疗后意识清楚，全身症状好转，可能的后遗症是(　　)。

A. 中毒后反跳　　B. 肝功能损害　　C. 记忆力减退
D. 迟发性脑病　　E. 肺功能损害

7. 一氧化碳中毒时的最好氧疗措施是(　　)。

A. 高流量间歇给氧　　B. 低流量持续给氧　　C. 酒精湿化给氧
D. 高压氧舱吸氧　　E. 一般流量给氧

8. 有机磷杀虫药中毒的烟碱样症状有(　　)。

A. 多汗、流涎　　B. 尿失禁　　C. 头痛、头晕　　D. 肌肉颤动　　E. 肺水肿

9. 引起酒精中毒的毒物是(　　)。

A. 酒精　　B. 甲醇　　C. 甲酸　　D. 乙醛　　E. 乙酸

10. 对于急性中毒患者，治疗上应立即采取的措施是(　　)。

A. 清除进入体内尚未吸收的毒物　　B. 终止接触毒物
C. 对症处理　　D. 如有可能，使用特效解毒药
E. 清除体内已被吸收的毒物

11. 苯二氮䓬类特异拮抗剂是(　　)。

A. 尼可刹米　　B. 咖啡因　　C. 氟马西尼　　D. 纳洛酮　　E. 多潘立酮

A3/A4 型题

(12～14 题共用题干)

患者，女，31 岁。因误服农药被邻居发现后急送入院。检查：恶心、呕吐、流涎、意识模糊，脉搏、呼吸增快，血压下降。诊断：有机磷杀虫药中毒。

12. 该患者宜采取的洗胃溶液是(　　)。

A. 生理盐水　B. 1∶5000 高锰酸钾溶液　C. 20 g/L 鞣酸溶液
D. 20 g/L 碳酸氢钠溶液　E. 茶叶水

13. 抢救该患者成败与下列哪项甚少有关？(　　)
A. 抢救开始时间　B. 毒物进入体内的方式　C. 清除毒物是否彻底
D. 解毒剂应用是否足量　E. 防治并发症的措施是否有效

14. 该患者发生率最高的并发症是(　　)。
A. 呼吸衰竭　B. 循环衰竭　C. 上消化道出血
D. 急性坏死性胰腺炎　E. 脑水肿

(15～17 题共用题干)

患者，男，56 岁，因天气寒冷，于睡前烧炭火取暖，清晨邻居发现其昏迷不醒。查体：T 39 ℃，P 108 次/分，R 28 次/分，BP 90/50 mmHg，面色苍白，口唇呈樱桃红色。

15. 该患者最可能的诊断是(　　)。
A. 有机磷杀虫药中毒　B. 误服强酸溶液　C. 误食不洁食物
D. 一氧化碳中毒　E. 酒精中毒

16. 应给予的护理措施不包括(　　)。
A. 给予持续低流量氧气吸入　B. 给予物理降温
C. 密切观察意识变化　D. 及时采血测定碳氧血红蛋白浓度
E. 根据医嘱及时给予甘露醇

17. 患者经抢救清醒 5 天后，突然出现反应迟钝，患者最可能出现的情况是(　　)。
A. 酸中毒　B. 药物过量　C. 迟发性脑病
D. 脑血栓形成　E. 脑出血

（王凤侠）

项目九　环境理化因素损伤患者的救护

学习目标

知识目标：掌握中暑、淹溺、电击伤、气管异物、烧烫伤及强酸、强碱损害患者的急救方法和护理措施。熟悉以上疾病的发病机制和护理评估。了解疾病的致病病因。

能力目标：通过理论学习和技能培训，达到能处理现场紧急情况，并配合医生完成院内救护的目标。

情感目标：学生具有同理心，理解患者及其家属的心情，耐心、细心给予患者及时恰当的救治。

任务一　中暑患者的救护

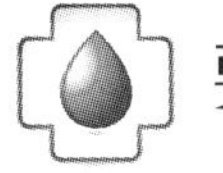

要点导航

重点：中暑患者的现场救护和院内护理措施。

难点：中暑的发病机制。

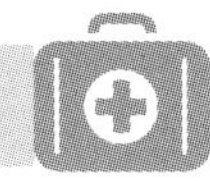

案例导入

患者，刘某，女性，58 岁，和老伴吵架后赌气爬至楼顶哭泣，时值夏日中午。一个多小时后被家人发现已处于意识不清状态，急送入院。查体：T 41 ℃，P 126 次/分，R 19 次/分，BP 96/56 mmHg，烦躁不安，意识模糊，面色苍白，皮肤干燥无汗，有明显脱水征。询问家属，否认有既往病史。医疗诊断：急性中暑。

1. 在救护车到来之前，家人可以做些什么？
2. 护士如何进行院内救护？
3. 讨论：夏季如何预防中暑？

中暑是一种常见的物理性损伤，常发生于夏季，是指人体长时间处于热环境中，体温调节中枢功能紊乱，导致体热平衡失调，出现高热、无汗、水和电解质代谢紊乱、脑组织细胞受损等临床表现的急性临床综合征。

【病因】

1. 机体产热增加 孕妇、肥胖者、甲亢患者、高温环境中强体力劳动者、剧烈运动者等，机体产热增加，易发生热蓄积，如果没有足够的防暑降温措施，容易发生中暑。

2. 机体散热减少 环境湿热、穿透气不良的衣服、皮肤汗腺功能障碍、严重烧伤后的瘢痕皮肤等，导致机体散热不良，容易发生中暑。

3. 机体热适应能力下降 见于心血管疾病、糖尿病、下丘脑病变者，老年人，久病卧床者等，机体对热的调节能力下降，热适应能力下降，导致中暑发生。

【发病机制】 高温环境下，机体大量出汗，丢失过多的水和钠盐，血液被浓缩，血容量不足，出现周围循环衰竭的表现，称之为热衰竭。若补水未及时补盐，或以失盐为主，造成低钠血症，患者会出现肌肉阵发性痉挛性疼痛，称之为热痉挛。长时间处于高温环境不及时有效降温，会引起下丘脑体温调节中枢功能障碍，汗腺疲劳，散热不足，产生严重的生理和生化异常，发生热射病。

【病情评估】

（一）健康史

重点询问有无造成中暑的病因存在，如长时间存在于高温环境中，无有效的降温措施，未及时补水补盐，各种原因导致机体产热增加，散热减少等，为中暑的主要诊断依据。

（二）临床表现

1. 先兆中暑 在高温环境中一段时间后，出现头晕、头痛、眼花、耳鸣、口渴、恶心、胸闷、心悸、大汗、四肢无力、体温正常或略升高。脱离高温环境，及时补充水分、适当休息即可缓解。

2. 轻度中暑 除具有先兆中暑症状外，患者还会出现：体温升高达 38 ℃以上，面色潮红、皮肤灼热、胸闷、心悸，以及早期周围循环衰竭的表现，如脉搏细速、血压下降、皮肤湿冷、面色苍白等。若及时有效地处理，3～4 h可恢复正常。

3. 重度中暑 重度中暑又可分为以下三种类型。

(1) 热衰竭：此型最常见，见于老年人、慢性病患者等。高温环境下，机体大量出汗，丢失过多的水和电解质，循环血量减少，出现周围循环衰竭的表现：头晕、头痛、疲乏、无力、恶心、呕吐、脉搏细速、血压下降、面色苍白、皮肤湿冷等表现。

(2) 热痉挛：多见于健康的青壮年人。大量出汗伴随钠盐的丢失，未及时补充水、钠或者只补水未补钠，出现低钠血症。患者出现肌肉痉挛性、对称性和阵发性疼痛，以腓肠肌最常见，也可因肠道平滑肌痉挛引起急性腹痛。患者往往没有明显体温升高。

(3) 热射病：中暑最严重的一种类型，是一种致命性的急症。多见于老年人或有心血管疾病的人。长时间处于高温环境中，体温调节中枢功能紊乱，汗腺疲劳，热量大量蓄积，患者出现“超高热、无汗、意识障碍”三联征，体温可超过 41 ℃，甚至高达 43 ℃ 。皮肤干燥无汗，出现不同程度的意识障碍甚至昏迷。

（三）辅助检查

1. 血液检查 血清电解质可有高钾、低氯、低钠血症出现，血尿素氮和血肌酐可升高。有凝血功能障碍时，应考虑 DIC。

2. 尿液检查　尿常规有不同程度蛋白尿、血尿、管型尿改变。尿液分析有助于发现横纹肌溶解和急性肾功能衰竭证据。

【护理诊断】

1. 体液不足　与大量出汗，水分和电解质丢失有关。

2. 体温过高　与中暑高热有关。

3. 潜在并发症　电解质及酸碱平衡紊乱。

【护理措施】　中暑患者的救护原则是迅速脱离高热环境，采取有效降温措施，纠正水、电解质紊乱，保护重要脏器功能。

（一）现场救护

1. 迅速改变高热环境　转移患者于通风阴凉处，或使用风扇、空调降低环境温度；患者立即平卧休息，解开或脱去过多的衣物。

2. 采取有效的降温措施　轻症患者用冷水反复擦拭全身降温，用冰块冷敷，饮用低温饮料或含盐冰水等。

知识链接

冷疗的禁忌部位

在机体大血管丰富的部位使用冷疗可以起到很好的降温效果，但机体的某些部位是禁用冷疗的，比如：①枕后、耳廓、阴囊。因为这些地方皮下脂肪薄，冷疗易引起冻伤。②心前区：心前区冷疗会引起反射性的心率减慢、心律不齐。③腹部：腹部冷疗会引起腹痛、腹泻。④足底：足底冷疗会导致反射性末梢血管收缩而影响散热或一过性冠状动脉收缩，心脏病患者尤为注意。

（二）院内救护

降温速度是抢救重度中暑的关键。降温包括物理降温和药物降温。

（1）物理降温：

① 环境降温：将患者置于通风良好、20～25 ℃的环境中。

② 冰袋、冰帽的使用：在头部、腋下、腹股沟等机体大血管处放置冰袋，头部可使用冰帽。放置位置应准确，避免同一部位长时间直接接触，以免冻伤。

③ 冰水或酒精擦浴：用冰水或40%～50%酒精拍打式擦拭全身，尤其大血管处，以使血管扩张，加速血液循环，促进皮肤散热。擦拭过程中避免按摩式手法，以防摩擦生热。

（2）药物降温：①氯丙嗪：调节体温中枢，扩张血管，松弛肌肉，降低氧耗，低血压者慎用。②地塞米松：糖皮质激素类药物，改善机体反应性，有助于降温并且预防脑水肿。③冬眠合剂：氯丙嗪＋哌替啶＋异丙嗪，使用时注意观察血压、呼吸变化。

（三）对症护理

（1）纠正水、电解质紊乱：患者失水失钠，可酌情输入5%葡萄糖氯化钠注射液1000～2000 mL，速度不宜过快，防止发生心力衰竭。热痉挛患者低钠血症可重点补充钠。

（2）防治急性肾功能衰竭、脑水肿、感染、DIC等并发症，及时对症处理。

（3）保持呼吸道通畅：重度中暑患者意识不清，平卧时注意头偏向一侧，防止舌后坠，及时清除口、鼻分泌物，避免误吸，保持呼吸道通畅。

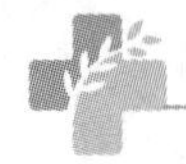

(4) 做好口腔、皮肤等基础护理。

(四) 病情观察

(1) 观察降温效果:①降温过程中每 10～15 min 测量体温一次,根据体温变化调整降温措施。②观察机体末梢循环状况,若出现皮肤厥冷,肢端发绀,则病情加重,需要调整治疗方案。若体温下降,肢端温暖,发绀减轻或消失,提示病情好转。

(2) 观察患者生命体征,高热是否伴有其他情况:呕吐、腹泻、出血等,注意有无并发症发生。

(五) 心理护理

怀有同情心,了解患者情绪变化,及时予以心理疏导,以诚恳的态度为患者提供情感上的支持,并认真做好家属的思想工作。

【健康教育】

(1) 尽量避免在强烈阳光下进行户外工作或活动,特别是午后高温时段。

(2) 必须进行户外工作或活动时,要做好防晒措施:穿浅色衣服,戴遮阳帽或打遮阳伞;及时补充水分,特别是葡萄糖氯化钠溶液;随身携带防暑药物,如清凉油、风油精等。

(3) 在高温作业场所,企业要采取有效的防暑降温措施,如加强通风、使用降温设备等,加强对工作人员防暑降温知识的宣传,合理调配工人的作业时间,避免高温时段作业,减轻劳动强度。

(4) 还可以在饮食上加以调节,清淡饮食,合理进行营养搭配,可有效地防暑降温,避免发生中暑。

任务二　淹溺患者的救护

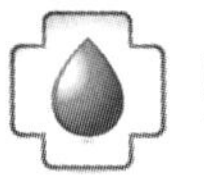

要点导航

重点:淹溺患者的现场救护及院内护理措施。

难点:淡水淹溺和海水淹溺的区别及发生机制。

案例导入

某小型水库发生了一起意外溺亡事故,7 名淹溺患者死亡。调查通报称,这起事故起因系其中一名孩子在水库边洗手失足落水,他的父母、兄弟姐妹以及其他亲戚接连试图自行救援失败,造成了这次悲剧。记者在当地采访得知,7 名死者中包括了 3 名孩子,其中最小的为一名 13 岁男孩,最大的为一名 17 岁女孩。

1. 作为第一目击者,如何对溺水者予以施救?

2. 淹溺患者的院内护理措施有哪些?

3. 夏季如何预防淹溺的发生?

淹溺是指当人淹没于水或其他液体中时,水、杂草、异物进入呼吸道及肺泡引起堵塞,或者由于刺激(寒冷、惊恐)反射性地引起呼吸道痉挛收缩,导致患者窒息缺氧的状况,严重者引起患者死亡。

【病因】

(1) 意外落水,大多缺乏游泳能力。

(2) 与游泳相关的情况:

①长时间游泳导致体力消耗,冷水刺激引发肢体抽搐,不熟悉水域环境,水草缠身或跳水头撞硬物等。

②入水前服用过量镇静药物或大量酗酒等。

③身体本身存在疾病史,如心脏病、脑血管疾病、癫痫等。

【发生机制】

(1) 根据发生机制不同,分为干性淹溺和湿性淹溺。

①干性淹溺:人入水后,因受到强烈刺激(惊慌、恐惧、骤然寒冷等),引起喉头、气管、支气管反射性痉挛,导致窒息,呼吸道和肺泡并无或很少有水进入,称为干性淹溺,约占淹溺患者的10%。

②湿性淹溺:人淹没于水中,喉部肌肉松弛,导致水大量进入呼吸道和肺泡,堵塞窒息,引发呼吸、心搏骤停,此为湿性淹溺,约占淹溺患者的90%。

(2) 根据发生水域不同可分为淡水淹溺和海水淹溺。淡水淹溺和海水淹溺的区别见表9-1。

表9-1　淡水淹溺和海水淹溺的区别

项　目	淡水淹溺	海水淹溺
血容量	增多	减少
血液性质	稀释	浓缩
红细胞损害	多	少
血浆电解质变化	低钠血症、低氯血症、低蛋白血症、高钾血症	高钠血症、高钙血症、高镁血症
心室颤动	常见	极少发生

【病情评估】

(一) 健康史

询问溺水发生的时间、地点,头部有无撞击等情况。

(二) 临床表现

淹溺患者会出现剧烈咳嗽、咳粉红色泡沫样痰、呼吸困难;心律不齐、血压不稳、心室颤动甚至心室停搏;胃扩张,腹部饱胀、膨隆,口鼻处有泡沫、污泥等;烦躁不安或意识模糊;尿液混浊,呈橘红色,少尿、无尿;少数溺水者合并外伤。

(三) 辅助检查

外周白细胞和中性粒细胞增多,红细胞和血红蛋白因血液浓缩或稀释情况不同而不同;淡水淹溺患者血钾增高，血钠、血氯降低；海水淹溺患者血钠、血钙、血镁增高；X线检查会有肺水肿的表现（斑片状浸润）。若胸片异常加重或肺内阴影持续存在10天以上，则提示继发细菌性肺炎。

【护理诊断】

1. 清理呼吸道无效　与大量液体进入呼吸道及呼吸道痉挛有关。

2. 潜在并发症　脑水肿、肺水肿、电解质及酸碱平衡紊乱、心律失常等。

3. 恐惧　与忆起溺水过程、对治疗和预后信心不足有关。

【护理措施】　淹溺患者的救治原则是立即将其救离出水，立即恢复有效通气，实施心肺复苏、对症处理。

（一）现场救护

1. 迅速将患者救离出水　救护者应保持镇静，脱去鞋靴、厚重衣服，从淹溺患者后方靠近，一手托住淹溺患者的头颈或者挟住患者腋下，使患者仰面朝上，将面部托出水面，将淹溺患者救上岸。

2. 开放气道　清除口鼻处的淤泥、杂草，有义齿者取出义齿，舌后坠者将舌拉出，避免后坠堵塞呼吸道，松解衣领，保持呼吸道通畅。

3. 倒水处理　倾倒出呼吸道、胃内积水，常用方法有以下三种（时间不宜过长，以免耽误心肺复苏）（图9-1）。

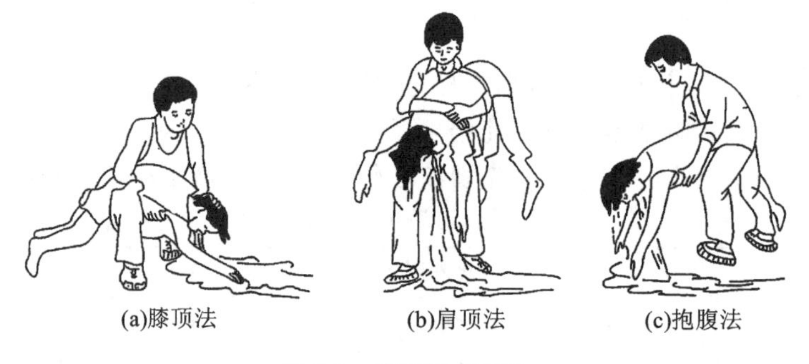

(a)膝顶法　(b)肩顶法　(c)抱腹法

图9-1　淹溺倒水方法

（1）膝顶法：急救者半蹲位，一腿跪地，另一腿屈膝，将淹溺患者腹部置于屈膝的大腿上，患者头部向下，并按压其背部，将呼吸道及消化道的水倒出。

（2）肩顶法：此法适用于体轻娇小的淹溺患者。患者的腹部置于救护者的肩部，头胸部向下，救护者双手环抱淹溺患者的腰背部，促使积水倒出。

（3）抱腹法：救护者从淹溺患者背后双手环抱其腰腹部，患者弯腰头胸部下垂，并摇晃淹溺患者，利于积水排出。

4. 心肺复苏　心搏骤停患者立即行心肺复苏术，紧急送医院进一步救治。

（二）院内救护

1. 保暖及复温　脱去患者潮湿衣物，用干爽毛毯或棉被加以保暖，提高环境温度，使用温水沐浴、温热林格液灌肠等方法及时复温。但升温速度不宜过快，使患者体温恢复到30～32℃为宜。

2. 维持呼吸功能　进一步清理呼吸道，给予患者高流量氧气吸入，使用40%～50%酒精湿化，利于肺泡扩张，改善肺水肿。必要时气管内插管或气管切开，呼吸机辅助呼吸。

3. 维持循环功能 有效心肺复苏后严密监测血压、脉搏等生命体征，血压不稳或低血压者分析是否为血容量不足所致，及时恰当给予补液。心律失常患者遵医嘱给予电除颤等处理。

（三）对症护理

(1) 纠正低血容量：海水淹溺患者可选用5%葡萄糖溶液或血浆输入，以纠正血液浓缩。淡水淹溺患者可选用2%～3%氯化钠溶液或全血或红细胞输入，以纠正血液稀释，减轻肺水肿与心力衰竭。输液过程中控制输液速度，从小剂量、低速度开始，避免短时间内大量液体输入。

(2) 防治肺水肿：吸氧时用20%～30%酒精湿化氧气，利于减小肺泡泡沫表面张力，有利于肺扩张，改善缺氧状况。选用强心利尿剂，观察药物的疗效及副作用，监测血压变化。

(3) 防治脑水肿：使用激素类药物和脱水剂。如糖皮质激素和甘露醇等。

(4) 防止肺部感染：淹溺时吞入污物、杂草、呕吐物等，易发生肺部感染，及时给予抗生素治疗，必要时行支气管镜下灌洗。

(5) 保护肝、肾功能，纠正水、电解质紊乱等。

（四）病情观察

(1) 观察患者生命体征，通过测量体温观察患者复温效果。根据患者血压变化调节输液速度。观察患者呼吸频率、深度，判断呼吸困难程度，听诊肺部有无啰音，观察有无咳痰及痰液的性质和量。

(2) 监测患者肾脏功能，观察尿液的量、颜色、性质，准确记录出入量。

（五）心理护理

观察患者情绪反应，对于自杀者，通过仔细观察以寻找心理护理的切入点，注意保护患者隐私，根据不同的心理特点予以心理疏导，以诚恳的态度为患者提供情感上的支持，并认真做好家属的思想工作。

【健康教育】

(1) 幼儿及儿童在水很浅的地方都可能发生淹溺，家长应加强看护。学习游泳应到专门场所，专门场所有完善的救生设备，配备专业救生人员。

(2) 有心脑血管、癫痫等疾病史者，饮酒或服用镇静药物后应避免游泳。

(3) 水域不明、水性不佳者都不可贸然游泳，注意游泳安全，掌握自救和互救方法。

(4) 对于自杀淹溺的患者应嘱咐家属做好陪伴、开导工作。

任务三 电击伤患者的救护

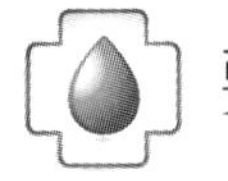

要点导航

重点：电击伤患者的现场救护及院内护理措施。

难点:电击伤患者的临床表现。

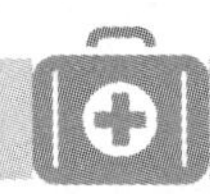

案例导入

李先生,某村电工,为修理线路,攀爬电线杆后发生电击伤。电流灼伤双上肢、胸腹部及下肢部分皮肤,沿电流经过的区域出现夹花状肌肉坏死,骨关节损伤外露,局部创面呈灰黄色焦皮。患者高空坠落,有肢体骨折。意识丧失,尚有生命体征,急送入院。

1. 试述电击伤患者的现场救护及注意事项。
2. 根据患者病情对该患者做出初步护理评估。
3. 护士如何配合医生采取紧急救护措施?

电击伤,俗称触电,是指一定强度的电流通过人体,引起机体不同程度的全身或者局部损伤,器官功能障碍甚至死亡。

【病因】

(1) 直接或间接接触带电物体,如违反用电操作规程、潮湿情况下接触带电物体、暴风雷电天气意外处于高压电或超高压电场中等。

(2) 医源性:如使用起搏器、内镜检查治疗时,如果仪器漏电,微电流直接流过心脏可致电击伤。

【发病机制】

(1) 电流本身对人体的伤害。电流刺激心脏,引起心室颤动甚至心脏停搏。损害呼吸中枢,引起呼吸中枢抑制、麻痹,导致呼吸停止。

(2) 电流转化为电能后的热和光效应的危害。电能造成人体的电烧伤,轻者伤及皮肤和浅层肌肉,重者可深达肌肉深层,甚至骨髓。电流对机体的伤害和引起的病理改变极其复杂,但其主要的发病机制是组织缺氧。

【病情评估】

(一) 健康史

详细了解触电的经过:时间、地点、电源情况。注意检查触电后受伤情况。

(二) 临床表现

1. 局部表现 主要表现为电烧伤。①低电压烧伤部位伤口局限,呈焦黄或灰白色,创面干燥,偶见水疱,一般不损伤内脏。②高电压烧伤部位呈炭化或坏死空洞,深达肌肉、神经、血管,甚至骨骼,组织解剖结构清楚。有“口小底大,外浅内深”的特征。往往引发出血、坏死、感染等。

2. 全身表现 ①轻型:患者接触低电压、弱电流,往往为一过性的瞬间接触。患者精神紧张、头晕、心悸、面色苍白,四肢发麻、无力,触电部位抽搐、疼痛等,严重者可出现晕厥和短暂意识丧失。②重型:高压触电,特别是雷击时,患者出现持续抽搐、休克或昏迷。电流通过人体引发患者心室颤动、呼吸中枢麻痹,短时间内可致人死亡。

（三）辅助检查

早期出现肌酸激酶（CK）、肌酸激酶同工酶（CK-MB）、乳酸脱氢酶（LDH）等的活性增高，尿液检查提示血红蛋白尿或肌红蛋白尿。

【护理诊断】

1. 心排血量减少　与触电后引发心律失常有关。

2. 体液不足　与大面积电击伤后大量体液自创面丢失、血容量减少有关。

3. 皮肤完整性受损　与皮肤灼伤、失去皮肤屏障功能有关。

4. 潜在并发症　急性肾功能衰竭、感染、继发性出血、高钾血症等。

【护理措施】　触电患者的救治原则是迅速脱离电源，立刻对症处理，尽快采取有效抢救。

（一）现场救护

1. 迅速脱离电源　在确保救护者安全的情况下，迅速将患者脱离电源，具体方法有：①拉下电闸，关闭电源。②使用绝缘物体如木棍、竹竿（干燥）等挑开电线。③使用绝缘钳子或干燥带木柄的刀、斧、锄头切断电线。④用绝缘绳索套在触电者身上，将其拉离电源。在施救过程中，施救者应严格保持自己与触电者的绝缘，未断离电源前绝不能用手牵拉触电者，条件允许脚下垫干燥木块、厚塑料块等绝缘物品，使自己与大地绝缘。

2. 轻型电击伤　患者应就地休息 1～2 h，减轻心脏负荷，促进恢复，观察患者反应。

3. 重型电击伤　患者脱离电源后，对心搏骤停患者立即行心肺复苏抢救，同时拨打 120，转运至医院进一步救治，中途不中断抢救。

（二）院内救护

1. 维持有效呼吸　监测患者呼吸频率、深度，判断有无呼吸抑制或窒息发生。清除口鼻分泌物，保持呼吸道通畅，必要时行气管内插管或气管切开，呼吸机正压通气。

2. 维持有效循环　电击伤引发心律失常、心搏骤停，应立即行电除颤和有效心肺复苏术。遵医嘱给予药物、除颤，常用药物有盐酸肾上腺素、利多卡因等。使用过程中严密心电监护，判断有无心律失常，观察药物的疗效和副作用。

3. 创面处理　电烧伤的患者做好创面保护，防止感染。使用无菌溶液冲洗后用无菌敷料包扎。若局部坏死组织与周围健康组织分界清楚，应在伤后 3～6 天及时切除焦痂。如皮肤缺损较大，则需要植皮治疗。必要时使用抗生素和预防破伤风的发生。

4. 筋膜松解术和截肢　肢体受到高压电热灼伤，大块软组织灼伤引起局部水肿和血管内血栓形成，可使电热灼伤远端肢体发生缺血性坏死。所以需要进行筋膜松解术，减轻灼伤部位周围压力，改善肢体远端血液循环。必要时做截肢手术。

5. 防治脑水肿　使用冰袋、冰帽等降温措施，降低脑代谢，减轻脑水肿，保护脑组织。遵医嘱使用 20%甘露醇、高渗葡萄糖溶液及能量合剂，脱水利尿，改善脑细胞代谢。

6. 其他　纠正水、电解质紊乱，纠正酸中毒，预防感染和急性肾功能衰竭。

（三）一般护理

轻症电击伤患者注意休息，加强营养，促进尽快康复。对于重症电击伤患者，做好患者的口腔护理和皮肤护理，保持伤口处敷料的清洁、干燥，防止脱落，避免感染。加强患者饮食营养，不能经口进食者，给予鼻饲营养或肠外营养。

（四）对症护理

电击伤的合并症：因患者触电后弹离电源或自高空跌下，常合并四肢及骨盆骨折、颅脑损伤、胸腹部损伤等,应遵医嘱对症处理,配合医生做好抢救。

(五) 病情观察

(1) 观察患者生命体征,注意呼吸、心率和心律,判断有无心律失常。

(2) 肾功能监测:观察患者的尿量及颜色,对严重肾功能损害或脑水肿使用利尿剂或脱水剂的患者,应严密监测患者的出入量。

(3) 使用冰袋、冰帽等冷疗时,应观察局部皮肤情况,防止冻疮的发生。

(4) 观察创面颜色、气味,有无发绀、坏死,警惕大出血的发生。

知识链接

日常生活安全用电小常识

1. 不用湿手、湿布接触带电物体,擦拭电器时,应断开电源。
2. 大功率电器不要同时接在同一个插座上。
3. 开关、插座、电器等有破损或焦黑时,不再使用或及时修理更换,防止漏电。
4. 修理电器时应请专业人员,不可盲目自己处理。
5. 不要把电线直接插入插座内用电。
6. 用完的电器、充电器应及时拔下断电,以防意外。
7. 不在电线上晾晒衣物,不攀爬电力铁塔、电线杆、变压器等。
8. 不要开着电热毯睡觉。
9. 雨天应关闭带电设备,不在树下、高坡上和水中逗留,容易遭雷击。
10. 遇有电器着火时,应先切断电源再灭火。

(六) 心理护理

鼓励、安慰患者,告知治疗的经过、预后等,帮助树立战胜疾病的信心。及时了解患者心理情绪变化,针对个体情况给予心理护理。

【健康教育】 普及安全用电常识,加强安全用电教育。

任务四　气管异物患者的救护

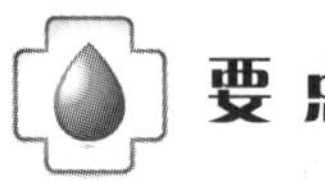

要点导航

重点:发生气管异物堵塞时的急救措施。

难点:海姆立克急救法。

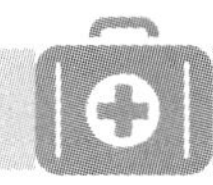

案例导入

患儿，一岁半，在姑姑家吃樱桃，嬉笑打闹时被樱桃噎住，姑姑见后用手拍背，见患儿无明显不适便没做进一步处理，半小时后，孩子突然蹲下晕倒，家人急送入院，此时孩子呼吸、心搏已经停止，经全力抢救，患儿心搏、呼吸恢复，但为时已晚，长时间大脑缺氧，孩子严重脑积水、脑瘫。孩子目前是植物人状态。

1. 遇到气管异物堵塞，第一时间应该怎么做？
2. 院内医护人员可以给患儿采取什么救护措施？
3. 向患者及其家属宣教如何预防气管异物及发生时如何紧急处理。

气管异物是急诊科常见的急危重症之一，异物可存留在咽喉腔、喉腔、气管和支气管内，引起声嘶、呼吸困难等，右支气管较粗短，故异物易落入右主支气管。治疗不及时可发生窒息及心肺并发症而危及患者生命。气管异物多发生于1～5岁的幼儿，是导致小儿意外死亡的常见原因。

【发病机制】　气管异物引起的病理变化与异物的性质、大小、滞留时间有关。

植物性异物对呼吸道黏膜刺激性较大，导致分泌物增多，异物吸水之后膨胀，出现阻塞加重的现象；分泌物逐渐转为脓性，有的异物周围有肉芽生长，且包绕异物。

金属性异物、化学制品对呼吸道黏膜的刺激性较小，初期少有炎症发生。但如果停留时间长，也可发生气管炎、支气管炎、肺炎、肺脓肿等。尖锐异物可损伤黏膜，导致局部出血肿胀。

【病情评估】

（一）健康史

患者异物吸入史明确，症状典型，结合肺部听诊及X线检查，可明确诊断。

（二）临床表现

主要表现为剧烈呛咳、吸气性呼吸困难、发绀等。

1. 喉异物　异物进入喉内时，大者出现窒息，小者出现呛咳、声音嘶哑、呼吸困难、喉鸣音等，甚至出现反射性喉痉挛而引起吸气性呼吸困难和剧烈的刺激性咳嗽。

2. 气管异物　异物进入气道立即出现剧烈呛咳、面红耳赤、憋气、张口呼吸、吸气性呼吸困难等症状。较小异物可随呼吸移动，上至声门引起呼吸困难或窒息。如异物较大，阻塞气管，可直接导致窒息，此种情况危险性较大。

3. 支气管异物　早期咳嗽症状较轻，若为植物性异物，支气管炎症多较明显：咳嗽、多痰、呼吸困难，严重程度与异物部位及阻塞程度有关。大支气管完全阻塞时，听诊患侧呼吸音消失；不完全阻塞时，可出现呼吸音降低。

（三）辅助检查

1. X线和CT检查　可确定异物位置、形状、大小，发现肺部感染渗出、肺不张等影像学表现。

2. 支气管镜检查　可明确诊断，并可同时取出异物。

【护理诊断】

1. 有窒息的危险　与异物阻塞呼吸道，影响正常呼吸有关。

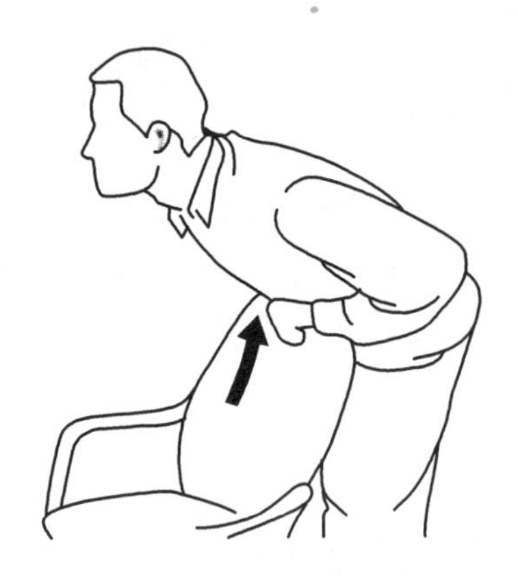

图 9-2 海姆立克急救法(自救)

2. 潜在并发症 气管炎、肺炎、肺不张、肺气肿、气胸、心力衰竭等。

3. 焦虑、恐惧 与呼吸不畅、极度缺氧、担心预后有关。

【护理措施】

(一) 现场救护

1. 气管异物堵塞发生时 若身旁没有其他人,应尽力自救:用力咳嗽并尽力呼吸,借助椅背等固定的钝角物体,或一手握拳、另一手手掌包住拳头,向上、向后冲击腹部,增大腹压,将异物呼出,此法称为海姆立克急救法(自救)(图 9-2)。

2. 气管阻塞严重时 若身旁有施救者,应立即干预,尽快帮助患者排出异物。急救时采用海姆立克急救法。

(1) 站位:救护者站在患者身后,用双臂围绕患者腰部,一手握拳,拳头的拇指侧顶在患者的上腹部(脐稍上方),另一手手掌包住拳头,向上、向后猛烈挤压患者的上腹部,挤压动作要快速,压后随即放松(图 9-3)。

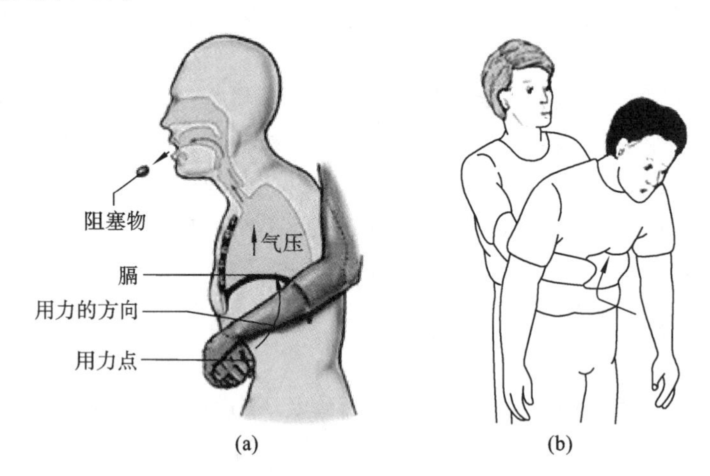

图 9-3 海姆立克急救法(站位)

(2) 卧位:患者仰卧,救护者两腿分开,跪在患者大腿外侧的地面上,双手掌叠放在患者脐稍上方,向下、向前快速挤压,压后随即放松。

(3) 儿童及婴幼儿:①救护人应该马上让患儿俯卧在自己的大腿上,头低足高,在孩子两肩胛骨间拍 1～5 次,并观察孩子是否将异物吐出。②如果上述操作异物没出来,可以采取另外一个姿势,把孩子翻过来,背贴于救护者腿上,头低足高,抢救者以一手的中指或食指,放在患儿胸廓下和脐上的腹部,快速向后、向上挤压患儿中上腹部,压后即放松,重复数次,直至异物排出(图 9-4)。

3. 呼吸停止时 立即行口对口人工呼吸,必要时刺穿环甲膜,开放人工气道,再送医院进一步救治。

(二) 院内救护

(1) 若患者意识清楚,立即给予氧气吸入,耐心安抚患者。小儿要避免哭闹躁动,以免加重缺氧或导致异物突然移位发生窒息。

(2) 需手术取出异物时,应做好术前准备,喉镜或气管镜下取出异物。

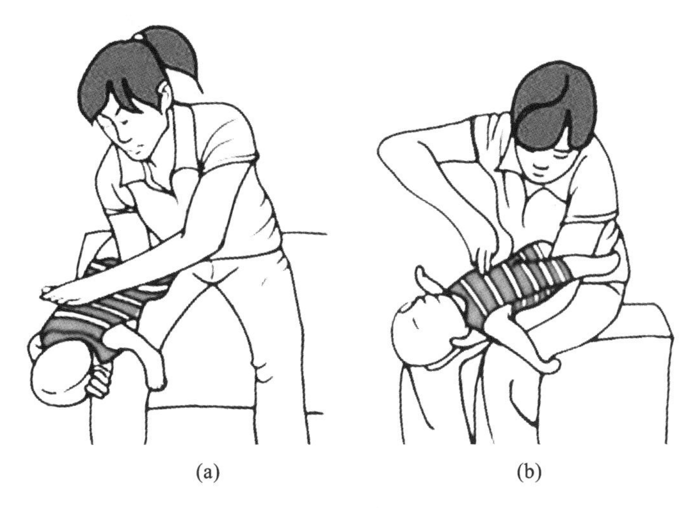

(a)　(b)

图 9-4　海姆立克急救法(儿童)

(3) 若患者情况危急,呼吸困难、窒息,应立即实施建立人工气道、心肺复苏、镜下取异物等抢救措施。

(4) 密切观察患者呼吸、意识、缺氧状况,观察呼吸的节律、幅度、呼吸音及咳嗽等,给予氧气吸入,备好吸痰装置、急救物品。

(三) 一般护理

异物未排出者,注意休息,减少氧耗。行急症手术者,应禁饮禁食,做好术前准备。做好随时进行吸痰、气管内插管、气管切开等操作的准备。

(四) 病情观察

(1) 如患者烦躁不安、张口呼吸、大汗淋漓、面色青紫、三凹征明显,且病史明确,需立即抢救及行手术取异物。

(2) 出现阵发性咳嗽,并闻及异物拍击音时是异物取出的好时机,应及时把握。

(五) 手术护理

(1) 术前 4～8 h 禁饮禁食,做好解释工作,说明手术概况及注意事项。术后禁食 1 天,若无明显呛咳,逐渐恢复饮食。

(2) 术后根据意识恢复情况采取不同体位:麻醉未清醒患者平卧,头偏向一侧,防止呕吐物误吸导致窒息。

(3) 密切观察患者,若呼吸困难明显,提示喉头水肿,应立即行床旁气管切开。观察患者有无发热、胸痛、咳嗽、咳痰,积极预防气管炎、肺炎等。

(4) 保持呼吸道通畅:①定时翻身拍背。②吸痰:严格无菌操作,注意观察患者心率、面色。③湿化气道,也可使用超声雾化器进行雾化吸入,以稀释痰液,促进排痰,减少渗出。

(六) 心理护理

安定患者及家属情绪,给予积极、有效的救治护理措施,取得患者、家属的信任配合,尽快确定异物位置并取出。

【健康教育】

(1) 避免幼儿在吃东西时哭闹、嬉笑、跑跳,吃饭要细嚼慢咽。

(2) 不要给幼儿吃炒豆子、花生、瓜子等不易咬嚼的食物,更不要强迫喂药,这些都容易造成幼儿气管异物堵塞的发生。

(3) 在幼儿的活动范围内应避免存放小物品,如小纽扣、图钉等,防止出现意外。

(4) 成人饮食也得留意,不可粗心。

任务五　烧烫伤及强酸、强碱损伤患者的救护

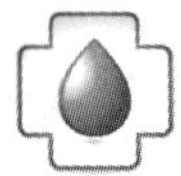

要点导航

重点:烧烫伤及强酸、强碱损伤患者的临床表现及救护措施。

难点:烧烫伤及强酸、强碱损伤的发病机制。

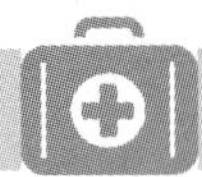

案例导入

与周某同在一所中学读书的学生陶某因向周某求爱不成,携带打火机、汽油来到周某家,趁周某不备,拿出准备好的汽油浇到周某头上并点燃焚烧,半分钟不到,整栋楼响彻周某的尖叫。被焚烧后,周某被家人送到医院重症监护病房,经7天7夜的抢救治疗才脱离生命危险,但因伤势非常严重,其头面部、颈部、胸部等严重烧伤,一只耳朵也烧掉了,烧伤面积超过30%,烧伤深度达Ⅱ度、Ⅲ度,整个人面目全非。

1. 发现周某烧伤,第一时间应该如何灭火处理?
2. 护士如何配合医生进行救护?
3. 烧烫伤患者的应急处理措施。

一、烧烫伤患者的救护

烧烫伤是指由热力所引起的组织损伤的统称,包括火焰、热力、光源、化学腐蚀剂、放射线等因素。

【病因】 儿童、老人、孕妇及意识障碍患者是发生烧烫伤的高危人群。居室内单发较为常见,其次为社会场所意外事故的群体烧伤。如用电混乱,消防意识薄弱的公共场所、厂矿;冶炼工厂、某些化工产品如涂料、塑料、人造纤维、家具等易燃易爆物品堆积场所等。

【发病机制】 烧烫伤的发病机制包括多种同时发生的病理生理过程,如:细胞蛋白质的凝固及变性;酶的失活;前列腺素激肽、5-羟色胺等化学介质的释放,导致毛细血管通透性增加和水肿;大面积烧伤损害吞噬细胞的吞噬作用和T细胞引起免疫抑制;血液供应的减少可导致

相对缺氧和休克。

【病情评估】

（一）健康史

详细询问烧烫伤发生的原因、时间、初步救治措施及转运情况。了解是否合并心血管等其他疾病史，做好病情观察和预防。

（二）临床表现

1. 皮肤、黏膜烧伤　烧伤的临床表现取决于烧伤的面积和程度。轻度烧伤表面皮肤轻微红肿，干燥无水疱，疼痛较轻，2～3 天症状可消退。中、重度烧伤伤及皮肤真皮层、皮肤全层，可达皮下、肌肉和骨骼，表面有水疱，甚至干燥如皮革样，如呈蜡白、焦黄色，甚至炭化成焦痂，痂下水肿，痂下创面可见树枝状栓塞的血管。

2. 休克　严重烧伤后心排血量下降，表现为面色苍白、呼吸急促、脉搏细速、皮肤湿冷、尿量减少等低血容量性休克的症状。

3. 发热　大面积烧伤的患者可出现体温升高等反应。

4. 吸入性烧伤　见于头、面、颈部烧伤的患者。口鼻有黑色分泌物，有呼吸道刺激症状，咳出炭末样痰，声音嘶哑，呼吸困难，肺部闻及哮鸣音，严重时引起窒息。

（三）辅助检查

血常规检查：血细胞比容增高，与烧伤导致体液丢失、血液浓缩有关。尿量减少，尿比重增高，分解代谢增强。血生化检查见血浆蛋白和电解质水平异常。脓毒症时，白细胞计数、中性粒细胞计数升高。脓液细菌培养及药敏试验有助于确定病菌种类，从而选择抗生素。

【护理诊断】

1. 组织完整性受损　与烧伤导致皮肤组织破坏有关。

2. 体液不足　与大面积烧伤导致体液自创面渗出、体液转至组织间隙等有关。

3. 有感染的危险　与皮肤损伤，屏障功能丧失，组织坏死有关。

4. 疼痛　与烧伤造成神经末梢裸露及水肿有关。

【护理措施】

（一）现场救护

1. 迅速脱离致伤源　①将患者救离高温环境。②扑灭身上明火：脱去着火衣物，就地打滚，喷洒大量水或消防灭火剂，用浸水物品铺盖灭火等，切忌站立喊叫或奔跑呼叫，以防头面部及呼吸道吸入性损伤。③如为烫伤，应用剪刀剪开或撕开衣物，切忌强行拉扯，以免剥脱烫伤的皮肤。

2. 保护创面　烧伤较轻者可将伤处浸入凉水中或用凉水持续冲洗，以减轻疼痛和热力对组织的损害。较大面积烧伤应用消毒敷料或干净布料覆盖患处，不用任何带颜色的液体进行涂抹，以免影响医生评估创面面积和深度，初步处理后尽快送医院做进一步救治。

3. 处理合并伤　如严重车祸、爆炸事故引起的烧伤往往合并脑外伤、胸腹部损伤、骨折等，均应按外伤急救原则做相应处理，优先处理危及生命的合并伤。

（二）院内救护

1. 防止休克　液体疗法是防止休克的主要措施。建立静脉通道，迅速补充液体，根据失液量和患者一般状况调节输液速度，防止诱发急性肺水肿和心力衰竭。

2. 处理创面 主要目的是保护创面，减轻损害和疼痛；防止感染，促进愈合。Ⅰ度烧伤：无须特殊处理，保护好创面，避免再损伤。浅Ⅱ度烧伤：用碘伏或苯扎溴胺消毒后，涂抹烧伤软膏，覆盖厚层纱布包扎。水疱未破者，用无菌针头刺破引流，覆盖无菌敷料，避免感染。深Ⅱ度及以上烧伤：创面应及早切痂、削痂和植皮。

3. 防止感染 大面积烧伤的患者丧失皮肤的屏障保护作用，创面的坏死组织和富含蛋白质的渗出液成为致病菌的良好培养基，患者出现局部和全身性感染。充分暴露创面并加强无菌管理，根据创面细菌培养和药敏试验结果选用高效抗生素，通过肠内外营养支持增加热、氮量的摄入，补充消耗，促进痊愈。

（三）一般护理

患者卧床休息，做好口腔护理和皮肤护理。对于烧伤创面，保持敷料的清洁、干燥，防止脱落。及时更换床单位，保持整洁干燥。给予患者高蛋白、高热量、高维生素饮食，必要时肠外营养，以补充疾病消耗。

（四）病情观察

大面积烧伤的患者，严密监测患者生命体征，注意尿液变化，记录患者 24 h 出入量。加强观察创面情况，定时翻身，预防压疮。

（五）对症护理

1. 感染 严格执行消毒隔离制度，加强观察和创面护理，加强营养支持。

2. 应激性溃疡 严重烧伤、休克等引起严重应激反应，出现消化性溃疡出血，给予患者胃肠减压，遵医嘱用药，如雷尼替丁、奥美拉唑等。药物治疗无效或合并穿孔的患者，应立即做好腹部手术的常规准备。

（六）心理护理

烧伤患者往往伴随剧烈疼痛，家属应安慰、鼓励、陪伴、支持其度过困难时期。对于担心预后的患者、伤残或面容受损者，应加强沟通，鼓励患者表达情感，树立正确人生观、价值观，鼓起生活勇气，乐观面对烧伤后遗症。

知识链接

烧伤患者的“液体疗法”

“液体疗法”是防止休克的主要措施。

(1) 补液总量：根据烧伤面积和体重计算补液量和补液方案。

①伤后第一个 24 h：每 1%烧伤面积、每千克体重应补充胶体溶液和晶体溶液共 1.5 mL，另加生理需要量2000 毫升/天。②伤后第二个 24 h：胶体溶液和晶体溶液为第一天计算量的一半，再加每日生理需要量。③伤后第三个 24 h：视患者病情变化而定。

(2) 补液种类：胶体溶液和晶体溶液的比例为 0.5∶1，重度烧伤为 0.75∶0.75，胶体溶液首选同型血浆，晶体溶液首选平衡盐溶液。

(3) 补液速度：输液速度先快后慢，补液总量的一半应在伤后 8 h 内输入，另一半于以后 16 h 内输完。

【健康教育】

(1) 普及防火、灭火、自救等安全教育知识。

(2) 鼓励患者进行主动和被动训练:烧伤早期采取舒适体位并维持各部位的功能位置,后期循序渐进加大锻炼力度,争取早日提高自理能力。

(3) 鼓励患者日常生活中尽量克服困难,参与家庭、生活和社会活动,恢复自信心,提高生活质量。

(4) 嘱咐患者避免暴晒、抓挠、摩擦瘢痕性创面,避免使用刺激性强的肥皂和过热的水接触创面。

二、强酸、强碱损伤患者的救护

强酸是指硫酸、盐酸、硝酸等化学品,强碱是指氢氧化钠、氢氧化钾、氧化钾、碳酸钾等化学品,接触这些化学品,稍有不慎极易发生烧伤、中毒事故,若应急处理不及时,容易扩大事故,造成更大的伤害。

【病因】

(1) 经口误服、皮肤接触而致腐蚀性灼伤,往往没有在中毒发生后的第一时间进行处理。

(2) 他人故意、由于极端事件被泼浓酸导致烧灼伤害。

(3) 强碱损伤多为直接溅洒于皮肤、眼所致的刺激与强腐蚀;误服也可中毒,经血液循环分布于全身,而吸收过量者可发生碱中毒。

【发病机制】 强酸经呼吸道、消化道和皮肤接触而吸收,导致接触部位蛋白质凝固、变性,充血、水肿、坏死、溃疡,严重时脏器穿孔、瘢痕形成、狭窄及畸形。强碱接触皮肤和消化道后,与组织蛋白质结合形成可溶性胶样的碱性蛋白盐,并皂化脂肪,使组织脱水,造成严重的组织坏死,形成深而不易愈合的溃疡。

【病情评估】

(一) 健康史

有强酸、强碱接触史或误服史。

(二) 临床表现

1. 皮肤　接触部位发生灼伤、腐蚀、坏死、溃疡。

2. 消化道　强酸、强碱流经消化道,致使消化道黏膜出现水疱、溃烂、灼痛、坏死,伴有恶心、呕吐、腹痛、腹泻,严重腐蚀会发生穿孔。大量强酸吸收入血,发生酸、碱平衡紊乱和肝肾损害。病程后期往往出现食管、幽门狭窄梗阻。

3. 吸入中毒　呼吸道刺激症状,如呛咳、胸闷、呼吸困难,甚至喉头痉挛、窒息死亡。

4. 眼部　溅入酸性物质,引起结膜炎,角膜灼伤、混浊甚至穿孔,严重时引起失明。

(三) 辅助检查

血气分析提示酸碱中毒。

【护理诊断】

1. 组织完整性受损　与强酸、强碱导致皮肤缺损有关。

2. 绝望　与强酸、强碱的腐蚀性致食管狭窄不能进食有关。

3. 有感染的危险　与皮肤损伤,屏障功能丧失有关。

4. 疼痛　与皮肤、黏膜受强酸、强碱腐蚀有关。

【护理措施】

（一）紧急救护

1. 皮肤损伤救护 ①迅速脱掉污染衣物。②立即用大量温水或清水反复冲洗，冲洗得越早、越干净、越彻底，预后越好。强酸损伤者，冲洗后用1%～2%碳酸氢钠溶液、1%氨水或肥皂水中和酸性物质，然后再用清水冲洗。强碱损伤者，局部涂以1%醋酸、10%柠檬酸钠中和，切忌在冲洗前应用中和剂，以免产生中和热，加重组织灼伤。

2. 胃肠道损伤救护 ①一般禁忌催吐、洗胃，以免加重食管和胃壁损伤，引起胃穿孔。②口服强酸者，禁用碳酸氢钠溶液，以免产生大量气体导致肠道胀气、胃肠穿孔。可给予口服弱碱溶液，如镁乳（氢氧化镁合剂）或石灰水（氢氧化钙）上清液。服用蛋清、牛奶、豆浆，稀释浓酸且保护胃肠道黏膜。③口服强碱者，可先服用牛奶、豆浆，选用食醋、醋酸、低浓度盐酸、橘汁、柠檬汁中和。碳酸盐中毒时忌用醋和醋酸，以免发生穿孔。

3. 吸入性损伤救护 遵医嘱使用异丙肾上腺素、麻黄碱、普鲁卡因、地塞米松及抗生素向气管内间断滴入或雾化吸入，同时镇咳、吸氧。若出现严重呼吸困难、窒息，应及时开放人工气道，呼吸机辅助呼吸。

4. 眼部损伤救护 迅速使用大量清水冲洗，滴入硫酸阿托品眼液。强碱所致的眼伤不可使用酸性液体中和，以防热损伤。生石灰烧伤应尽可能清除石灰，不可盲目使用清水冲洗，以免生成碱性更强的氢氧化钠。

（二）一般护理

做好患者的基础护理：口腔护理、皮肤护理，尤其对于皮肤有严重烧灼伤的患者，保持伤口的清洁干燥，做好无菌管理。禁饮禁食者，给予肠外营养；恢复期间，由流质饮食、半流质饮食逐渐过渡到普食，避免生、硬、刺激性食物。

（三）病情观察

严密监测患者的生命体征及意识变化，注意有无纵隔炎、腹膜炎的表现，防止发生急性呼吸窘迫综合征。观察患者有无腹痛、腹肌紧张、压痛、反跳痛等情况，及早发现和应对胃肠道穿孔。

（四）对症护理

(1) 补充体液和纠正电解质紊乱，防止休克。

(2) 止痛：遵医嘱给予患者吗啡、哌替啶止痛。

(3) 应用抗生素防治继发性感染。

(4) 瘢痕性食管狭窄者考虑食管扩张术。

（五）心理护理

强酸、强碱带来的容貌的毁坏，食管狭窄造成的不能进食等伤害及其痛苦，导致患者极易产生悲观绝望情绪。因此，应加强沟通交流，做好心理疏导，鼓励患者重塑信心，战胜疾病。密切监控患者，以防不测。

【健康教育】

(1) 制酸制碱企业应普及宣传酸碱的危害，完善工艺流程。员工遵守操作规程，做好个人防护。

(2) 妥善保管强酸、强碱类物品，防止误服、误触。

直通护考

A1/A2 型题

1. 大学生在炎热夏天进行强体力军训时发生重度中暑的类型多为(　　)。

A. 热痉挛　B. 热衰竭　C. 中暑高热　D. 热射病　E. 先兆中暑

2. 热射病患者的临床特征为(　　)。

A. 高热、无汗、循环衰竭　B. 高热、无汗、意识障碍　C. 骨骼肌痉挛

D. 高热、多汗、意识障碍　E. 颅温升高，体温不一定升高

3. 对于中暑患者的治疗，首先采取的措施是(　　)。

A. 氯丙嗪静脉降温　B. 立即静脉输液

C. 头部降温保护脑细胞　D. 立即冰水浸浴

E. 撤离高温环境

4. 中暑发生肌肉痉挛性疼痛，最常见的肌肉是(　　)。

A. 腹直肌　B. 胸大肌　C. 腓肠肌　D. 肠平滑肌　E. 肛门括约肌

5. 溺水进行现场救护时，(　　)。

A. 首要措施是进行人工呼吸　B. 首要措施是电除颤

C. 清除呼吸道误吸的水分　D. 给予葡萄糖溶液静脉滴注

E. 等待 120 救护车急救

6. 抢救海水淹溺的患者时，可用以下哪种液体输入？(　　)

A. 50%葡萄糖溶液　B. 生理盐水

C. 5%葡萄糖氯化钠溶液　D. 林格液静脉滴注

E. 5%葡萄糖溶液

7. 抢救淡水淹溺的患者时，可用以下哪种液体输入？(　　)

A. 生理盐水　B. 低分子右旋糖酐　C. 3%氯化钠溶液

D. 林格液静脉滴注　E. 5%葡萄糖溶液

8. 小儿曹某，家中进食，突然发生吸气性呼吸困难伴刺激性呛咳，并逐渐出现口唇青紫，突然意识丧失，考虑(　　)。

A. 晕厥　B. 卒中　C. 药物过量

D. 低血糖　E. 呼吸道异物梗阻

9. 患者气管异物堵塞时，应立即采取的行动是(　　)。

A. 拍击患者背部　B. 实施海姆立克急救法　C. 卧床休息

D. 奔跑呼救　E. 用手抠取异物

10. 烧伤早期休克的主要原因是(　　)。

A. 疼痛刺激　B. 血液和体液丢失　C. 应激反应

D. 失血　E. 过敏反应

11. 患者刘某，野外作业时发生触电，诊断是否心跳停止，最迅速有效的方法是(　　)。

A. 听心音　B. 观察心尖冲动　C. 测血压

D. 做心电图　E. 摸颈动脉搏动

12. 患者触电后，第一目击者不可采取的抢救措施是(　　)。

A. 关闭电源　　B. 用手直接拉开患者
C. 使用干燥木棍、竹竿等挑开电线　　D. 拨打120
E. 戴绝缘手套后拉开患者

13. 周某，因与人生气后，想不开口服浓硫酸，家人发现后急送入院，护士遵医嘱洗胃，下列哪种做法正确？（　　）

A. 刺激咽部，催吐　　B. 使用甘露醇等利尿剂
C. 口服碳酸氢钠碱性药物进行中和　　D. 口服牛奶、蛋清等进行稀释
E. 使用导泻药物

14. 强酸、强碱中毒后，用作胃黏膜保护剂的物质是（　　）。

A. 茶叶水　B. 阿托品　C. 清水　D. 蛋清　E. 硫代硫酸钠

15. 吸入性烧伤最危险的并发症是（　　）。

A. 心力衰竭　B. 感染　C. 窒息　D. 败血症　E. 肺炎

A3/A4 型题

（16～17 题共用题干）

患者杨某，因缺乏常识，将家中一桶酒精倒入炉内欲烧火做饭，导致大面积烧伤。家人发现后急送入院。入院后经检查发现患者颈部、胸腹部、右前臂烧伤，大腿处有两块巴掌大小烧伤面。

16. 大火引燃衣物，杨某及其家属下列哪种做法不对？（　　）

A. 脱掉着火衣物　　B. 患者奔走大喊寻求更多人帮助
C. 拨打120　　D. 家属用沾水的棉被扑盖火苗
E. 患者就地打滚

17. 医护人员接诊后的处理方法中不妥的是（　　）。

A. 及时补充血容量　B. 止痛　C. 防止发生感染
D. 必须采取暴露疗法　E. 采取包扎疗法

（18～19 题共用题干）

张某，50 岁男性，水性良好。中午和同伴酗酒后到河里游泳，突然体力不支发生淹溺，同伴见状后立即下水施救。

18. 作为张某同伴，应如何正确施救（多选）？（　　）

A. 大声呼救，寻求他人帮助
B. 脱下多余衣物、鞋子再入水
C. 从后方靠近淹溺患者
D. 若有木板、木棍等可漂浮物，扔向淹溺患者
E. 将患者仰面朝上脱离水面

19. 若患者需要倒水处理，方法有哪几种（多选）？（　　）

A. 膝顶法　B. 肩顶法　C. 抱腹法　D. 头顶法　E. 俯卧法

病例分析

赵某，39 岁，建筑工人，夏日高温环境中作业 3 h 后，突然感到全身无力、头晕、头痛、口渴、烦躁、出汗量由多变少。工友送至医院，查体：T 42 ℃，P 110 次/分，R 25 次/分，BP 100/62 mmHg，面色潮红，皮肤干燥，意识不清，心肺无异常。既往无高血压病史，无家族遗传史，无烟酒嗜好。

请问：

1. 该男子发生了什么情况？
2. 如果你是赵某工友，应如何应对？
3. 针对患者的临床表现，提出三条护理诊断。

（薛　倩）

项目十　急危重症患者的营养护理

学习目标

知识目标：掌握肠内营养和肠外营养的概念，掌握肠内营养和肠外营养的适应证和禁忌证。熟悉营养评估的方法。

能力目标：运用护理程序对营养失调患者进行整体护理。配合医生做好营养失调患者的营养支持护理工作。

情感目标：护理营养失调患者时表现出爱护和尊重，能做好肠内营养或肠外营养支持护理指导。

任务一　营养护理模式概述

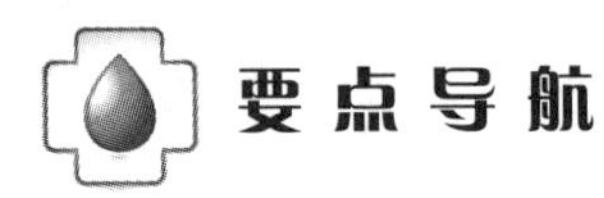

重点：营养支持的方法。

难点：肠内营养和肠外营养支持的具体方法。

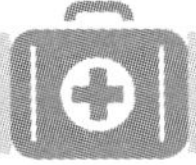

案例导入

张大爷，74 岁。近 1 个月来，因脑卒中导致吞咽功能障碍，严重影响进食，老人持续消瘦，卧床不起。入院后遵医嘱鼻饲饮食。护士遵医嘱为患者留置鼻胃管，并将牛奶、果汁、米汤等流质饮食按时经胃管灌注胃内。患者精神状态较前有了明显改善，但主诉常感到腹部不适，并出现腹泻现象，考虑到患者有消化功能衰退现象，在调整鼻饲饮食结构的同时经锁骨下静脉穿刺置管输入营养液。

医生对张大爷应用了什么营养支持？

一、概念

营养支持(nutritional support,NS)是指在饮食摄入不足或不能进食时,通过肠内或肠外途径补充或提供人体所需营养的一种技术。

二、目的

根据患者的病情及不同营养状况,给予恰当的营养支持,达到有效改善患者的营养代谢状况,减少并发症,促进创伤愈合,使患者早日康复的目的。

三、营养支持方法

营养支持的途径分为肠内营养与肠外营养两大类。肠内营养(enteral nutrition,EN)是用口服或经胃肠道途径管饲供给患者营养素的方法。其优点是有利于维护消化系统生理功能,预防黏膜萎缩,保护屏障功能,无严重代谢并发症,安全、经济。肠内营养液也称要素饮食,是根据人体需要,用多种分子物质配成的预消化营养液,不需消化或稍经消化即可吸收利用,对胃肠刺激小,不引起消化道分泌增加,无渣,粪少,有利于肠道休息,最适合管饲。如果患者所需的各种营养素完全由胃肠道途径供给,就称为全肠内营养(TEN)。肠外营养(parenteral nutrition,PN)是指经静脉输入等胃肠外途径供给患者营养素的方法。如果患者所需的各种营养素完全由胃肠外途径供给,就称为全肠外营养(TPN)。营养支持的具体方法如下。

1. 经口摄入　补充营养最重要的途径。凡患者具备摄食条件的,皆应采用经口进食,因其最符合生理要求。

2. 管饲或造瘘　对昏迷、吞咽困难、食管闭锁、头颈部肿瘤等不能经口摄食而消化功能良好的患者,可采用鼻饲、胃造瘘或空肠造瘘的方法。

3. 静脉营养　外周静脉输液是临床常用的方法。如需长期肠外营养则采用静脉导管留置技术,如经锁骨下静脉或颈内静脉输注。

任务二　肠内营养的护理

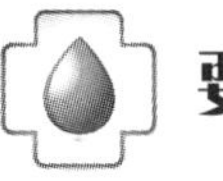

要点导航

重点:肠内营养支持的护理措施。

难点:肠内营养液的种类。

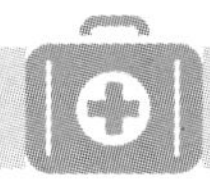

案例导入

郝先生,62岁,1周前因车祸导致“弥漫性轴索损伤”。经救治,目前生命体征平稳，意识昏迷。医嘱：经鼻胃管输注肠内营养液 500 mL。

1. 将为该患者实施的营养支持为何种途径？有何优点？

2. 如何为该患者进行营养支持的护理？

一、概念

肠内营养系采用口服或管饲等方式经胃肠道提供代谢需要的能量及营养基质的营养治疗方式。只要胃肠功能允许，应尽量采用肠内营养。

二、适应证

凡有营养支持指征、胃肠道有功能并可利用的患者都有指征接受肠内营养支持。包括：①吞咽和咀嚼困难。②意识障碍或昏迷致无进食能力。③消化道疾病稳定期，如消化道瘘、短肠综合征、炎症性肠病和胰腺炎等。④高分解代谢状态，如严重感染、手术、创伤及大面积灼伤患者。⑤慢性消耗性疾病，如结核、肿瘤等。

三、禁忌证

肠梗阻，消化道活动性出血，腹腔或肠道感染，严重腹泻或吸收不良等。

四、肠内营养液的种类

肠内营养液有多种分类方法，如根据其组成分为要素型、非要素型、组件型和特殊应用型肠内营养液四类。根据氮源不同分为由氨基酸提供氮源、由水解蛋白质提供氮源、由完全蛋白质提供氮源的营养液。

1. 要素型肠内营养液　一种人工精制、营养素齐全、由无渣小分子物质组成的水溶性营养合成剂。其特点是：①营养全面；②不需消化即可直接或接近直接吸收；③成分明确；④不含残渣或残渣极少；⑤不含乳糖；⑥干粉制剂，携带方便，易于保存；⑦适口性差。

2. 匀浆膳　常用的非要素型肠内营养液，它是由天然食物配制而成的糊状、浓流体或粉剂的平衡饮食，由大分子营养素组成，可经鼻饲、胃或空肠置管滴入或以灌注的方式给予的经肠营养剂。一般包括商品匀浆膳和自制匀浆膳两类。商品匀浆膳系无菌的、即用的均质液体，成分明确，可通过细孔径喂养管，应用较为方便。其缺点在于营养成分不易调整，价格较高。自制匀浆膳的优点是三大营养素及液体量明确，可根据实际情况调整营养素成分，价格较低以及制备方便、灵活。其缺点主要包括维生素和矿物质的含量不甚明确或差异较大，固体成分易于沉降及黏度较高，不易通过细孔径喂养管。

3. 组件型肠内营养液　仅以某种或某类营养素为主的肠内营养液。它可对完全型肠内营养液进行补充或强化，以弥补完全型肠内营养液在适应个体差异方面不够灵活的缺点；亦可采用两种或两种以上的组件型肠内营养液构成组件配方，以适合患者的特殊需要。主要包括蛋白质组件、脂肪组件、糖类组件、维生素组件和矿物质组件。

4. 特殊应用型肠内营养液　为特殊患者制备的营养液，常用的有：①浓缩营养液，每毫升提供 1.5～2 kcal 热量，每天需 1000～2000 mL 即可提供必需的全部营养。适用于需限制液体入量的心、肾、肝功能衰竭者。②高蛋白营养液，可大量提供所需蛋白质，减少氮损失，因富含支链氨基酸，有助于促进氮平衡和合成蛋白质。适用于代谢亢进者，但肾功能衰竭、氮质血症及肝性脑病者禁用。③婴儿用营养液。④特殊疾病（肾病、糖尿病、肝病、肺病、创伤、先天性氨基酸代谢缺陷症等）营养液。

【常见护理诊断】

1. 有误吸的危险　与患者的意识、体位、喂养管移位及胃排空障碍有关。

2. 有胃黏膜、皮肤受损的可能　与长期留置喂养管有关。

3. 腹胀、腹泻　与肠内营养液的浓度、温度、输注速度、喂养管放置位置和患者对肠内营养液的耐受性等有关。

4. 潜在并发症　感染。

【护理措施】

1. 预防误吸

(1) 妥善固定喂养管：若经鼻胃管喂养时，应将喂养管妥善固定于面颊部，以避免鼻胃管移位至食管而导致误吸。

(2) 取合适的体位：根据喂养管位置及病情，置患者于合适的体位。伴有意识障碍、胃排空迟缓，经鼻胃管或胃造瘘管输注营养液的患者应取半坐卧位，以防营养液反流和误吸。经鼻肠管或空肠造瘘管滴注者可取随意卧位。

(3) 及时估计胃内残留量：在每次输注肠内营养液前及期间（间隔 4 h）抽吸并估计胃内残留量，若残留量每次大于 100 mL，应延迟或暂停输注，必要时加用胃动力药物，以防胃潴留引起反流而致误吸。

(4) 加强观察：若患者突然出现呛咳、呼吸急促或咳出类似营养液的痰液，应疑有喂养管移位并致误吸的可能，应鼓励和刺激患者咳嗽，以排出吸入物和分泌物，必要时经鼻导管或气管镜清除误吸物。

2. 避免黏膜和皮肤的损伤　长期留置鼻胃管或鼻肠管者，可因鼻咽部黏膜长时间受压而产生溃疡。应每天用油膏涂拭鼻腔黏膜，起润滑作用；对胃、空肠造瘘者，应保持造瘘口周围皮肤干燥、清洁。

3. 维持患者正常的排便型态　5%～30%的肠内营养治疗患者可发生腹泻。

(1) 控制营养液的浓度：从低浓度开始滴注营养液，再根据患者胃肠道适应程度逐步递增，如能量密度从 2.09 kJ/mL 起，渐增至 4.18 kJ/mL 或更高；以避免营养液浓度和渗透压过高引起的胃肠道不适、肠痉挛、腹胀和腹泻。

(2) 控制输注量和速度：营养液宜从少量开始，250～500 mL/d，在 5～7 天内逐渐达到全量。输注速度以 20 mL/h 起，视适应程度逐步加速并维持滴速为 100～120 mL/h。

(3) 保持营养液的适宜滴注温度：营养液的滴注温度以接近正常体温为宜，过烫可能灼伤胃肠道黏膜，过冷则刺激胃肠道，引起肠痉挛、腹痛或腹泻。在鼻饲营养液过程中可应用加热泵。

(4) 用药护理：某些药物，如含镁的抗酸剂、电解质等可致肠痉挛和渗透性腹泻，须经稀释后再经喂养管注入。对严重低蛋白血症者，遵医嘱先输注人体清蛋白或血浆，以提高血浆胶体渗透压。

(5) 避免营养液污染、变质：营养液应现配现用，保持调配容器的清洁、无菌，悬挂的营养液在较凉快的室温下放置时间小于 8 h，若营养液含有牛奶及易腐败成分时，放置时间应更短；每天更换输液器、袋或瓶。

知识链接

导致腹泻的相关原因

①肠内营养液的类型：其中乳糖、脂肪、膳食纤维的种类和含量都可能影响肠道对营养液的耐受性。②营养液的渗透压：当患者伴有营养不良或吸收不良时，高渗透压更易引起腹泻。③营养液的输注速度过快和温度过低。④伴同用药，如抗生素可改变肠道正常菌群的平衡，而导致某些菌群过度生长；某些药物、电解质和含镁的抗酸剂等未经完全稀释即经导管注入，可致肠痉挛和渗透性腹泻。⑤营养液污染。⑥低蛋白血症，因血浆胶体渗透压降低，组织黏膜水肿，影响营养底物通过肠黏膜上皮细胞；同时，大量液体因渗透压差进入肠腔而引起腹泻。

【并发症的预防与护理】

1. 机械性并发症　常见有鼻咽不适，鼻咽部黏膜糜烂和坏死，急性鼻窦炎，声嘶，咽喉部溃疡和狭窄，食管炎，食管溃疡和狭窄，气管-食管瘘，胃、空肠、颈部食管造口并发症等。预防措施主要是加强护理监测，熟练掌握操作技术，选择直径小、质地软的喂养管。

2. 胃肠道并发症　如恶心、呕吐、腹泻、便秘等。应根据不同的原因做相应的处理。如输注营养液时应注意输注速度，肠内营养液要新鲜配制和低温保存，一旦腹泻应降低营养液浓度，减慢输注速度，在饮食中加入药物以控制腹泻。

3. 代谢性并发症　包括水、电解质、糖和蛋白质代谢的异常。常见的有高血糖、水过多、脱水、低血糖、低/高钠血症、低/高钾血症及脂肪酸缺乏等。应注意监测，随时纠正。

4. 感染性并发症　主要有吸入性肺炎和营养液、输送系统污染所致的感染。

(1) 吸入性肺炎：误吸是肠内营养最严重和致命的并发症。误吸后突然发生呼吸道炎症或呼吸功能衰竭，即吸入性肺炎。临床表现为呼吸急促及心率加快，X 线表现示肺有浸润影。

治疗原则：①一旦有误吸，立即停用肠内营养，并将胃内容物吸尽；②立即从气管内吸出液体或食物颗粒；③即使小量误吸，亦应鼓励咳嗽，咳出气管内液体；④如果食物颗粒进入气管应立即行气管镜检查并清除食物颗粒；⑤应用抗生素治疗肺内感染。

预防措施：①将患者置于半坐卧位，床头抬高 30°～45°；②经常检查胃潴留情况，如胃内潴留液体超过 150 mL，应停止滴入；③呼吸道原有病变时，可考虑行空肠造瘘；④必要时选用渗透压低的营养液。

(2) 营养液、输送系统污染所致的感染：在配制营养液和更换输送管道器具时有可能被污染，主要是操作不符合标准所致。患者可出现肠炎、腹泻。所以，营养液应现配现用；输注营养液管道应每 24 h 更换；管道接头处应保持基本无菌状态。

任务三　肠外营养的护理

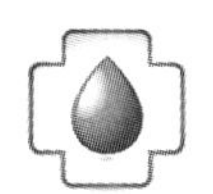

要点导航

重点：肠外营养支持的适应证和禁忌证。

难点：肠外营养支持并发症的预防和护理。

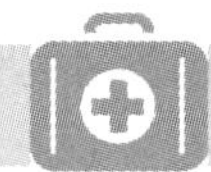

案例导入

张女士，56 岁，因患溃疡性结肠炎并发肠瘘，不能经口进食。经外周中心静脉(PICC)置管行肠外营养支持。

1. 肠外营养支持患者可能发生的并发症有哪些？
2. 肠外营养支持患者的护理要点是什么？

一、概念

肠外营养是通过静脉为无法经胃肠道摄取或摄取的营养物不能满足自身代谢需要的患者提供包括氨基酸、脂肪、碳水化合物、维生素及矿物质在内的营养素，以抑制分解代谢，促进合成代谢并维持结构蛋白的功能。所有营养素完全经肠外获得的营养支持方式称为全肠外营养(total parenteral nutrition，TPN)。

二、适应证

凡不能或不宜经口摄食超过 5 日都是肠外营养的适应证。

(1) 不能从胃肠道进食者，如消化道瘘、食管-胃肠道先天性畸形、短肠综合征、急性坏死性胰腺炎等。

(2) 消化道需要休息或消化不良者，如肠道炎性疾病(溃疡性结肠炎和 Crohn 病)、长期腹泻等。

(3) 处于高分解代谢状态者，如严重感染、大面积烧伤、复杂手术特别是腹部大手术后。

(4) 需要改善营养状况者，如营养不良者的术前应用、放射治疗和化学治疗期间胃肠道反应重者、肝肾功能衰竭者。

三、禁忌证

严重水、电解质紊乱及酸碱平衡失调，凝血功能异常，休克。

四、肠外营养液

1. 葡萄糖 肠外营养的主要能源物质,成人常用量为 4～5 g/(kg・d),供给机体非蛋白质热量需要的 50%～70%。常用浓度为 5%、10%、25%、50%。

2. 脂肪乳剂 肠外营养的另一种重要能源,成人常用量为 1～2 g/(kg・d),供给机体非蛋白质热量需要的 20%～30%。常用浓度为 10%、20%、30%。临床应用意义在于提供必需脂肪酸,维持细胞膜结构和人体脂肪组织的恒定。因其渗透压与血液相似,可经外周静脉输入。但注意输注速度不宜过快,先从 1 mL/min(0.2 g/min)开始。

3. 复方氨基酸 肠外营养的唯一氮源,其营养价值在于供给机体合成蛋白质及其他生物活性物质的氮源。正常机体氨基酸需要量为 0.8～1.0 g/(kg・d),应激、创伤时需要量增加,可按 1.2～1.5 g/(kg・d)供给。

4. 电解质 肠外营养时需补充钾、钠、氯、钙、镁及磷。常用制剂有 10%氯化钾、10%氯化钠、10%葡萄糖酸钙、25%硫酸镁等。

5. 维生素 常用制剂有水溶性维生素及脂溶性维生素。前者在体内无储备,因此,肠外营养时应每日给予;后者在体内有一定储备,禁食时间超过 2 周才需补充。

6. 微量元素 复方微量元素静脉用制剂,含人体所需锌、铜、锰、铁、铬、钼、硒、氟、碘 9 种微量元素。短期禁食者可不予补充,TPN 超过 2 周时静脉给予。

7. 全营养混合液(TNA) 临床上将一天所需的营养液混合在一起的液体。

【护理诊断】

1. 潜在并发症 气胸、血管或胸导管损伤、空气栓塞、导管移位、感染、糖或脂肪代谢紊乱、血栓性浅静脉炎。

2. 有体液失衡的危险

【护理措施】

(一) 合理输液

合理安排输液顺序和控制输液速度:①对已有缺水者,先补充部分平衡盐溶液;已有电解质紊乱者,先予纠正;②为适应人体代谢能力并充分利用输入的营养液,全营养混合液(TNA)输液速度不超过 200 mL/h,并保持连续性,不可突然大幅度改变输液速度;③根据患者 24 h 液体出入量,合理补液,维持水、电解质和酸碱平衡。

(二) 定期监测和评价

肠外营养最初 3 日每日监测血清电解质、血糖水平,3 日后视病情每周测 1～2 次。

(三) 并发症的预防与护理

1. 肠源性感染 与长期全肠外营养(TPN)时肠道缺少食物刺激而影响胃肠激素分泌、体内谷氨酰胺缺乏等引起肠黏膜萎缩、肠屏障功能减退、肠内细菌和内毒素移位有关。因此,患者胃肠功能恢复后应尽早开始肠内营养。

2. 糖代谢紊乱

(1) 非酮症高渗高糖性昏迷:较常见。与外科应激患者对葡萄糖的耐受力及利用率降低、输入葡萄糖浓度过高、速度过快有关。血糖浓度超过 40 mmol/L 时可致非酮症高渗高糖性昏迷。患者主要表现为血糖异常升高、渗透性利尿、脱水、电解质紊乱、意识改变等。因此,葡萄糖的输入速度应小于 5 mg/(kg・min)。一旦血糖异常升高,立即报告医生,停输葡萄糖溶液或含大量糖的营养液；输入低渗或等渗盐水以纠正高渗环境，加用适量胰岛素以降低血糖；但应避免血浆渗透压下降过快引发急性脑水肿。

(2) 低血糖：外源性胰岛素用量过大或高浓度葡萄糖输入时，促使机体持续释放胰岛素，若突然停输葡萄糖后可出现低血糖。因很少单独输注高浓度葡萄糖溶液，此类并发症已少见。患者主要表现为脉搏加速、面色苍白、四肢湿冷和低血糖性休克。一旦发生应协助医生处理，推注或输注葡萄糖溶液。

3. 肝功能异常　主要原因是葡萄糖超负荷引起肝脂肪变性，其他相关因素包括必需脂肪酸缺乏、长期 TPN 时肠道缺少食物刺激、体内谷氨酰胺大量消耗，以及肠黏膜屏障功能减退、内毒素移位等。表现为转氨酶升高、碱性磷酸酶升高、高胆红素血症等。目前尚无有效的预防措施。

4. 血栓性静脉炎　多发生于经周围静脉肠外营养支持时。主要原因：①化学性损伤：静脉管径细小时，血流缓慢，输入的高渗营养液不能得到有效稀释，导致血管内皮受损；②机械性损伤：静脉穿刺针或留置的导管对血管壁的碰触刺激引起损伤。一般经局部湿热敷、更换输液部位或外涂经皮吸收的抗凝消炎软膏后可逐步消退。

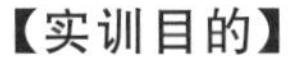

实训 8　急危重症患者的营养护理

【实训目的】

(1) 学会对营养失调患者进行评估，提出营养支持方案。

(2) 分析患者现状，提出采用肠内或肠外营养支持。

(3) 掌握肠内或肠外营养支持的护理措施。

(4) 熟悉肠内营养液的性质、用途及配制方法。

(5) 掌握并发症的观察和防治方法。

【实训内容】

1. 多媒体教学片　围绕急危重症患者的营养护理的营养评估、肠内营养和肠外营养的护理过程。

2. 技能实践　辨识常用的营养液，说出这些液体的性质和用途。在实验室通过模型模拟实施肠内营养和肠外营养。

3. 病例分析　对给出的病例拟订营养支持计划。

【实训准备】

(1) 急危重症患者的营养护理的多媒体教学片。

(2) 输液设备、鼻饲用物和常用营养液。

(3) 病例资料。

【实训学时】　1 学时。

【病例】　患者，李先生，65 岁，因“胃占位性病变”行胃大部分切除术。术后第 2 日，经鼻肠管滴注肠内营养液 750 mL 后，患者主诉腹胀明显，要求停用该营养液，并询问能否拔除喂养管。

1. 试述肠内营养液的配制方法和实施过程。

2. 引起该患者腹胀的可能原因有哪些？

3. 如何处理该患者目前的情况？

【实训结果】

(1) 通过实训，每位同学都能熟练掌握肠内、外营养支持的护理措施，并成功通过操作考核。

(2) 学生能正确发现并发症及熟悉处理措施。

【考核方法】 急危重症患者的营养护理的考核方法见表10-1。

表10-1 急危重症患者的营养护理的考核方法

本组之星	
组间互评	
评分说明	(1) 实际得分＝自我评价×33.4%＋小组评价×33.3%＋教师评价×33.3%。 (2) 本组之星可以是本次实训活动中突出贡献者，可以是进步最大者，也可以是某一方面表现突出者。 (3) 组间互评由各组长将本组内商议的评定结果上报，全体组长共同讨论后评定出每组的最终评定结果。 (4) 考评满分为100分，90分以上(包括90分)为优秀，76～89分为良好，60～75分为及格，59分以下(包括59分)为不及格

直通护考

A_1/A_2 题型

1. 人体的热能营养素是(　　)。

A. 糖类、维生素、矿物质　　B. 糖类、脂肪、蛋白质　　C. 脂肪、糖类、维生素

D. 蛋白质、脂肪、维生素　　E. 蛋白质、糖类、微量元素

2. 以下有关肠内营养支持的叙述正确的是(　　)。

A. 当不能采用肠外营养时采用　　B. 要素饮食是有渣饮食

C. 最常见的并发症是便秘　　D. 液化饮食是人工合成的营养成分

E. 最严重的并发症是误吸

3. 经鼻胃管灌注要素饮食时患者最好取(　　)。

A. 半坐卧位　　B. 左侧卧位　　C. 右侧卧位

D. 垫枕平卧位　　E. 去枕平卧位

4. 通过中心静脉途径进行肠外营养支持的患者，估计其接受营养支持的时间至少应为(　　)。

A. 1周　　B. 2周　　C. 3周　　D. 4周　　E. 5周

5. 无菌环境下配制的要素饮食，其有效时间应小于(　　)。

A. 4 h　　B. 8 h　　C. 12 h　　D. 24 h　　E. 36 h

6. 全肠外营养支持患者可能发生的最严重的代谢并发症是(　　)。

A. 低血糖　　B. 脂肪肝　　C. 肝功能损害

D. 高渗性非酮症糖尿病昏迷　E. 高血糖

A_3/A_4题型

(7～8 共用题干)

患者，张某，女，45 岁。胃大部分切除术后第三天，在输入葡萄糖溶液过程中，患者出现口渴、尿量急剧增多、反应迟钝。

7. 该患者出现了(　　)。

A. 高血糖　B. 低血糖　C. 高渗性脱水

D. 高渗性非酮症糖尿病昏迷　E. 水中毒

8. 张某需要长期肠外营养，置管的部位是(　　)。

A. 手部静脉　B. 足部静脉　C. 股静脉　D. 上腔静脉　E. 下腔静脉

(卢丹艳)

项目十一　灾害的救护

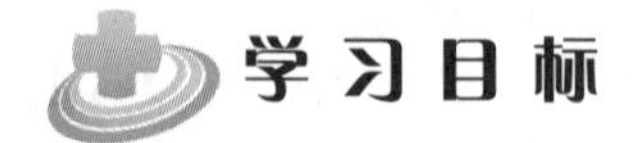

知识目标：掌握水灾、火灾、地震等灾害现场救护的原则。
能力目标：了解灾后传染病的预防知识。
情感目标：掌握灾害发生后的现场自救与互救的技能。

有史以来，人类生活在自然界，随时都面临着地震、洪涝、干旱、风暴、泥石流、山体滑坡、森林大火等自然灾害的威胁。灾害医学是一门研究在各种灾害情况下实施紧急医学救治、疾病预防和卫生保障的学科。它是一门独立的多学科相互交叉渗透的新兴边缘学科。针对我国的地理环境及常见自然灾害，我们将如何应对？本章将介绍地震、火灾、水灾等自然灾害的常识与救护知识。

任务一　概　　述

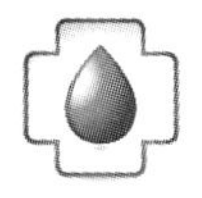

要点导航

重点：灾害的概念、特点。
难点：灾害的影响。

人类社会的文明进展史，其实也是与自然灾害斗争的历史。我国幅员辽阔、自然灾害频发，是世界上自然灾害损失最为严重的国家之一。随着地球污染的日趋严重和地壳表面活跃性增强，灾害发生的频率及其给人类社会带来的损失也在逐步升级。因此，学习、了解、认识自然灾害，学会治理和正确应对自然灾害已是摆在我们面前的重大课题。

一、灾害的概念

灾害是指对能够给人类和人类赖以生存的环境造成破坏性影响，而且超过受影响地区现有资源承受能力的事件。世界卫生组织对灾害的定义是：任何能引起设施破坏，经济严重损失、人员伤亡、人的健康状况及社会卫生服务条件恶化的事件，当其破坏力超过了所发生地区能承受的程度，而不得不向该地区以外的地区求援时，就可以认为灾害发生了。

知识链接

“国际减灾日”

“国际减轻自然灾害十年”活动由原美国科学院院长弗兰克·普雷斯博士于1984年7月在第八届世界地震工程会议上首先提出。决定从1990—1999年开展“国际减轻自然灾害十年”活动，并规定每年10月的第2个星期三为“国际减少自然灾害日”，简称“国际减灾日”。

灾害发生的原因主要有自然变异和人为影响。通常把以自然变异为主因的灾害称为自然灾害，如地震、风暴潮、海啸等；将以人为影响为主因的灾害称为人为灾害，如人为引起的火灾和交通事故。

二、灾害的分类

1. 按灾害原因分类

(1) 自然灾害：由自然因素引起，包括地震、洪涝、台风、海啸等。

(2) 人为灾害：由人为因素引起，如战争、车祸、矿难等。

2. 按灾害方式分类 分为突发性灾害、渐变性灾害。

3. 按灾害顺序分类 分为原生灾害、次生灾害、衍生灾害。

4. 按灾害性质分类 分为气象性灾害、地质性灾害、环境性灾害、疫病性灾害。

三、灾害的特点

1. 复杂性 导致自然灾害的因素多，周期长短不一，表现形式多样，呈现出它的复杂性。

2. 周期性 间隔一段时间灾害会重复发生。不论地震，还是干旱或洪涝，其发生都呈现出一定的周期性。人们通俗地用“十年一遇或百年一遇”来描述自然灾害的周期性。

3. 突发性 大多数的灾害在发生前没有迹象，突然发生，不可预测，体现出其突发性。

4. 多因性 形成原因复杂，以自然变化为主，人为因素可以催生或加剧自然灾害。

5. 群发性 由于灾害链的存在，往往是祸不单行，多个灾害相继发生。

6. 潜在性 自然灾害的孕育有一个潜在的过程。

四、灾害的影响

自然灾害因其突发性、群发性等特点，再加上破坏力极大，一旦发生，将给人们的生命、财产及社会资源带来严重的损伤，造成相当程度的社会混乱。一次灾害持续时间越长，受灾者受到的威胁越大，灾害的影响也就越大。

（一）灾害大小的衡量标准

通常以人类社会和自然资源损失的多少来衡量灾情的大小。

（二）灾害的具体影响

1. 人员伤亡

(1) 生理性伤害：表现为人体伤残、死亡。

(2) 心理和精神伤害:表现为恐慌、忧虑、痛苦。严重者可出现灾害综合征、灾害后压力障碍或创伤后应激障碍。绝大多数的痛苦人们能够自我调整,在灾后一两年内消失,由灾害引起的慢性精神障碍非常少见。

在灾害事件中老年人、妇女、儿童、残障者容易受到伤害,青壮年男性则相对不易受到伤害。自然灾害破坏了人与生活环境的生态平衡,为传染病的流行创造了条件,易引发传染病流行。

2. 财产损失

(1) 直接经济损失:包括对农作物、牲畜、林木、道路、房屋、文物古迹、车船等造成的损毁。

(2) 间接经济损失:包括因灾害而导致的停工、停产;因道路和通信中断而导致的物流运输、贸易金融、管理等方面的损失等。

3. 自然资源与环境破坏 灾害对自然资源与环境破坏具有一定的隐蔽性和滞后性,影响范围和时间更长远和广泛;其破坏也因资源类型的不同存在一定的差异。

任务二 常见灾害的救护

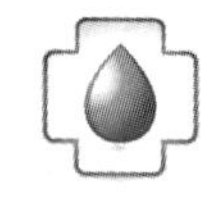

要点导航

重点:掌握水灾、火灾、地震、矿难等灾害现场的救护原则和现场自救、互救的基本技能。
难点:了解灾后传染病的预防知识。

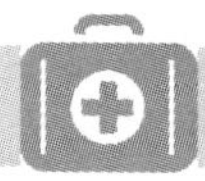

案例导入

2012年5月10日甘肃发生雹洪灾,截至2012年5月14日,造成岷县45人遇难,14人失踪,114人受伤住院治疗,全县35.8万人受灾,直接经济损失68亿元;造成漳县8人遇难,4人失踪。

1. 水灾来临时我们如何自救?
2. 试述水灾后传染病预防的内容。

一、水灾

由于人类活动空间和范围的不断扩大,各种自然灾害和人为灾害也随之增加,我国幅员辽阔,人口众多,是世界上少数易受灾害袭击和受灾严重的国家之一。如果医护人员熟悉灾害发生的规律,做好灾害发生时刻的紧急救治,就能减少灾害所造成的损失。

（一）定义

水灾（图 11-1）泛指水泛滥、暴雨水和土壤水分过多对人类社会造成的灾害。一般所指的水灾以洪涝灾害为主。

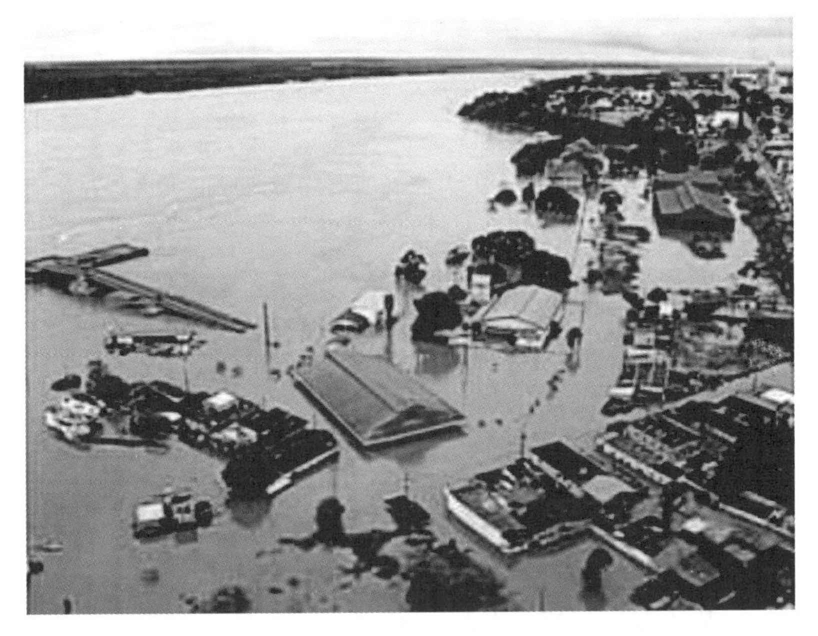

图 11-1　水灾

（二）现场救护

（1）现场救护时首先强调互救，不能只等医护人员，贻误抢救时机。

（2）有外伤者应对症处理，如包扎、止血、固定等。

（3）经急救复苏后的患者必须加紧转送，严密观察病情，酌情处理。

（4）注意饮食卫生和消毒，预防疾病流行。

（三）灾后传染病预防

（1）加强疫情的监测与报告：灾区各机构要加强疫情监测和报告工作，对火害相关传染病实行日报制度和“零”报告制度；疾病预防控制机构实行 24 h 疫情值班制度，安排专人负责疫情资料的收集、整理和分析。

（2）做好食品和饮用水卫生的监督工作，确保食品卫生和饮水卫生，霉变粮食以及污染的水引发的食物中毒，是灾区需要重点预防的食物安全事件。

（3）做好环境卫生监控工作，管理好人、畜粪便，做到垃圾、粪便及污水的合理排放和无害化处理。

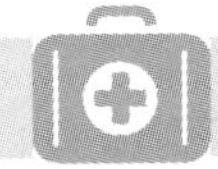

案例导入

2012 年 5 月 13 日，位于日本广岛县福山市西樱汀的“王子旅馆”发生火灾。行人看到滚滚浓烟从这座三层旅馆内冒出后迅速报警，当地消防人员赶到后将 10 名住客送往医院，结果 7 人不治身亡，其中 4 人是中国公民。

1. 当遭遇火灾时如何自救？
2. 作为医护人员，如何组织火灾救护？

二、火灾

（一）定义

火灾(图 11-2)是指在时间和空间上失去控制的燃烧所造成的灾害。在所有灾害中，火灾是最经常、最普遍地威胁公众安全和社会发展的主要灾害之一。

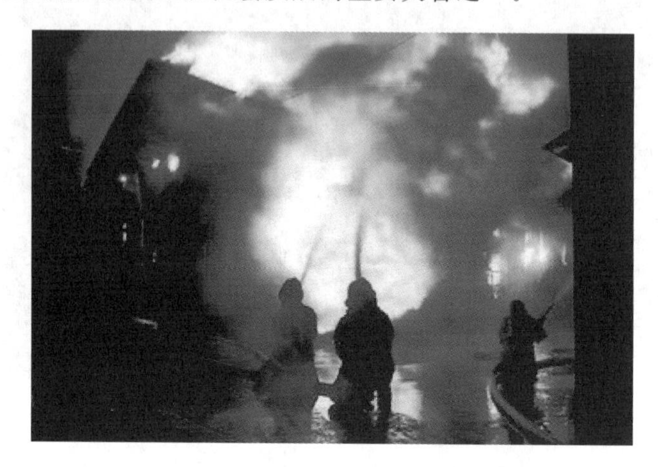

图 11-2　火灾

（二）现场救护

（1）将伤员迅速脱离火区，扑灭身上火焰，如出现心搏、呼吸骤停，立即予以心肺复苏。

（2）评估烧伤面积、深度和程度。检查有无合并损伤。

（3）烧伤后，呼吸道受烟雾、热力等损伤，须保持呼吸道通畅，给予吸氧。

（4）合理使用镇静、止痛剂。

（三）火灾自救

（1）浓烟太大时可用湿口罩或湿毛巾等捂住口鼻，匍匐前进，身体尽量贴近地面行走或者爬行，穿过危险区。

（2）通道封堵：门窗、通道、楼梯已被烟火封住，确实没有可能向外冲时，可向头部、身上浇些冷水，或用湿毛巾、湿被单将头部包裹好，再冲出危险区。

（3）通道逃生：可以从消防通道或消防楼梯走出危险区。高层建筑一般都设有消防梯，人们应熟悉通向消防梯的通道(进入新的环境务必留心疏散通道、安全出口及楼梯方位等)，着火后迅速由消防梯的安全门下楼。

（4）低楼层逃生：可以将结实的绳索拴在牢固的窗框或床架上，如果找不到绳索，可将床单或结实的窗帘布等撕成条、拧成绳，然后沿绳缓缓爬下楼。

（5）二楼逃生：可以先向楼外扔一些被褥、床垫等作垫子，然后攀上窗口或阳台往下跳，尽量缩短距离，以保证人身安全。

（6）等待救援：可以转移到比较安全的房间、窗边或阳台上，耐心等待消防人员。

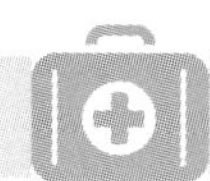

案例导入

2011 年 3 月 11 日在日本东北部海域发生里氏 9.0 级地震并引发海啸，造成了重大人员伤亡和财产损失。截至 2011 年 3 月 21 日，已确认造成 14133 人死亡、13346 人失踪。日本警察厅称在地震灾情严重的宫城县有 8570 人遇难，在岩手县有 4078 人遇难，约有 13.2 万人在各避难所避难。

1. 地震中我们如何自救？
2. 医护人员到达地震现场后的救护原则是什么？

三、地震

（一）定义

地震（图 11-3）是指地壳在内、外应力作用下，集聚的构造应力突然释放，产生震动弹性波，从震源向四周传播引起的地面颤动。

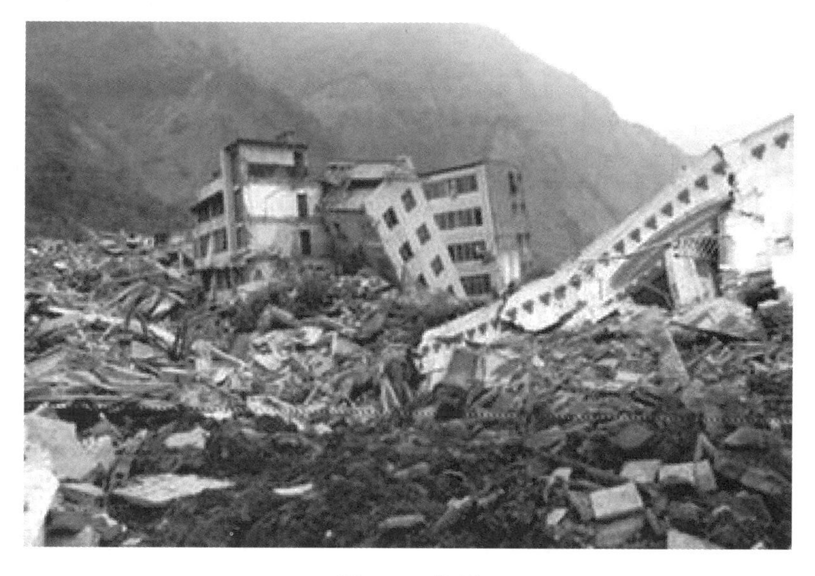

图 11-3　地震

（二）现场救护

（1）现场救护的首要问题是处理威胁生命的窒息、心搏骤停和大出血等情况。现场进行心肺复苏，支持呼吸、循环功能，保持呼吸道通畅，进行止血、包扎、骨折固定等。

（2）要根据伤员的伤情进行分类检伤，用绿色、黄色、红色和黑色的颜色卡来表示伤员病情的轻、中、重和死亡，并置于伤员显要位置，便于有序的救治。

（3）地震创伤以骨折伤发病率最高，其次是挤压伤、多发伤等。开放性创伤、外出血应首先止血，同时急救。开放性骨折不应现场复位，一般用清洁纱布覆盖创面，简单固定后再进行转运。脊柱骨折伤员要由经过急救技能培训的人员搬运、处置，以免加重损伤，造成瘫痪。

(4) 认真做好转运标识卡的登记佩戴工作，注明编号、姓名、性别、单位、诊断、已处理情况、是否注射过破伤风抗毒素等。

（三）地震自救

1. 立即躲避 在震中区，从地震发生到房屋倒塌，来不及跑时可迅速躲到桌下、床下、坚固的家具旁或紧挨墙根（图 11-4），趴在地上，保护要害部，如头、颈部。

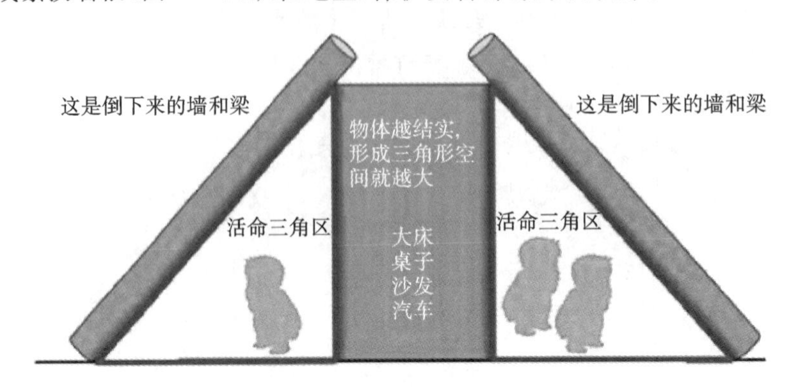

图 11-4 活命三角区

2. 保持呼吸道通畅 闭目，用鼻呼吸，并用毛巾或衣物捂住口鼻，以隔挡灰尘。

3. 关闭火源 正在用火时，应随手关掉煤气开关或电器开关，然后迅速躲避。

4. 楼房逃生 应迅速远离外墙及其门窗，可选择厨房、浴室、厕所、楼梯间等空间小而不易塌落的空间避震。千万不要外逃或从楼上跳下，也不宜使用电梯。

5. 户外逃生 要避开高大建筑物，远离高压线及可能释放有毒物质的工厂或设施。

四、矿难

（一）特点

群发伤多、高能量伤多、复合伤多、死亡率高。瓦斯爆炸伤以头面部及呼吸道伤多，合并一氧化碳中毒。

（二）现场救护

(1) 立即救出伤员，开放气道，保持呼吸道通畅，充分供氧。必要时行人工呼吸或气管内插管。心搏骤停者立即给予胸外心脏按压。

(2) 妥善处理出血伤口，防止创面二次损伤。

(3) 建立静脉通道，确保输液通畅。迅速补充血容量，防止休克。

(4) 迅速转运，加强途中监护。

五、危险化学品事故

（一）特点

1. 突发性 危险化学品作用迅速，发生事故无法预测。

2. 群发性 容易发展为社会公共事件。

3. 高致命性 事故现场，化学品短时间内可造成中毒、窒息等致命性伤害。

4. 治疗困难 伤员的致伤因素多为复合伤，治疗困难。

（二）现场救护

1. 应急处理　创建一条有效的绿色抢救通道；控制危险化学品事故源；控制污染区，抢救受伤人员，检测确定有毒、有害化学物质的性质和危害程度，组织污染区的居民防护或撤离。

2. 现场救治及转运　对伤员及时进行分类检伤，按照病情严重程度决定救治及转运的先后顺序，使伤员在短时间内能获得必要的治疗。

3. 注意必要的防护措施　注意做好呼吸道、皮肤及黏膜的防护以及食品的防护。

4. 积极对症治疗和支持治疗　化学事故造成的复合伤，在临床上病情进展迅速，救治困难，死亡率高，综合治疗至关重要。

直通护考

A1/A2 型题

1. 下列关于灾害检伤分类场所的选择错误的是（　　）。

A. 远离灾害现场　　B. 伤员比较集中的地域

C. 避免气候条件影响的地方　　D. 有足够的面积

E. 便于疏散的地方

2. 在灾害现场面对大批伤员时，第一步关键的救援措施是（　　）。

A. 快速转运伤员　　B. 快速检伤分类　　C. 确定救治场所

D. 确定救治措施　　E. 立即进行止血、包扎

3. 下列哪些属于缓发性灾害性事故？（　　）

A. 环境污染　　B. 地震　　C. 车祸　　D. 坠机　　E. 火灾

4. 地震损伤中，下列哪一个发生率最高？（　　）

A. 软组织挫伤　　B. 肝挫裂伤　　C. 颅内出血

D. 骨折　　E. 张力性气胸

5. 火灾发生时为什么不能乘电梯？（　　）

A. 电梯会因火灾而断电，人会被困在里面，十分危险

B. 大家都乘电梯很挤

C. 把电梯让给老人和孩子，自己走楼梯

D. 电梯留给消防队员使用，这样他们灭火的速度会加快

E. 电梯里太热

6. 地震发生后，从高楼撤离时应走（　　）。

A. 安全通道　　B. 跳楼　　C. 乘坐电梯

D. 从窗户抓绳下滑　　E. 在房间内等待救援

7. 人们在避震“自救瞬间”的首先选择是（　　）。

A. 先保护头　　B. 先保护胸部　　C. 先保护双手

D. 先保护双脚　　E. 先保护腹部

8. 据统计，火灾中死亡的人有 80% 以上属于（　　）。

A. 被火直接烧死　　B. 烟气窒息致死　　C. 跳楼

D. 惊吓致死　　E. 脱水而死

9. 遇到洪水来临，可迅速向（　　）转移，等待救援。

A. 空旷处，如操场、广场、田野里
B. 高处，如结实的楼房顶、大树
C. 人多的地方，如商场、影剧院、大街上
D. 船上
E. 地窖中

10. 灾区环境清理不包括（　　）。
A. 尸体清理　B. 灭蚊、蝇工作　C. 供水卫生
D. 预防接种　E. 清理废墟

11. 灾区大面积灭蝇的理想方法是（　　）。
A. 烟熏灭蝇　B. 卡车装载高压喷雾机喷药灭蝇
C. 小型便携喷雾器喷药灭蝇　D. 飞机喷药灭蝇
E. 生物灭蝇

12. 灾害事件的主要特征不包括（　　）。
A. 突发性和不确定性　B. 紧急性　C. 威胁性
D. 客观规律性　E. 多范畴性

13. 灾害急救中休克患者救护的首要环节是（　　）。
A. 应用血管活性药物　B. 应用纠酸药物
C. 消除病因，补充血容量　D. 应用肾上腺皮质激素
E. 抗心律失常

14. 灾害检伤分类场所不应选择（　　）。
A. 伤员相对分散的区域　B. 远离污染环境的上风向场地
C. 远离危险源的安全场所　D. 免受气候条件影响的地方
E. 伤员容易看到的地方

15. 灾害现场可自行走动、没有严重创伤的患者应属于哪一种分类标准？（　　）
A. 红色　B. 绿色　C. 黄色　D. 黑色　E. 白色

16. 灾害致伤的检伤分类原则不包括（　　）。
A. 服从救治需要的原则　B. 迅速而准确的原则　C. 生命第一的原则
D. 动态评估的原则　E. 迅速转运的原则

17. 心理危机干预是灾害救护工作的重要组成部分，对重点人群应开展的心理危机救助是（　　）。
A. 24 h 观察　B. 适当给予抗抑郁药物治疗
C. 心理辅导　D. 积极交流
E. 与人群隔离

（赵书真）

项目十二　急救护理技术

学习目标

知识目标：熟悉常见急救护理技术的适应证和禁忌证，掌握气管内插管及环甲膜穿刺术的护理措施。熟练掌握止血、包扎技术的操作流程。

能力目标：熟悉常用洗胃溶液和方法。了解静脉穿刺置管术的操作方法，了解呼吸机相关参数的设置和操作步骤。

情感目标：对急危重症患者救护时应快速、准确，严肃、认真，关心、体贴患者及家属，具有爱伤意识。

任务一　气管内插管术

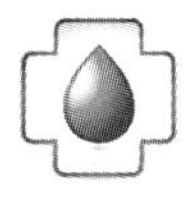

要点导航

重点：气管内插管术的护理及注意事项。

难点：气管内插管术的操作方法。

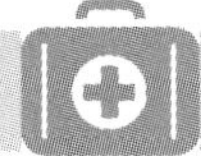

案例导入

患者，张女士，64岁，因“腹胀、腹痛3天”入院。诊断为：急性肾功能衰竭，急性重症胰腺炎，Ⅰ型呼吸衰竭，高血压。现因呼吸衰竭行气管内插管后收入ICU。

针对该患者气管内插管术后，该如何护理？

气管内插管术是指将特质的气管导管，通过口腔或鼻腔插入患者气管内，建立人工通气道的一项技术，这一技术能为通畅气道、辅助通气、气道管理和防止误吸等提供最佳条件。各种原因引起的呼吸衰竭或呼吸停止、需进行人工辅助呼吸的患者，均宜行气管内插管术。快速成功的气管内插管术可以为抢救患者赢得宝贵的时间，因此在急危重症患者的治疗和抢救中具有极其重要的作用。气管内插管术根据插管途径可分为经口插管和经鼻插管；根据插管时是否用喉镜显露声门，分为明视插管和盲视插管。经口明视插管术是临床应用最广泛的一种气管内插管方法。

(一) 适应证

(1) 各种原因引起的呼吸道分泌物不能自行咳出，需行气管内吸痰者。

(2) 各种原因引起的呼吸、心搏骤停，需进行心肺脑复苏的患者。

(3) 呼吸功能不全或呼吸困难综合征，行人工加压给氧和辅助呼吸者。

(4) 大手术呼吸道难以保持通畅者。

(5) 经气管内插管行全身气管内麻醉或静脉复合麻醉的各种手术患者。

(6) 婴幼儿气管切开前需行气管内插管定位者。

(7) 有误吸危险的昏迷或意识模糊不清的胃内容物反流患者。

(二) 禁忌证

无绝对禁忌证，以下均为相对禁忌证。

(1) 发生颈椎骨折或者脱位患者。

(2) 胸主动脉瘤压迫气管者。

(3) 咽喉部烧伤、肿瘤或者异物残留者。

(4) 急性喉头水肿、急性喉炎、喉头黏膜下血肿或脓肿的患者。

(5) 有严重出血倾向者。

(三) 术前评估

(1) 患者对气管内插管的认知水平、沟通能力、合作程度及心理反应。

(2) 患者的病情、年龄、生命体征等。

【气管内插管的护理】

(一) 术前准备

1. 用物准备 喉镜(图 12-1)、气管导管(图 12-2)、导丝、灭菌凡士林或液体石蜡、无菌纱布、无菌手套、胶布、牙垫、注射器、听诊器、吸引器、吸痰管、简易呼吸器、氧气等。

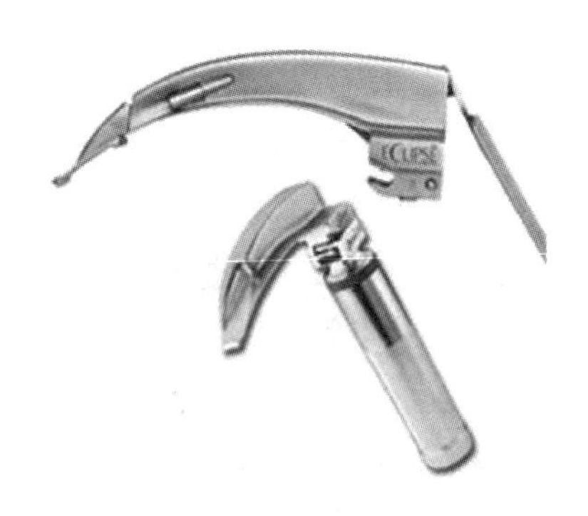

图 12-1 喉镜

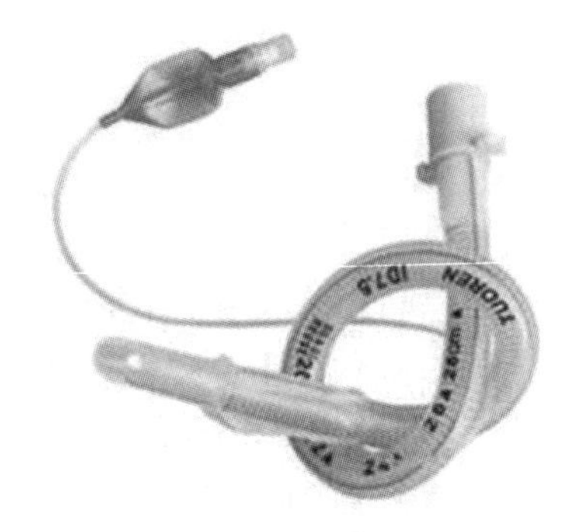

图 12-2 气管导管

知识链接

气管导管型号的选择

根据患者的年龄、性别、身材选用不同型号的气管导管，方法有两种：①F（标号，导管周长）＝导管外径（OD）×3.14，小儿可按以下公式选择导管：1～7岁，F＝年龄＋19；8～10岁，F＝年龄＋18；11～14岁，F＝年龄＋16。成年男性用F36～F40，女性用F32～F36，8岁以下儿童一般选择无套囊气管导管。②ID（导管内径）＝4＋年龄÷4±0.5。单位为mm，每号相差0.5。ID×4＋2＝F。

2. 患者准备

（1）仰卧位，颈部伸展。

（2）清除口咽部的分泌物，如有义齿应摘下。

（3）给予高流量氧气吸入2～3 min。

（二）操作步骤

1. 经口明视插管术

（1）患者体位：仰卧、头后仰，使口、咽、气管于同一轴线。如喉头暴露仍不好，可在患者肩部或颈部垫一小枕，使头部尽量后仰。

（2）撑开口腔：操作者站于患者头端，用右手拇指推开患者下唇及下颌，食指抵住上门齿，以两指为开口器，使口张开。

（3）暴露会厌：左手持喉镜，镜柄偏右，顺右侧舌面插入，镜片抵咽部后，使右侧的镜柄转至正中位，并轻轻将喉镜向左靠，使舌偏左，扩大镜片下视野，此时可见到悬雍垂（为暴露声门的第一标志），然后顺舌面将喉镜片稍伸入至舌根，稍稍上提喉镜，即可看到会厌的边缘（为暴露声门的第二标志）。

（4）暴露声门：使喉镜片前端抵达会厌的腹面，向上提起喉镜，即可暴露声门。

（5）插入导管：右手持气管导管，前端对准声门，在吸气末轻柔将导管插入，插入声门1 cm左右，拔除导管芯，将导管继续旋转深入气管，成人5 cm，小儿2～3 cm（图12-3）。

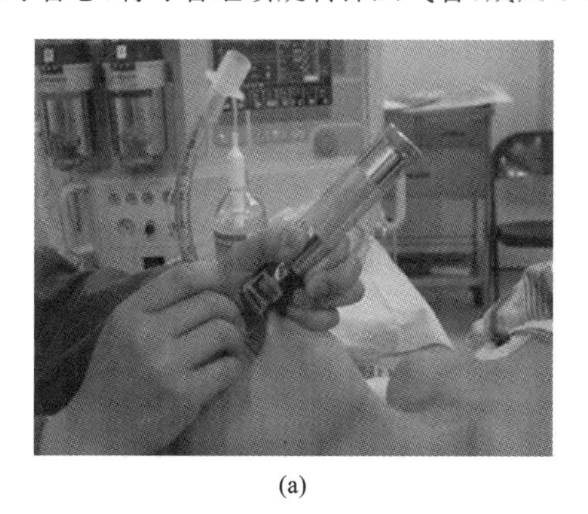

(a)

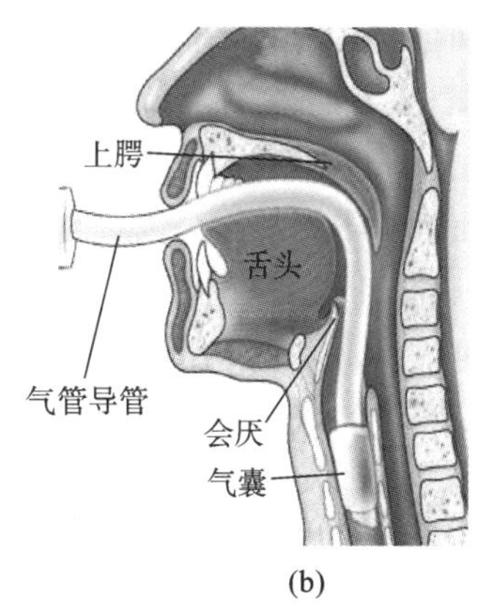

(b)

图12-3　气管内插管示意图

（6）检查确认：安置牙垫，拔出喉镜。患者若有自主呼吸，操作者将耳凑近导管外端，感觉有无气体进出，或连接麻醉机后，观察麻醉机呼吸囊随患者呼吸有无张缩；如果呼吸已经停止，经导管或麻醉机呼吸囊自导管外端吹入气体，观察患者胸廓是否有起伏运动，并用听诊器听双肺呼吸音，若呼吸音两侧不对称，可能因为导管插入过深进入一侧支气管内，此时，可将导管稍稍拔出，直至两侧呼吸音对称。

(7) 固定充气：检查确认导管在气管内，用胶布妥善固定牙垫和气管导管。向导管前端的气囊内充气 3～5 mL，以气囊恰好封闭气道不漏气为准，以免在使用呼吸机向肺内送气时漏气，也可防止呕吐物、分泌物反流入气管内。

(8) 管内试吸：用吸痰管在气管导管内试吸分泌物，了解呼吸道通畅情况。

2. 经鼻明视插管术 适用于开口困难(如颞颌关节强直)，或口腔内插管妨碍手术进行时。

3. 经鼻盲视插管术 适用于张口困难、喉镜无法全部置入口腔的患者。

(三) 护理及注意事项

(1) 插管前应检查喉镜灯头是否明亮，检查患者是否有义齿，是否有呼吸困难，如有义齿要取下，如有呼吸困难，应先给予纯氧吸入，再行插管；插管时动作要轻柔，以防损伤局部软组织；上提喉镜时将着力点始终放在喉镜片的顶端，严禁以上门齿作支点，以免损伤上切牙。

(2) 防止气管导管和牙垫移位或脱出。在气管导管平中切牙的位置画线做明显标记，经常观察标记位置，发现移位及时调整。患者因不能耐受插管而躁动时，可适当给予镇静剂。必要时可采用双固定法(胶布＋布带)固定气管导管。

(3) 定时测定气囊压力及插管深度并记录，保持气囊内压力在 25～30 cmH_2O，以防气管壁黏膜因受压而发生局部缺血性损伤，导致黏膜溃疡、坏死。因此，气囊注气要适量，需要较长时间使用时，一般每 2～3 h 做短时间的气囊放气一次，放气前先吸尽口腔及咽部的分泌物，气囊注气后压力应小于毛细血管灌注压。插管深度要适宜(成人门齿距气管隆突 22～23 cm，插管深度在隆突上 1～2 cm 为宜)，过深可引起左侧肺不张，过浅会引起声带损伤。

(4) 保持气道通畅，加强气道湿化。及时清理呼吸道分泌物，吸痰时严格执行无菌技术操作，保持气管内→口腔→鼻腔的吸痰顺序，每次吸痰时间不超过 15 s。必要时可先行吸氧片刻后再吸痰，以免加重患者缺氧。

(5) 预防感染：加强口腔护理，定时翻身、叩背，协助排痰，并注意观察痰的性质、颜色、量和气味，必要时定期做痰细菌培养。保持口腔卫生，每日三次口腔护理。

【拔管护理】

1. 拔管指征 患者意识清楚，气管分泌物明显减少，吞咽、咳嗽反射良好，在吸入 30%氧气的情况下血气基本正常。呼吸机辅助呼吸时，当同步间歇指令通气(SIMV)的频率＜10 次/分，压力型呼吸机的气道峰压＜18 mmHg，吸 30%氧气时血氧及二氧化碳分压能维持在可接受水平时即可拔管。

2. 拔管方法 拔管前要充分吸引咽部及气管分泌物，并吸纯氧，过度通气 10 min，放掉气囊内气体，在呼气相拔出导管。拔管应尽量在白天进行，以便观察病情，处理并发症。拔管后严密观察病情，4 h 内禁食，禁止使用镇静剂。导管留置时间不能过长，超过 72 h 病情仍不能改善者，应考虑行气管切开。

3. 拔管后护理

(1) 拔管后应立即给予患者氧气吸入，氧气浓度为 30%～40%。最好采用面罩给氧法。

(2) 严密监测心率、呼吸频率及呼吸状态，注意有无鼻翼扇动，点头样呼吸或其他异常呼吸。拔管后 0.5～1 h，应进行动脉血气分析。

(3) 若未及时清除气管内分泌物、呼吸浅表、缺乏间断深呼吸，均可导致患者出现阻塞性肺不张。因此，应指导患者经常变换体位，为患者翻身、拍背，鼓励其尽早下床活动。协助其正确地咳嗽排痰以减少肺不张的发生。若痰液黏稠时，先给予超声雾化吸入，使痰液稀释易咳出。有呼吸道感染者先给予有效的抗生素。术后患者可适当地使用镇痛药，以免因伤口疼痛而导致呼吸运动受限。

(4) 拔除气管内插管 2 h 后可以饮水，4 h 后开始进食，但有声带麻痹者，应适当延长进食时间。视胃肠功能情况，给予高蛋白、高热量半流质饮食。如呛咳严重或有误吸者，应停止进食，改为鼻饲或静脉营养，以保证患者的营养摄取，有利于早日康复。

任务二　环甲膜穿刺术

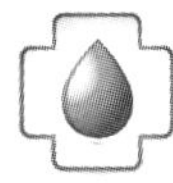

要点导航

重点：环甲膜穿刺术的手术要点。

难点：环甲膜穿刺术的护理及注意事项。

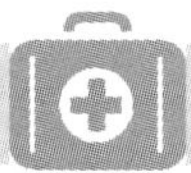

案例导入

患儿，男，6 岁，因急性呼吸道感染引起喉头水肿，现患者面色发绀，呼吸急促，双眼圆瞪。立即行环甲膜穿刺术。

1. 环甲膜穿刺点如何确定？
2. 环甲膜穿刺如何操作？

对有插管困难而严重窒息的患者，可用环甲穿刺针或粗针头刺入环甲膜，可缓解患者缺氧情况，为下一步环甲膜切开或气管切开赢得时间。

环甲膜位于甲状软骨和环状软骨之间(图 12-4)，前面仅有柔软的甲状腺通过，后连气管，它仅为一层薄膜，周围无要害部位，因此利于穿刺。

(一) 适应证

(1) 牙关紧闭、经鼻插管无效者。

(2) 喉源性呼吸困难(如白喉、喉头严重水肿等)者。

(3) 3 岁以下幼儿不宜做环甲膜切开者。

(4) 头面部严重外伤者。

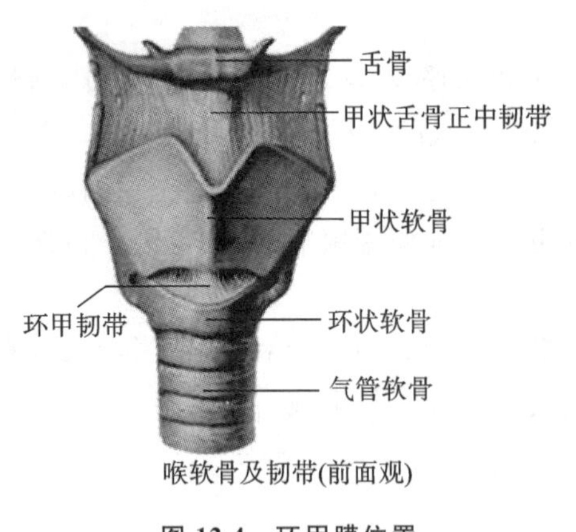

图 12-4　环甲膜位置

(5) 气管内插管有禁忌或病情紧急而需快速开放气道时。

(二) 禁忌证

(1) 有出血倾向。

(2) 喉部、环甲膜以下的气道梗阻。

(三) 术前评估

(1) 患者对环甲膜穿刺的认知水平、沟通能力、合作程度及心理反应。

(2) 患者的病情、年龄、意识状态、生命体征等。

【环甲膜穿刺的护理】

(一) 术前准备

1. 用物准备　7～9 号注射针头或用作通气的粗针头 1 个,10 mL 注射器 1 个,无菌注射器 1 个,2%普鲁卡因(丁卡因)溶液或所需的治疗药物,必要时准备支气管留置给药管(可用输尿管导管代替)、消毒液(碘伏)1 瓶,供氧装置等。

2. 患者准备

(1) 仰卧位,颈部伸展。

(2) 清除口咽部的分泌物,如有义齿应摘下。

(3) 给予高流量氧气吸入 2～3 min。

(二) 操作步骤

(1) 向清醒患者解释操作的目的及操作过程中的注意事项。消除不必要的顾虑,取得配合,并签署知情同意书。

(2) 摆放体位:如果病情允许,应尽量取仰卧位,垫肩,头后仰。不能耐受上述体位者,可取半坐卧位。

(3) 判断环甲膜位置:摸清患者颈部的两个隆起,第一个隆起是甲状软骨(俗称喉结),第二个隆起是环状软骨,在这两个之间的凹陷处就是环甲膜穿刺点。

(4) 局部消毒麻醉:环甲膜前的皮肤按常规用碘伏及酒精消毒;穿刺部位局部用 2%普鲁卡因麻醉。危急情况下可不麻醉。

(5) 穿刺以左手拇指、中指固定穿刺部位两侧,食指触摸环状软骨上缘,右手持环甲膜穿刺针垂直刺入环甲膜(图 12-5),注意勿用力过猛,出现落空感即表示针尖已进入喉腔,再顺气管方向稍向下推行少许,退出穿刺针芯。

(6) 检验有无呼吸气流:挤压双侧胸部发现有气体自针头逸出或接 10 mL 注射器,回抽应有空气;或用棉絮在穿刺针尾部测试,应见棉絮摆动,确定无误后将针末端用胶布固定。

(7) 供氧:连接供氧装置,持续供氧。

(8) 整理用物,洗手,做好记录。

(三) 护理及注意事项

(1) 观察患者缺氧状况有无改善,穿刺针不要进针太深,避免损伤喉后壁,穿刺后要用干棉球按压,如有明显出血,应及时止血,以防血液进入气管内,并做好记录。

(2) 环甲膜穿刺术为上呼吸道梗阻的紧急处理,不宜长期放置,以防止假气道的形成,所

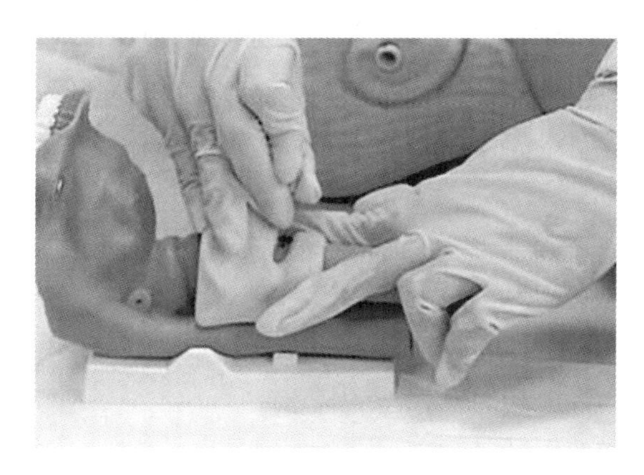

图 12-5　环甲膜穿刺示意图

以术后的插管时间一般不应超过 48 h。

(3) 如遇血凝块或分泌物阻塞套管，可用注射器注入空气，或用少许生理盐水冲洗，以保证其通畅。

任务三　静脉穿刺置管术

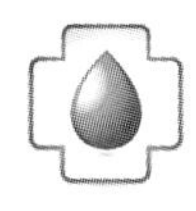

要点导航

重点：静脉穿刺置管术的护理措施及注意事项。

难点：静脉穿刺置管术的操作方法。

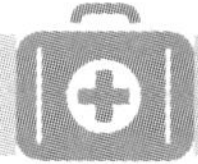

案例导入

刘先生，男，48 岁，主诉：咳嗽、咳痰 15 天，痰中带血，疲乏无力，低热 5 天。为进一步诊治收住入院。经检查后诊断为"支气管肺癌"收住院部治疗。查体：T 37.5 ℃，P 86 次/分，R 22 次/分，BP 124/68 mmHg，现决定采用化疗，为防止出现化疗药物引发皮下组织坏死现象，需行静脉穿刺置管术。

1. 哪些患者需要进行静脉穿刺置管术？
2. 静脉穿刺置管术的护理要点有哪些？

(一) 适应证

(1) 外周静脉穿刺困难，需建立静脉通道者。

(2) 急救时需快速补液、输血、给药和监测中心静脉压、肺动脉压或心排血量者。

(3) 穿刺法行导管检查术者。

(4) 行肠外营养、血液净化者。

(5) 安装心脏起搏器者。

(二) 禁忌证

(1) 有出血倾向及凝血功能障碍者。

(2) 穿刺部位局部感染者。

(3) 需穿刺的静脉通道上存在损伤或梗死者。

(4) 极度躁动不安、不能合作者。

(三) 术前评估

(1) 患者对静脉穿刺置管术的认知水平、沟通能力、合作程度及心理反应。

(2) 患者的病情、年龄、意识状态、生命体征等。

(四) 操作方法

1. 用物准备 清洁盘、深静脉穿刺包、中心静脉导管、穿刺套管针、扩张管、生理盐水、5 mL注射器及针头、1%普鲁卡因等。

2. 操作步骤

(1) 锁骨下静脉穿刺置管术(图 12-6):此方法不影响气管内插管和患者活动,是临床上较常用的方法。

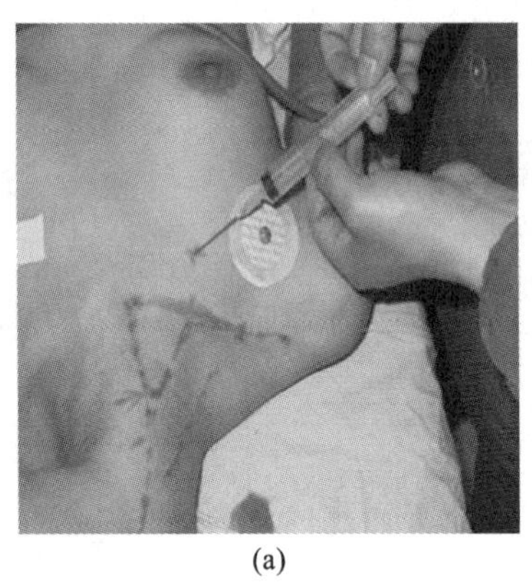

(a)

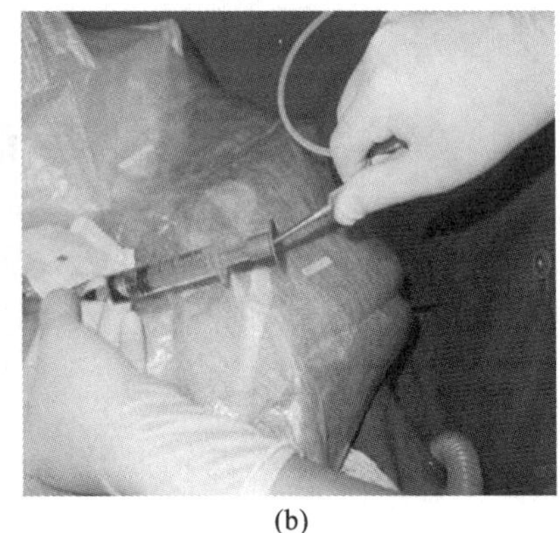

(b)

图 12-6 锁骨下静脉穿刺置管术

①体位:患者取头低足高位,头偏向穿刺对侧,使静脉充盈,减少空气栓塞发生的概率。重度心力衰竭患者可取半坐卧位。

②穿刺点:定位首选右锁骨下静脉,以防损伤胸导管。可经锁骨上和锁骨下静脉穿刺。

a. 锁骨上静脉穿刺点(图 12-7):取胸锁乳突肌外侧缘和锁骨上缘所形成的夹角平分线上距顶点 0.5~1 cm 处,沿锁骨上缘,指向胸锁关节进针,一般进针 1.5~2 cm 可进入静脉。此方法指向锁骨下静脉与颈内静脉交界处,穿刺范围大,成功率高,安全性好,可避免胸膜损伤或刺破锁骨下动脉。

b. 锁骨下静脉穿刺点(图 12-8):取锁骨内、中 1/3 交界处,以锁骨下缘为穿刺点,针尖向

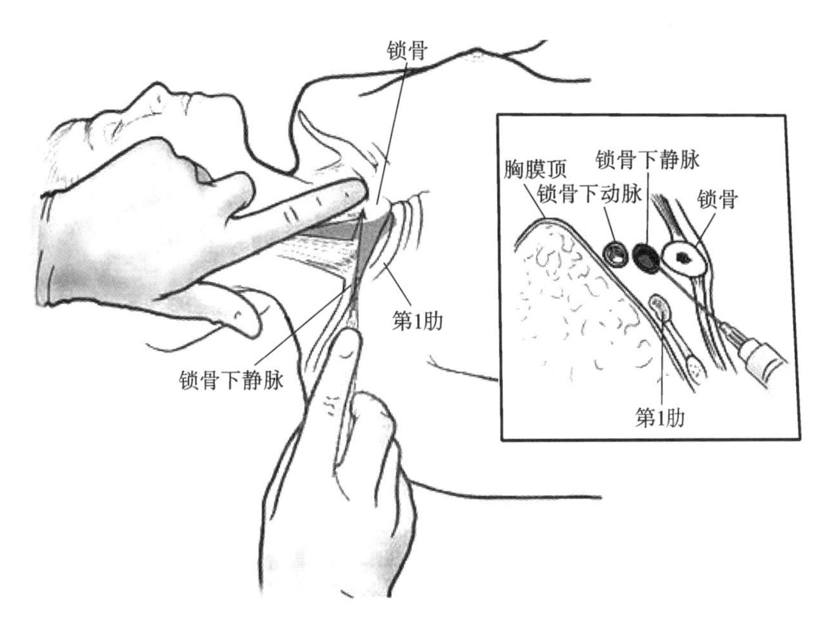

图 12-7　锁骨上静脉穿刺点

内，向同侧胸锁关节后上缘进针，如未刺入静脉，可退针至皮下，针尖改指向甲状软骨下缘进针，也可取锁骨中点正下方 1～2 cm 处，针尖指向颈静脉切迹进针。针身与胸壁成 15°～30°角，一般刺入2～4 cm 可入静脉。此方法便于操作，但如进针过深易引起气胸，故目前除心肺复苏时临时给药外，已较少应用。

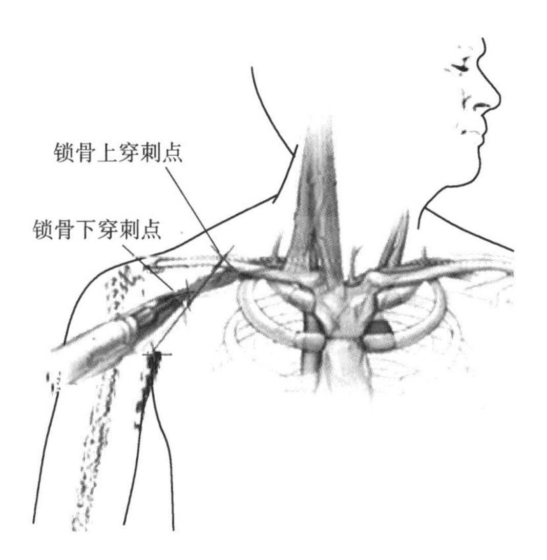

图 12-8　锁骨下静脉穿刺点

③穿刺：检查中心静脉导管是否完好，用生理盐水冲洗，排气备用。常规消毒皮肤，铺洞巾。1%普鲁卡因 2～4 mL 局部浸润麻醉。取抽吸有生理盐水 3 mL 的注射器，连接穿刺针按上述穿刺部位及方向进针，入皮下后应推注少量生理盐水，将可能堵塞于针内的皮屑推出，然后边缓慢进针边抽吸，至有落空感并吸出暗红色血液，提示已入静脉。

④置管：有两种方法。一是外套管针直接穿刺法：进入静脉后向前推进 3～5 cm，再撤出

针芯，将注射器接在外套管上，回抽静脉血时缓慢地旋转套管向前进入。二是钢丝导入法：回血时，左手固定穿刺针，右手取导引钢丝，自穿刺针尾插入导引钢丝，拔出穿刺针，取备好的静脉导管在导引钢丝引导下插入静脉。导管插入深度一般不超过 15 cm。注意动作轻柔，以防损伤甚至穿通血管。取出导引钢丝后，缝合 2 针固定导管，无菌敷料包扎。

（2）颈内静脉穿刺置管术：

①体位：患者取头低足高位，头偏向穿刺对侧。

②穿刺点定位：一般选右侧颈内静脉（图 12-9）。根据穿刺点与胸锁乳突肌的关系分为三种进路。a. 前路：以胸锁乳突肌前缘中点（距中线约 3 cm）或稍向上为穿刺点。也可选择在甲状软骨上缘水平颈总动脉搏动处外侧 0.5～1 cm 处进针，针尖指向胸锁乳突肌三角，与颈内静脉走向一致穿刺，但此点易误伤颈总动脉。b. 中路：以胸锁乳突肌的锁骨头、胸骨头和锁骨组成的三角形（称胸锁乳突肌三角）的顶点为穿刺点。肥胖或小儿因胸锁乳突肌不清楚，可选择在锁骨内侧端上缘小切迹上方 1～1.5 cm 处进针，一般进针 2～3 cm 即入静脉。c. 后路：以胸锁乳突肌外缘中、下 1/3 交界处为穿刺点，针尖勿向内侧过深刺入，以防损伤颈总动脉。

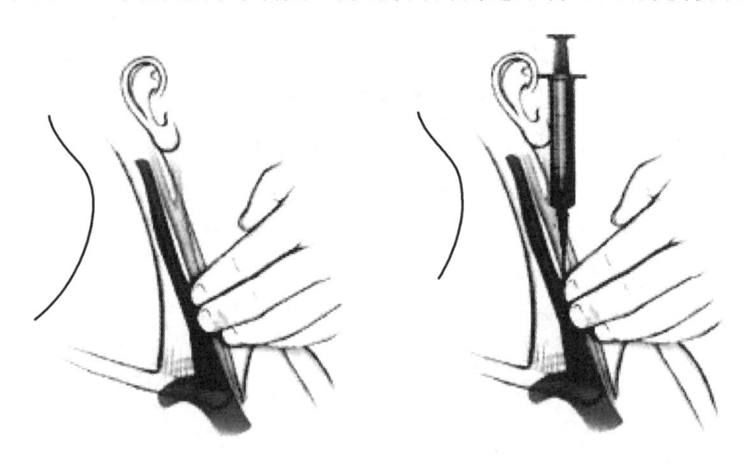

图 12-9　颈内静脉穿刺点

3. 护理及注意事项

（1）导管固定妥善，防止脱出。严密观察插管局部有无渗血、渗液。

（2）严格无菌操作：穿刺点 1～2 天消毒更换无菌贴膜一次，若有污染随时消毒更换。

（3）保持导管通畅：每天用肝素生理盐水冲洗导管，防止受压、扭曲和堵塞。

（4）颈内静脉穿刺置管时，一般不行左侧颈内静脉穿刺，因其紧贴胸膜顶，易致气胸及损伤胸导管。如需穿刺则宜取后路进针，并谨慎操作。

（5）锁骨下静脉插管时伤及胸膜腔和肺尖可致气胸。预防的关键是熟悉局部解剖位置，正确操作。术后要注意观察患者呼吸，一旦出现呼吸急促或呼吸困难，及时报告医生进行处理。

（6）导管留置时间，一般不超过 6 周，拔管后局部应加压 3～5 min。

（7）加强心理护理：给予患者精神鼓励、心理支持和生活的全面照顾。

任务四 外伤止血、包扎、固定、搬运

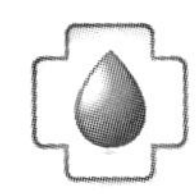

要点导航

重点：止血、包扎、固定、搬运的操作方法。

难点：根据情况有效运用止血、包扎、固定、搬运方法抢救患者。

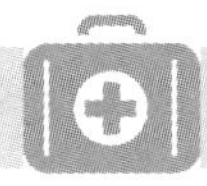

案例导入

邹某，男，40岁，建筑工人，在建筑工作中不慎从二楼跌落下来，患者意识清楚，表情痛苦，右大腿成角畸形，手臂有多处擦伤，左上臂伤口流血不止。

如果你在现场，遇到这种情况该如何快速处理？

在现实生活中，创伤很多见，为了防止创口继续出血、污染、再损伤，让患者迅速脱离险区，需立即进行现场救护，方法包括止血、包扎、固定和搬运。抢救的一般原则是先复苏后固定，先止血后包扎，然后迅速转运。

知识链接

外伤出血的分类

动脉出血：血液呈鲜红色，以喷射状流出，失血量多，危害性大，若不立即止血，会危及生命。

静脉出血：血液呈暗红色，以非喷射状流出，如不及时止血，时间长，失血量大，也会危及生命。

毛细血管出血：血液呈水珠状渗出，颜色从鲜红变暗红，失血量少，多能自动凝固止血。

一、止血

（一）适应证

凡是出血的伤口都需现场止血。

（二）止血材料

在现场救护中可用绷带、三角巾、消毒敷料，也可用干净的毛巾、布料。条件允许，可采用橡胶止血带、气压止血带。

（三）常用止血方法

1. 加压包扎止血法 适用于小创口、中小静脉或毛细血管出血。局部可先用生理盐水冲洗，然后将无菌敷料覆盖在伤口上，再用绷带或三角巾以一定的压力加压包扎，其松紧度以能达到止血为宜。

2. 指压止血法 适用于中等或较大的动脉出血，是一种临时的止血方法。用手指、手掌或拳头压迫伤口近心端的动脉，将其压迫向深部的骨骼上，阻断血液流通，达到临时止血的目的。

(1) 头顶部出血：在伤侧耳前，对准耳屏上前方 1.5 cm 处，用拇指压迫颞浅动脉（图 12-10）。

(2) 颜面部出血：用拇指压迫伤侧下颌骨下缘与咬肌前缘交界处的面动脉止血（图 12-11）。

(3) 头面部、颈部出血：用拇指或其他四指压迫颈部胸锁乳突肌中段内侧的颈总动脉，将其用力向后压向颈椎横突上止血。注意禁止同时压迫双侧颈总动脉，以免造成大脑缺血（图 12-12）。

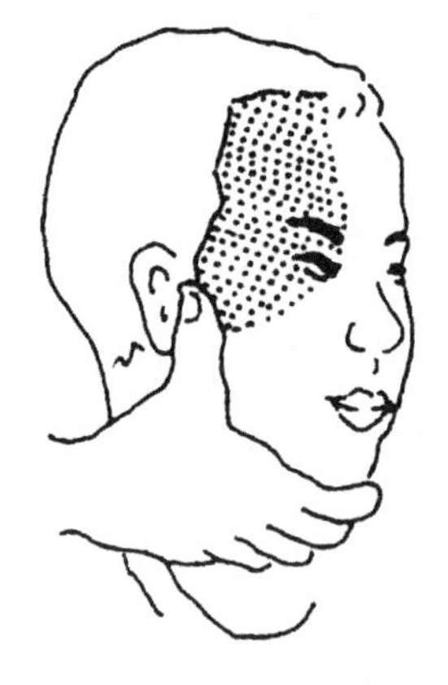

图 12-10 压迫颞浅动脉

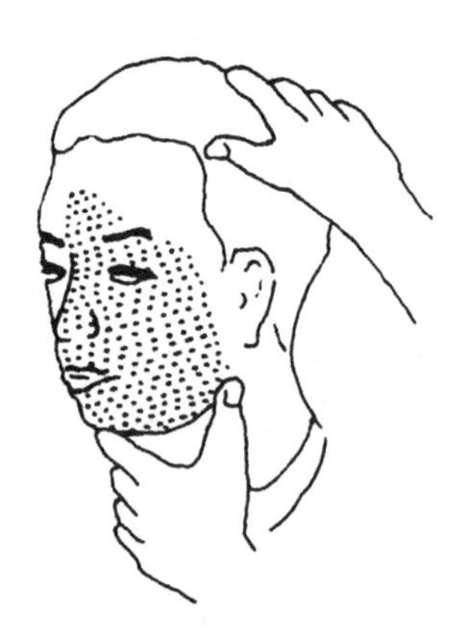

图 12-11 压迫面动脉

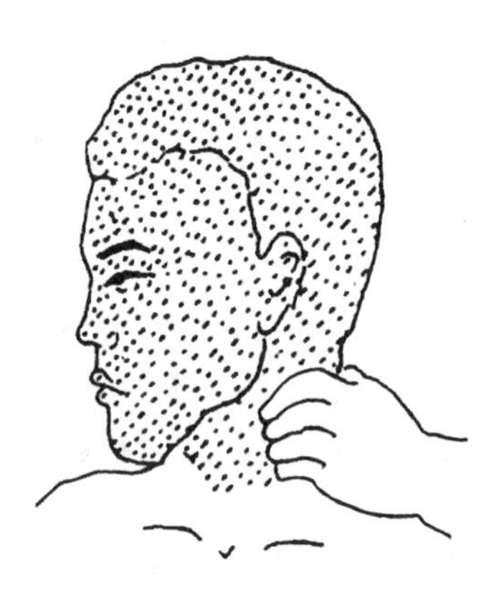

图 12-12 压迫颈总动脉

(4) 肩部、腋部、上臂出血：用拇指或用四指并拢压迫伤侧锁骨上窝中部锁骨下动脉，将锁骨下动脉压向第 1 肋骨（图 12-13）。

(5) 前臂出血：一手抬高患肢，另一手四个手指压迫肘窝处肱动脉末端（图 12-14）。

(6) 手掌、手背出血：抬高患肢，压迫伤侧手腕横纹稍上方内、外侧搏动点（尺、桡动脉）止血（图12-15）。

(7) 下肢出血：用双手拇指重叠或拳头用力压迫伤侧大腿根部腹股沟韧带中点稍下方的股动脉（图 12-16）。

(8) 足部出血：用两手拇指分别压迫伤侧足背中部近足腕处的胫前动脉和外踝与跟腱之间的胫后动脉止血（图 12-17）。

3. 橡胶止血带止血法 适用于四肢较大动脉出血。

(1) 止血方法：取长 50～60 cm 的橡胶管一根，在肢体伤口的近心端适当部位（上肢出血在上臂的上 1/3 处，下肢出血在大腿的中部），以左手的拇指、食指和中指持止血带的头端，右手持止血带的尾端绕肢体一周后压住头端，再绕肢体一周，然后用左手食指和中指夹住尾端，

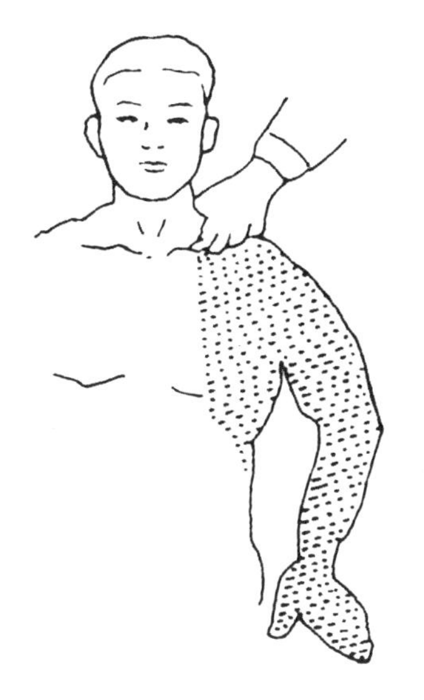

图 12-13　压迫锁骨下动脉

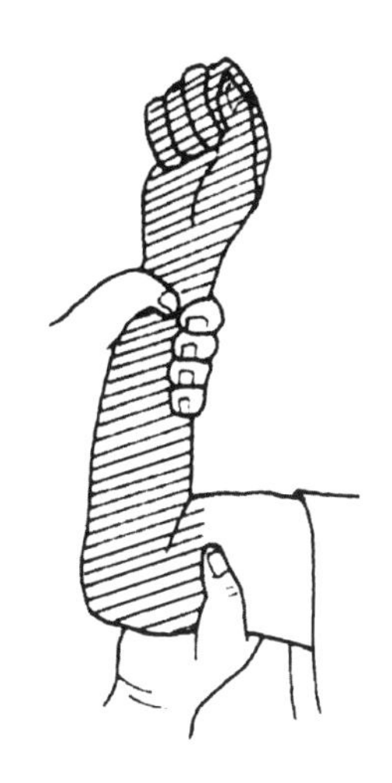

图 12-14　压迫肱动脉末端

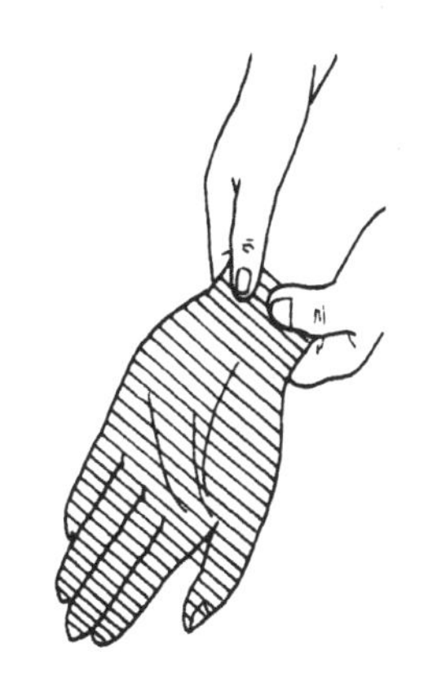

图 12-15　压迫尺、桡动脉

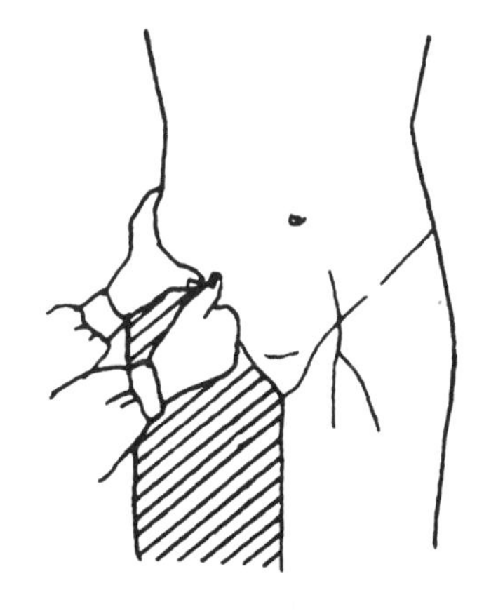

图 12-16　压迫股动脉

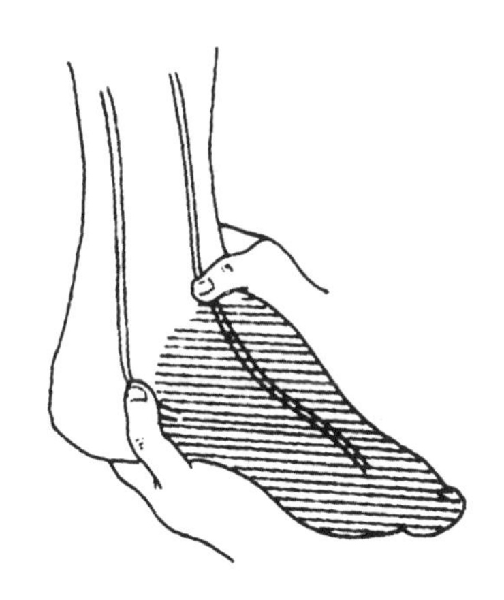

图 12-17　压迫胫前、胫后动脉

将尾端从止血带之下拉出，使之成为一个活结(图 12-18)。

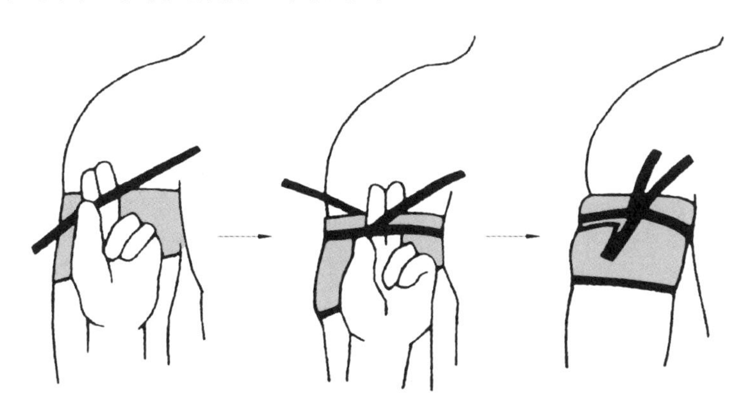

图 12-18　止血带止血法

(2) 注意事项：

①扎止血带部位要正确。

②前臂与小腿出血不适于扎止血带。

③止血带下加衬垫,禁止用绳索、电线、铁丝止血。

④扎止血带用力要适当,以远端动脉搏动消失、出血停止为宜。

⑤记录扎止血带时间,扎止血带时间不宜过长,每隔 1 h 放松止血带 2~3 min,避免远端肢体发生缺血性坏死。

二、包扎

包扎是外伤急救常用的方法,具有保护伤口、减少污染、固定敷料、压迫止血、利于伤口早期愈合的作用。

(一) 适应证

创伤经止血处理后,伤口均需做现场包扎。

(二) 包扎材料

卷轴绷带、纱布、三角巾,急救现场可用干净的毛巾、衣服、被单、布带等代替。

(三) 操作方法

1. 卷轴绷带包扎法

(1) 环形包扎法:适用于四肢、额部、胸腹部等粗细相等部位的小伤口。将绷带做环形缠绕,后一周完全覆盖前一周。第 1 周应斜形缠绕,第 2 周做环形缠绕时,将第 1 周斜出圈外的绷带角折回圈内压住,然后再重复缠绕,可防止绷带松动滑脱(图 12-19)。

(2) 蛇形包扎法:适用于临时固定敷料或夹板。先将绷带环形缠绕数周后,斜形环绕肢体包扎,每周互不遮盖,尾端固定同环形包扎法(图 12-20)。

(3) 螺旋形包扎法:适用于上臂、大腿、躯干、手指等径围相近的部位。先环形缠绕数周,后螺旋形缠绕(图 12-21)。

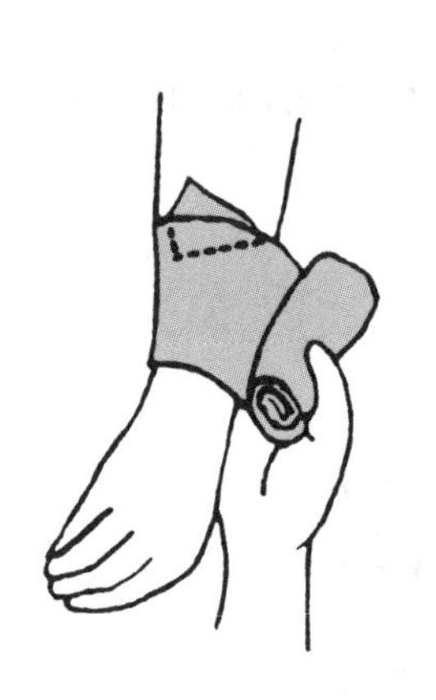

图 12-19　环形包扎法

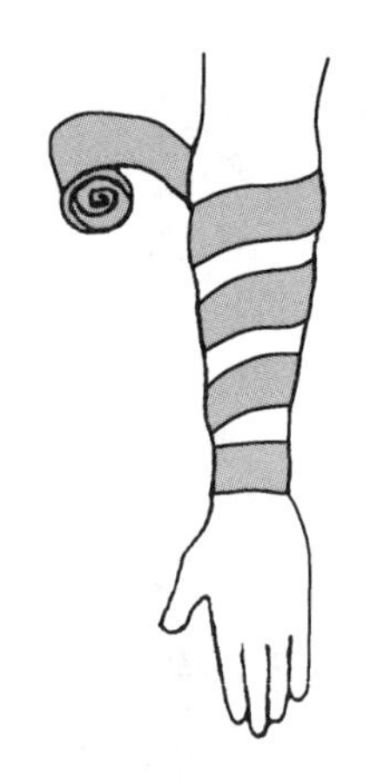

图 12-20　蛇形包扎法

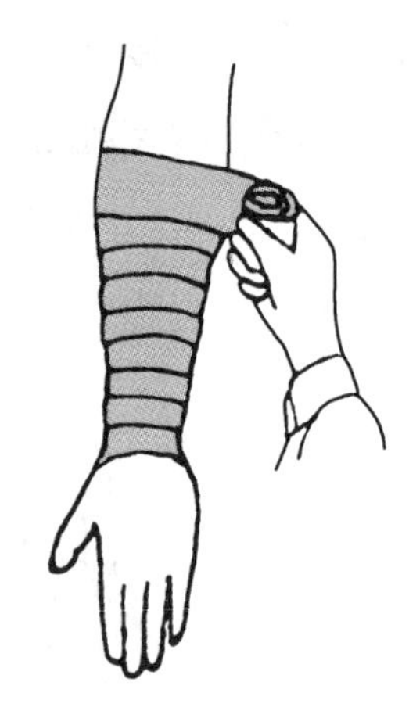

图 12-21　螺旋形包扎法

(4) 螺旋反折包扎法:适用于周径不相同的部位,如前臂、小腿等处。在螺旋形包扎的基础上每周反折成等腰三角形(图 12-22)。

(5) "8"字形包扎法:适用于关节处的包扎。将绷带从伤口的远心端开始做环形缠绕 2 周后,由下而上,再由上而下,重复做"8"字形旋转缠绕(图 12-23)。

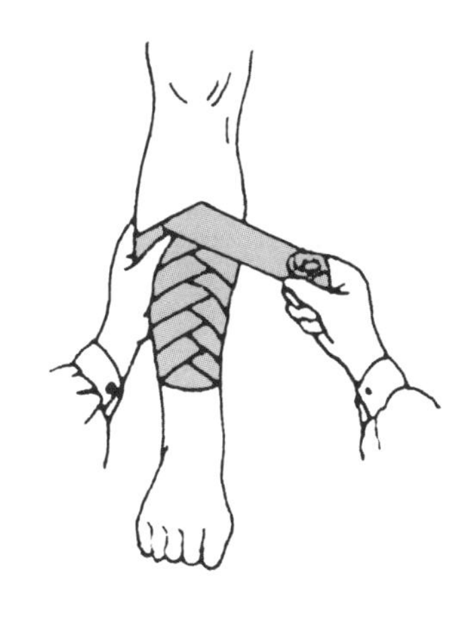

图 12-22 螺旋反折包扎法

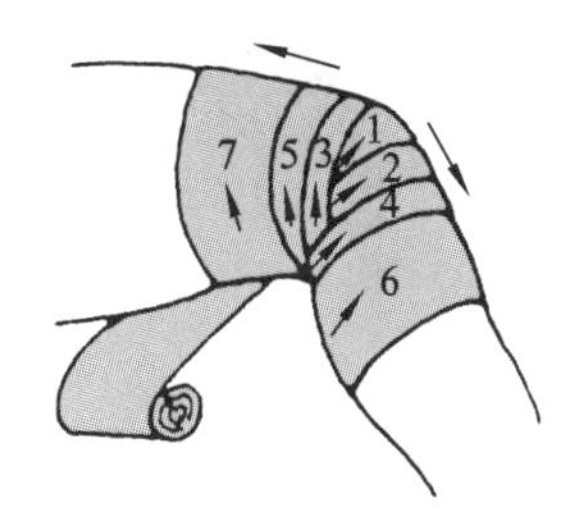

图 12-23 "8"字形包扎法

(6) 回返形包扎法：适用于头部、指端或截肢残端伤口的包扎。头部包扎时自眉弓至枕后先环形缠绕 2 周，后自头顶正中开始，呈"V"字形来回向两侧回返，直至包没头顶，后再沿眉弓至枕后 2 周，最后固定(图 12-24)。

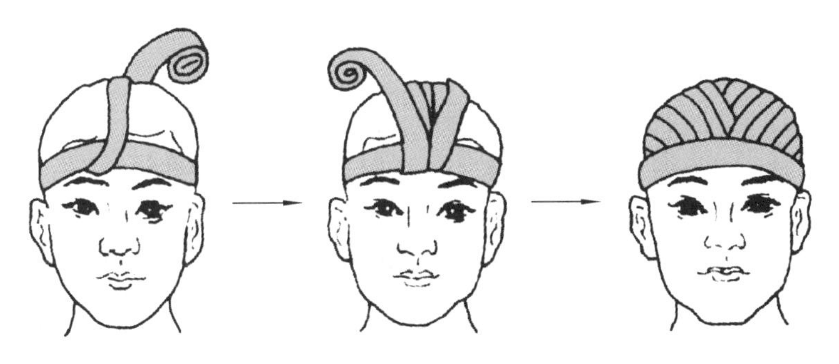

图 12-24 回返形包扎法

2. 三角巾包扎法 三角巾制作简单，应用方便、快捷，操作方法容易掌握，包扎部位广泛，适用于身体各部位。

(1) 头部包扎法

①头顶部包扎法：将三角巾底边向上反折约 3 cm，正中部位放于患者的前额，与眉平齐，顶角置于脑后，拉紧三角巾底边经耳后于枕部交叉，交叉时将顶角压住与底边一端一起绕到前额，打结固定(图 12-25)。

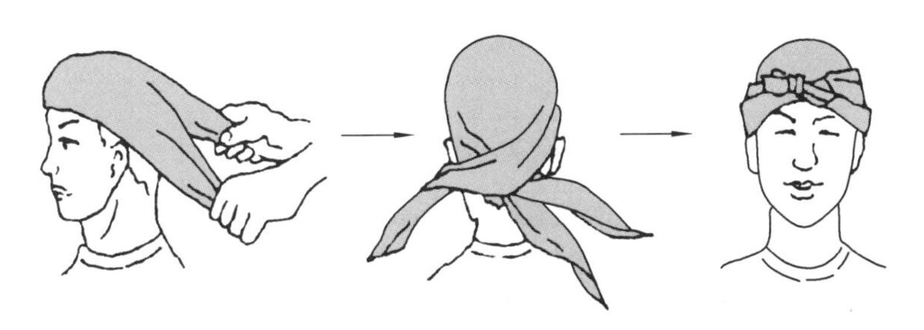

图 12-25 头顶部包扎法

②风帽式包扎法：将三角巾顶角和底边的中央各打一结，成风帽状，将顶角置于前额，底边

结置于枕后下方，包住头部，两角向面部拉紧，包绕下颏后于枕后打结固定(图 12-26)。

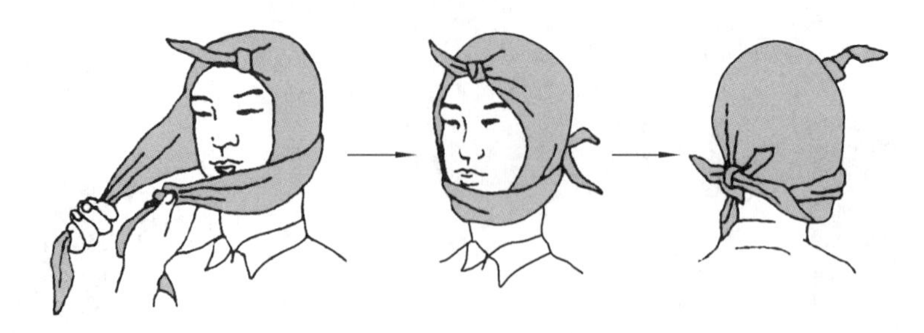

图 12-26　风帽式包扎法

(2) 单肩包扎法：将三角巾折叠成燕尾状，尾角向上放在受伤肩侧，大片在上覆盖住肩部及上臂上部，顶角绕上臂与燕尾底边打结，另两燕尾角分别经胸、背部拉至对侧腋下打结固定(图 12-27)。

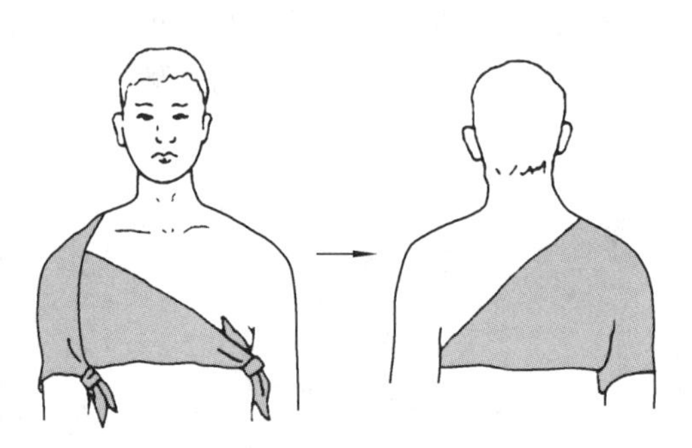

图 12-27　单肩包扎法

(3) 双肩包扎法：将三角巾折叠成等大燕尾角的燕尾巾，夹角向上对准项部，燕尾披在双肩上，两燕尾角分别经左、右两肩拉紧至腋下与燕尾底角打结固定(图 12-28)。

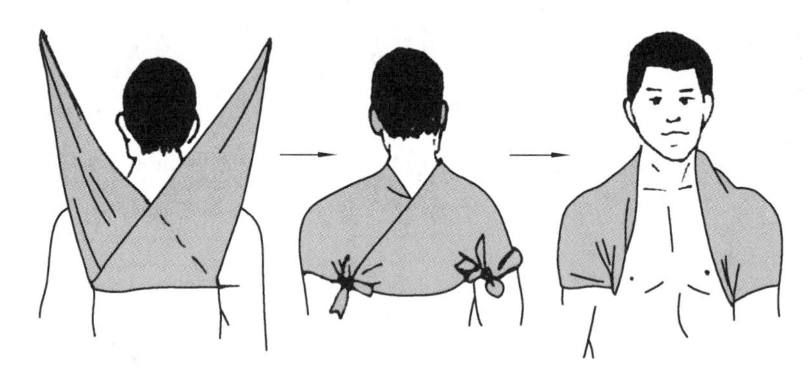

图 12-28　双肩包扎法

(4) 单胸包扎法：将三角巾底边横放在胸部，底边中央对准伤侧胸部，两底角绕至背部打结，顶角越过伤侧胸部垂向背部，与底角结共同打结固定(图 12-29)。

(5) 双胸包扎法：将三角巾折叠成燕尾状，两尾角向上，底边向下并反折一道边横放于胸部，先将两尾角拉至颈后打结，再用顶角的带子绕至对侧腋下与燕尾底角打结固定(图 12-30)。

(6) 背部包扎法：与胸部包扎相同，只是位置相反，于胸前打结固定。

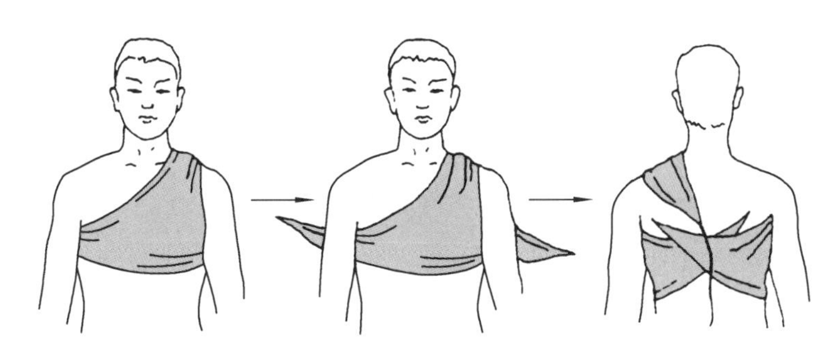

图 12-29　单胸包扎法

(7) 下腹部包扎法：将三角巾底边向上，顶角向下，底边横放于脐部，两底角拉紧至腰部打结，顶角经会阴拉至臀上方与底角余头打结固定(图 12-31)。

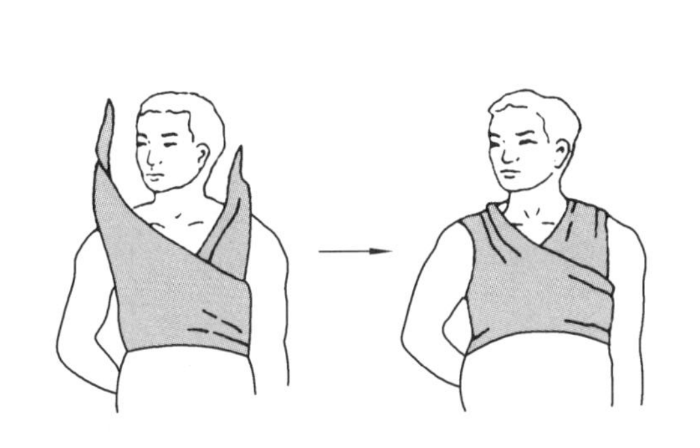

图 12-30　双胸包扎法

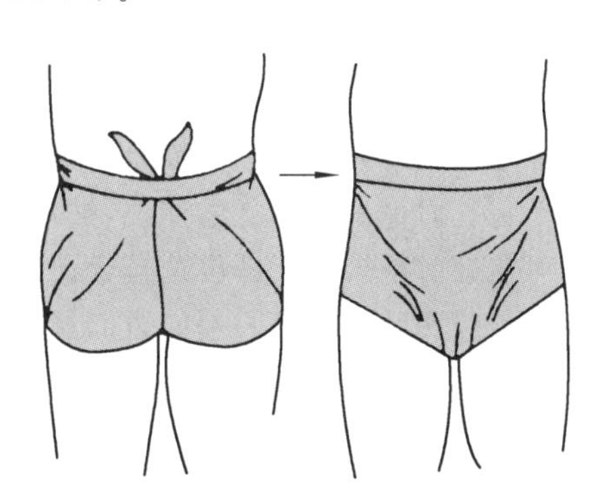

图 12-31　下腹部包扎法

(8) 双臀包扎法：将两块三角巾的顶角打结在一起，放在腰部，提起上面两角围绕腰部并打结固定，下面两角各绕至大腿内侧与各自相对的底边打结固定(图 12-32)。

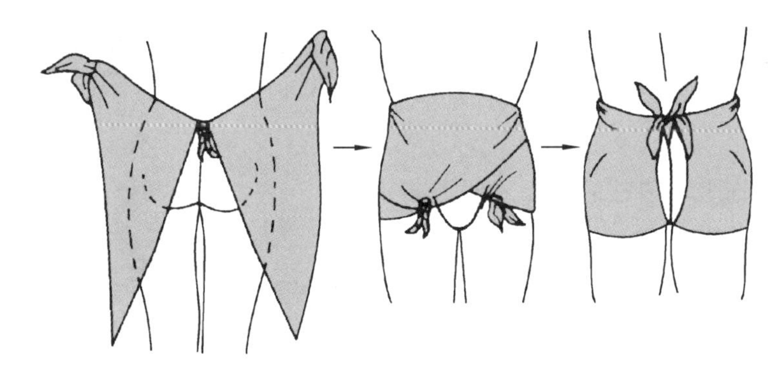

图 12-32　双臀包扎法

(9) 上肢包扎法：将三角巾一底角打结并套在伤侧手上，另一底角沿伤侧手臂后侧拉至对侧肩上，顶角缠绕伤肢包裹，将伤侧手臂屈曲于前胸，拉紧两底角打结固定(图 12-33)。

(10)手、足部包扎法：将伤侧手掌掌面朝下平放于三角巾的中央，底边位于腕部，手指朝向顶角，将顶角反折覆盖手背，然后拉紧两底角在手背部交叉并压住顶角，缠绕腕部于手背部打结固定。足的包扎手法与手相同(图 12-34)。

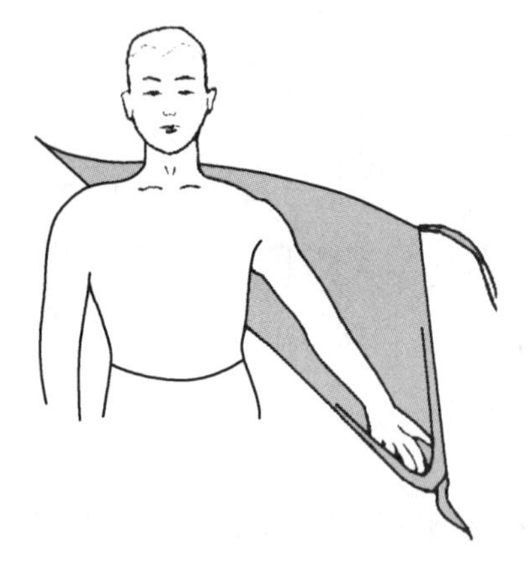

图 12-33 上肢包扎法

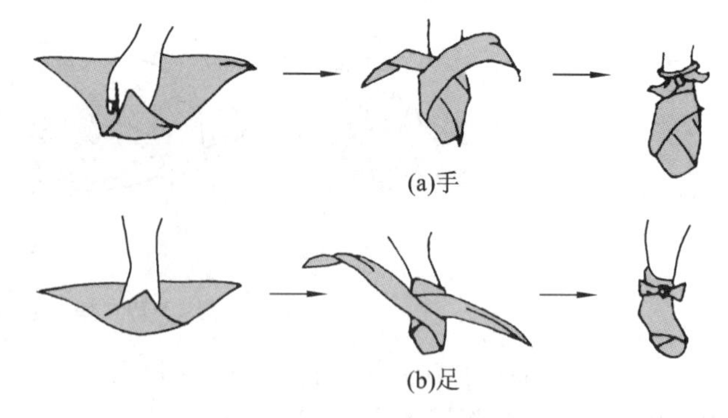

图 12-34 手、足部包扎法

(四) 注意事项

(1) 包扎前应先做简单清创,出血伤口多用无菌纱布覆盖后再包扎。

(2) 包扎时保持患者舒适体位,被包扎肢体应保持功能位。

(3) 包扎时根据受伤部位选择合适的绷带或三角巾。

(4) 包扎四肢应由远心端向近心端包扎,尽量暴露指(趾)端,便于观察末梢血液循环,包扎后抬高患肢以促进静脉回流。

(5) 包扎时松紧适宜,动作轻、快,并密切观察患者面色、生命体征的变化。

(6) 绷带包扎后一周压住前一周 1/3～1/2,最后用胶布将尾带固定或将尾带从中间剪开分成两头,分别缠绕打结固定,记录包扎时间。

三、固定

固定是针对骨折的急救措施。为了避免骨折的断端对血管、神经、肌肉及皮肤等组织的再损伤,减轻患者的痛苦,便于搬运与转运患者,凡是发生骨折或怀疑有骨折的患者,均须在现场立即采取骨折的临时固定措施。

(一) 适应证

适用于四肢的骨折、脊柱的骨折、骨盆骨折。

(二) 固定材料

固定材料中最理想的是夹板,有木质或金属夹板,可塑性或充气性塑料夹板。现场可就地取材,选用竹板、木棒、树枝、书本、枪托等代替;也可直接借助患者的健侧肢体或躯干进行临时固定。另需准备纱布或毛巾、绷带、三角巾等。

(三) 操作方法

1. 锁骨骨折固定法 用毛巾或厚敷料垫于两腋前上方,将三角巾折叠成带状,两端分别绕两肩呈“8”字形,使两肩向后、外方扩张,拉紧三角巾两端在背后打结固定(图 12-35)。

2. 肱骨骨折固定法 准备一长一短两块夹板,将长夹板置于上臂后外侧,短夹板置于上臂前内侧,在骨折部位上下两端固定。固定后伤侧肘关节屈曲 90°,前臂呈中立位,用三角巾将上肢悬吊,固定于前胸(图 12-36)。

3. 前臂骨折固定法 患侧屈肘 90°,拇指向上,将两块夹板(长度超过肘关节至腕关节)分

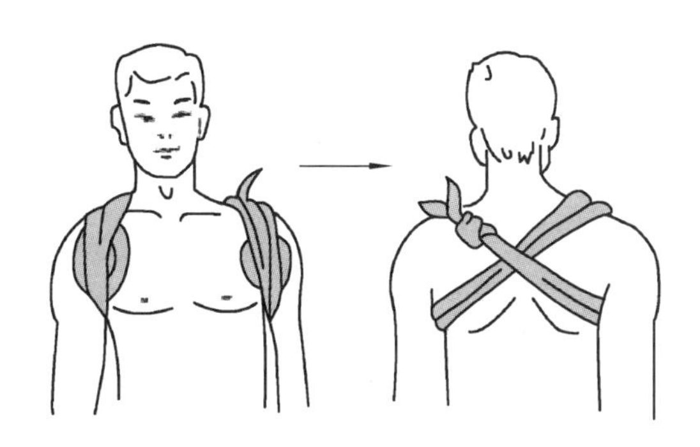

图 12-35　锁骨骨折固定法

别置于前臂的掌、背侧，用绷带固定。最后用三角巾将前臂呈功能位悬吊于前胸(图 12-37)。

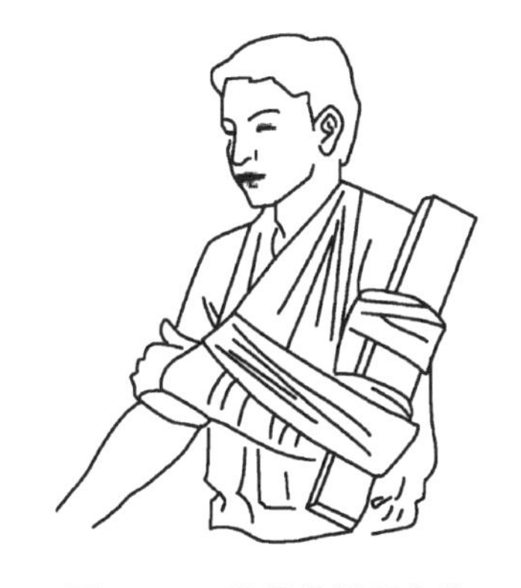

图 12-36　肱骨骨折固定法

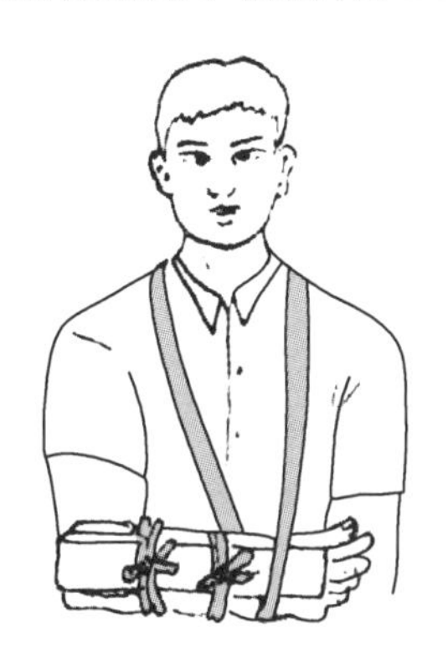

图 12-37　前臂骨折固定法

4. 股骨干骨折固定法　将伤侧大腿伸直，取一长夹板(自足跟至腰部或腋下的长度)置于伤侧大腿外侧，另一夹板(自足跟至大腿根部的长度)置于伤侧大腿内侧，用绷带或三角巾固定(图 12-38)。

5. 小腿骨折固定法　将两块夹板(自足跟至大腿的长度)分别置于伤侧小腿的内、外侧，用绷带分段固定(图 12-39)。

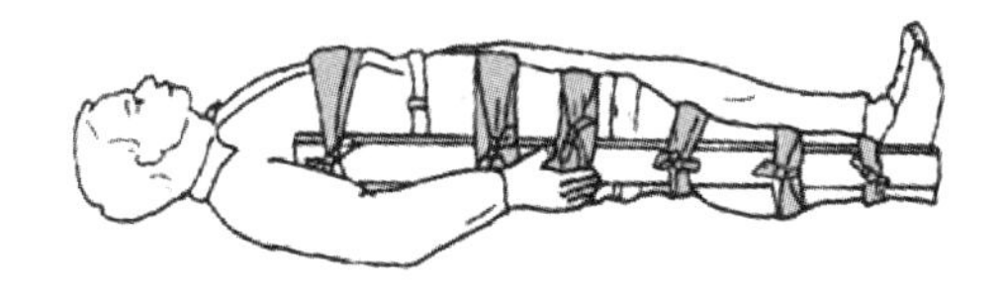

图 12-38　股骨干骨折固定法

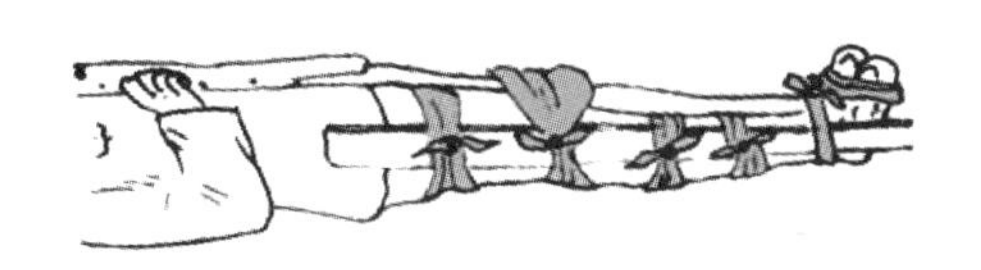

图 12-39　小腿骨折固定法

6. 脊柱骨折固定法　将患者仰卧或俯卧于硬板上，避免移位。必要时，用绷带将患者固定于硬板上，使脊柱保持中立位(图 12-40)。

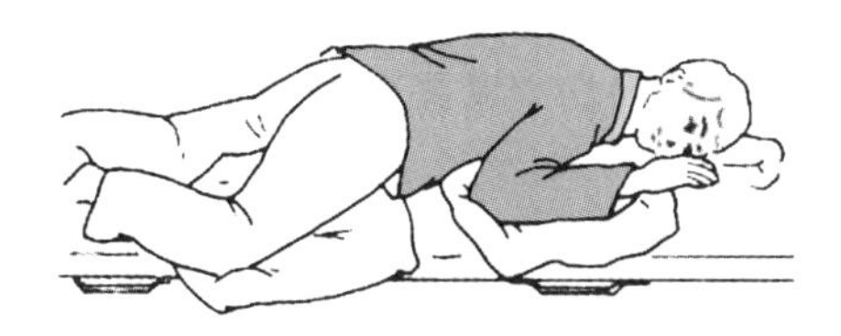

图 12-40　脊柱骨折固定法

(四) 注意事项

(1) 固定前如有伤口和出血,应先止血、包扎,如有休克,应先抗休克。

(2) 开放性骨折,原则上现场不复位,以免感染。

(3) 夹板长度和宽度要适宜,其长度必须超过上下两个关节并固定。

(4) 固定时患肢应保持功能位。

(5) 夹板不应与皮肤直接接触,其间应加衬垫敷料。

(6) 绑扎绷带或三角巾时,松紧要适宜,以绑扎结上下活动 1 cm 为宜,并随时观察末梢血液循环情况。

(7) 固定中避免不必要的活动,不可强制患者进行各种活动。

四、搬运

现场救护后,由于现场条件的限制、抢救的需要及为了防止再损伤,所以要及时、迅速、安全地将患者转运至安全地带。使用正确的搬运方法是急救成功的重要环节。现场搬运多采用徒手搬运法,有条件也用担架搬运。

(一) 搬运方法

1. 徒手搬运法 救护人员不使用工具,只运用技巧徒手搬运伤员。

(1) 单人搬运法:适用于病情较轻、路程较近的患者。包括扶持法(图 12-41)、抱持法(图 12-42)、背驮法(图 12-43)。

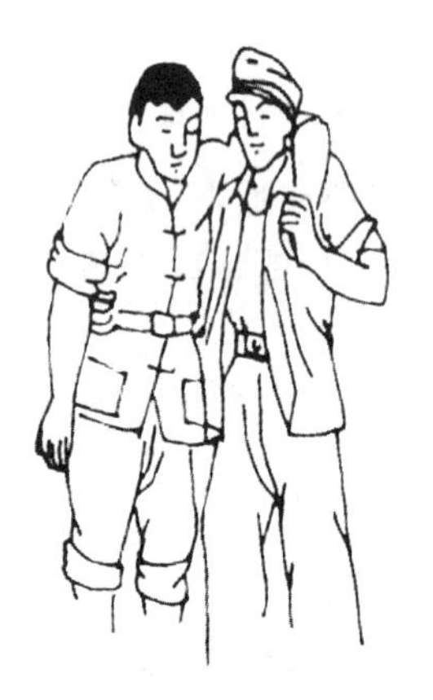

图 12-41 扶持法

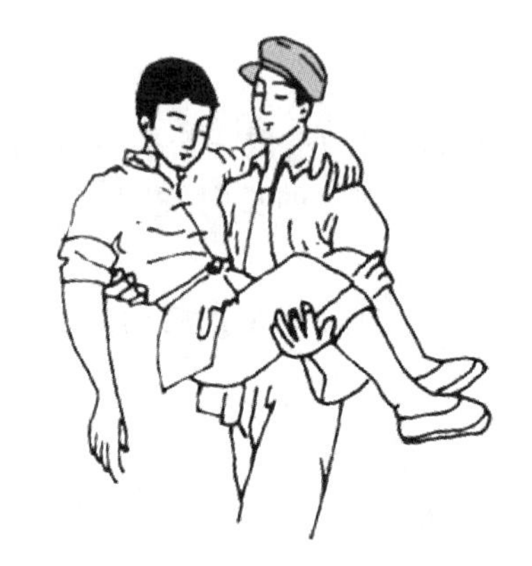

图 12-42 抱持法

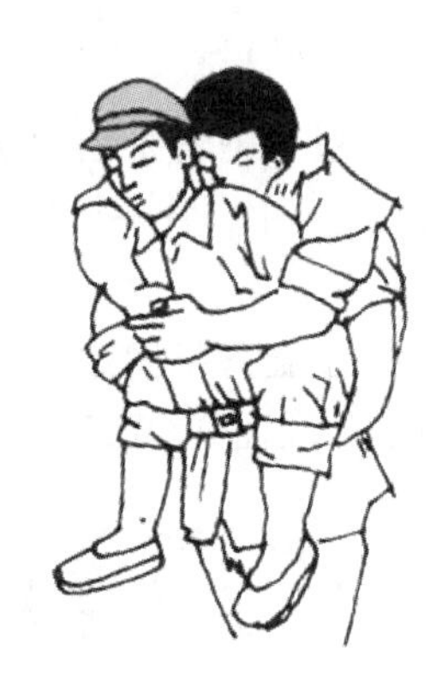

图 12-43 背驮法

(2) 双人搬运法:适用于病情较轻、路程较近但体重较重的患者。包括椅托式(图 12-44)、轿杠法(图 12-45)、拉车式(图 12-46)。

(3) 三人或多人搬运法:适用于路程较近、体重较重的患者。三人并排将患者抱起,步调一致前行,也可六人面对面将患者抱起,步调一致前行。

2. 担架搬运法 担架搬运法是创伤急救搬运患者的常用方法之一。利用三人或多人搬运法将患者抬至担架上前行(图 12-47)。

(二) 注意事项

(1) 不同的患者采用不同的体位搬运。

(2) 固定牢固可靠,防止再损伤。

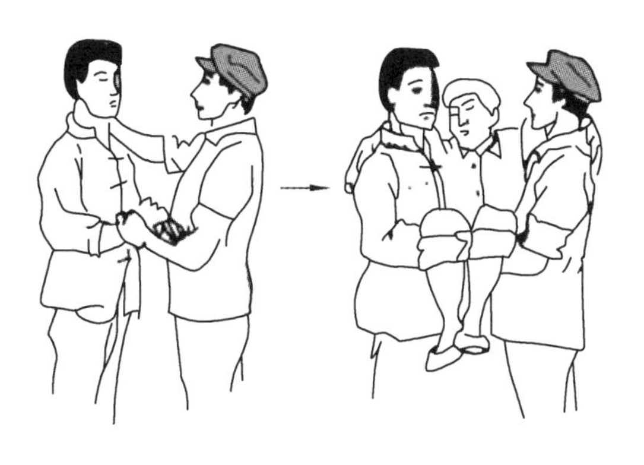

图 12-44　椅托式

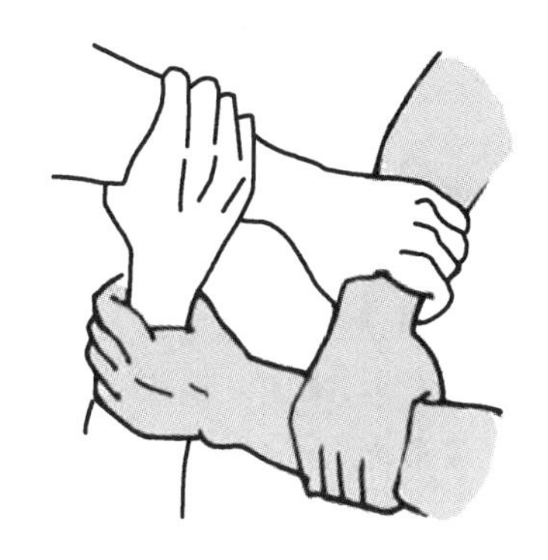

图 12-45　轿杠法

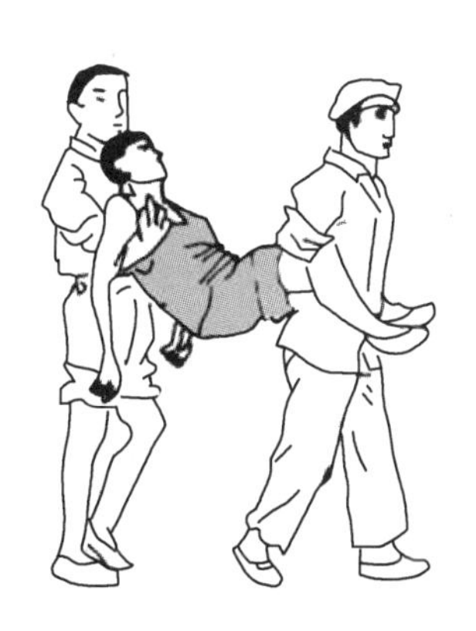

图 12-46　拉车式

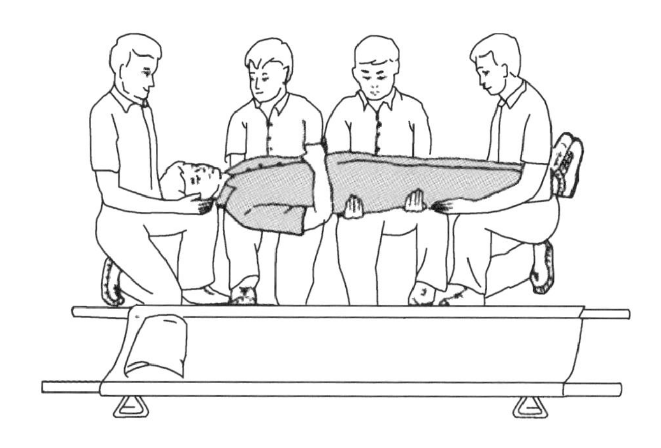

图 12-47　担架搬运法

(3) 密切观察患者的病情并记录，做好基础护理。

(4) 随时做好抢救准备。

任务五　呼吸机的临床应用

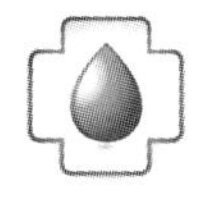

要点导航

重点：机械通气的常用模式及呼吸机使用的护理措施。

难点：呼吸机的操作方法。

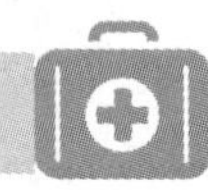

案例导入

患者，男，70岁。反复咳嗽、咳痰20余年，活动后心悸气促10余年，再发加重，伴发热1周。体检：T 38.2 ℃，R 22次/分，P 90次/分，BP 130/85 mmHg，SpO_2 75%，意识清楚，精神萎靡，呼吸急促，半坐卧位，口唇发绀，颈软，颈静脉充盈，桶状胸，两肺呼吸音减低，可闻及粗湿啰音，心率90次/分，心律不齐，可闻及早搏，1 min约6次，未闻及病理性杂音。腹平软，无压痛。双下肢轻度压陷性水肿。根据病情，该患者需呼吸机辅助呼吸。

1. 如何操作呼吸机改善患者呼吸功能？
2. 针对该患者情况，如何有效护理预防并发症？

呼吸机又称机械通气或人工呼吸机。机械通气是借助呼吸机产生呼吸或辅助肺进行呼吸，以维持和改善呼吸的一种治疗手段。

一、适应证与禁忌证

（一）适应证

(1) 外科疾病及手术后呼吸支持，如严重创伤、体外循环术后、大出血引发的呼吸功能不全等。
(2) 气体交换障碍，如ARDS、肺气肿、低氧血症等。
(3) 呼吸肌运动障碍，如中枢性呼吸衰竭、神经肌肉疾病、骨骼肌疾病等。
(4) 其他，如心肺复苏后的呼吸支持、麻醉和术中的呼吸支持等。

（二）禁忌证

(1) 低血容量性休克患者在补充血容量以前。
(2) 严重肺大疱和未经引流的气胸。
(3) 肺组织无功能。
(4) 大咯血气道未通畅前。
(5) 支气管胸膜瘘。

二、机械通气的模式

机械通气模式有两种定义方法：①根据控制参数定义，分为压力控制型和容量控制型；②根据人机关系定义，分为指令（控制）、辅助、辅助-控制、自主四大类，由以上四类，开发出以下通气模式。

1. 控制通气模式（controlled ventilation，CV） 控制通气模式又称指令通气，是以呼吸机预设频率定时触发，并输送预定潮气量（或压力），即呼吸机完全代替患者的自主呼吸，包括控制呼吸频率、潮气量、呼吸比和吸气流速。适用于呼吸停止、严重呼吸功能低下的患者，但对自主呼吸强、频率快的患者容易产生人机对抗。

2. 辅助通气模式（assisted ventilation，AV） AV模式是在患者吸气用力时依靠气道压的降低（压力控制时）或流量的改变（流量控制时）来触发，触发后呼吸机即按预设潮气量（或吸气压力)、频率、吸气和呼气时间将气体传送给患者。因此患者要做一部分呼吸功,对于呼吸肌极度疲劳或极度衰竭患者要慎用。

3. 辅助-控制通气模式(assist-control ventilation,A-CV)　A-CV 模式把控制通气与辅助通气结合,既具有二者的优点又克服了二者的缺点。预先设定一个可保证机体需要的通气量和最低频率,该频率起储备作用,如果患者呼吸频率大于或等于该频率则控制部分不工作,此时相当于辅助通气;反之,则辅助通气机转为控制通气,以预先设定频率通气,提高了安全性,有利于患者自主呼吸的恢复。

4. 同步间歇指令通气模式(synchronized intermittent mandatory ventilation,SIMV)　此模式是指呼吸机在每分钟内按预设的呼吸参数(呼吸频率、潮气量、呼吸比等)给予患者指令通气,在触发窗内出现自主呼吸,以便协助患者完成自主呼吸;如触发窗内无自主呼吸,则在触发窗结束时给予间隙正压通气。SIMV 主要优点是能减少患者自主呼吸与呼吸机对抗,减少撤机困难,降低气道压力,防止呼吸肌萎缩与运动失调,减少呼吸机对心血管系统的影响。

5. 持续气道正压(continuous positive airway pressure,CPAP)　CPAP 是指在自主呼吸条件下,患者应有稳定的呼吸驱动力和适当潮气量,在整个呼吸周期内人为地施以一定程度的气道内正压,从而有利于防止气道萎陷,增加功能残气量,改善肺顺应性,并提高氧合作用,因而患者需完成全部的呼吸功。目前认为 CPAP 可对抗慢性肺内源性 PEEP 从而减少呼吸功,主要用于 ARDS 的早期治疗。

6. 呼气末正压通气(positive end expiratory pressure,PEEP)　PEEP 是指人为地在呼气末气道及肺泡内压保持高于大气压水平,使功能残气量增加,防止呼气末时小气道或肺泡闭陷,并可减少间质水肿。但 PEEP 能影响静脉回流,降低心排血量,可使颅内压升高,加重脑水肿,引起肠道及肝脏淤血,同时可增加气道平均压。此模式必须配合其他呼吸模式共同使用,主要用于低氧血症、肺不张等病情。可起到支撑小气道,有利于二氧化碳排出的作用。

三、呼吸机的使用

(一) 操作前准备

1. 用物准备　呼吸机、消毒好的管路、湿化器、滤纸、无菌蒸馏水、50 mL 注射器、模拟肺、简易呼吸器、连接管、听诊器、氧气筒、氧气减压表、扳手、电源转换器、记录单等。

2. 患者准备

(1) 意识清醒者,做好解释工作,以取得合作。

(2) 行气管内插管或气管切开,使用带气囊气管套管。

(3) 准备一切抢救用品,如氧气、吸引器等。

3. 呼吸机与患者呼吸的协调方法

(1) 有自主呼吸者,采用同步呼吸。对意识清楚,表现烦躁,不肯接受同步呼吸,但又有严重缺氧症状者,可静脉注射安定 5～10 mg,阻滞自主呼吸,用外控人工呼吸。

(2) 无自主呼吸者,采用非同步呼吸。

(二) 操作步骤

1. 使用呼吸机前的准备

(1) 将用物携至床旁,向患者解释。

(2) 正确安装湿化器、滤纸,连接呼吸机管道各部件,连接模拟肺;连接电源、氧源、压缩空气(或打开压缩机),确保气源压力在规定范围。

(3) 开启呼吸机主机开关及显示器开关。

(4) 按检测程序进行检测,调至待机状态,向湿化器内加无菌蒸馏水至刻度。

2. 使用呼吸机

(1) 遵医嘱调节呼吸机参数(详见表 12-1),设定通气模式、潮气量、呼吸频率、吸入氧浓度、触发灵敏度。

(2) 再次向患者解释,检查患者的人工气道情况(气囊是否充气)。

(3) 取下模拟肺,将呼吸机与患者的人工气道相连。

(4) 听诊两肺呼吸音,检查通气效果,检测有关参数并记录。

(5) 观察患者的脉搏、血氧饱和度、呼吸同步情况,必要时吸痰或遵医嘱应用镇静剂,30 min 后行血气分析检查,遵医嘱调整有关参数并记录。

表 12-1 呼吸机各种参数及报警参数设定

项　目	数　值	报警设定	数　值
呼吸频率(r)	成人 16～20 次/分 儿童 20～40 次/分	吸气压力下限	0～30 cmH_2O
潮气量(Vr)	成人 10～15 mL/kg 儿童 5～6 mL/kg	呼吸频率上限	40 次/分
呼吸比值(I∶E)	1∶(1.5～2)	呼吸频率下限	3～4 次/分
每分通气量(MV)	成人 90～100 mL/kg 儿童 100～120 mL/kg	每分通气量上限	成人 16 升/分 儿童 8 升/分
气道压力	成人 12～20 cmH_2O 儿童 8～15 cmH_2O	每分通气量下限	2 升/分
吸入氧浓度(FiO_2)	30%～40%(<60%)	同步触发灵敏度	−4～2 cmH_2O

3. 停用呼吸机

(1) 遵医嘱检查患者是否符合脱机指征,并做好解释和指导工作。

(2) 准备好合适的给氧装置,充分吸痰,妥善处理患者气道,撤去呼吸机,调至待机状态。

(3) 观察患者病情,确认病情平稳后停用呼吸机。先关湿化器开关、呼吸机显示器和主机开关,再关空压机和关氧气,最后切断电源,安置患者并记录。

4. 终末处理 确认患者短时间内不再需要使用呼吸机后,消毒呼吸机管路;分离管道、湿化罐,倒去湿化罐内湿化液,去除滤纸,将管道和湿化罐浸泡于消毒液中;消毒完毕,及时捞出,用无菌水冲洗干净后晾干,安装好使之处于备用状态。

(三) 使用呼吸机的护理措施

1. 专人看护 使用呼吸机的患者应有专人看护,随时观察及记录。注意观察患者的胸部活动、呼吸音的强弱、呼吸频率与呼吸比、潮气量及每分通气量是否合适,观察病情变化,如意识、皮肤颜色、心率及心律、血氧饱和度、血压和尿量的变化,发现异常及时处理。定时做血气分析,以此调整潮气量、呼吸频率、呼吸比、每分通气量等。

2. 巡查 每半小时巡查一次,巡查时应注意呼吸机螺纹管是否有积水、漏气、脱落,患者是否有积痰,并根据不同情况进行相关处理。

3. 一般护理 给予高能量饮食,吞咽困难者给予鼻饲流质。按时翻身拍背,及时吸痰,加强口腔护理，注意保暖。

4. 消毒　呼吸机接头每日消毒一次。病室每天用1%～2%过氧乙酸溶液消毒或紫外线灯照射1～2次。呼吸机外部管道、雾化装置等每2～3天更换消毒一次。

5. 防止并发症　如发现呼吸机相关性肺炎、气胸及皮下气肿、低氧血症、肺萎陷等情况时，应及时报告医生，及时处理。

知识链接

报警的常见原因及处理方法

1. 高压报警　提示气道阻力增加，肺顺应性下降，人工气道或管道出现问题。常见原因有：患者烦躁；分泌物过多、气管内插管或气管切开管移位；呼吸机管道内积水过多，管道打折、受压；患者出现病情变化，如呼吸急促、气道峰压增高、心率增快，考虑有并发症的发生。处理方法：检查患者的呼吸与呼吸机是否同步，对症处理，吸痰，调整呼吸机的机械臂以免管路牵拉气管内插管或气管切开管；清除管路内的积水，检查管路，解除管路打折原因；对出现的并发症，协助医生进行处理。

2. 低压报警原因：气囊漏气、气囊充气不足；呼吸机管道破裂、断开或接头连接不紧造成漏气。处理方法：给气囊重新充气；气囊破裂者给予更换气管内套管；仔细检查管路，将各接头接紧；如发生管路破裂，更换新管路。

6. 注意事项

(1) 患者床旁应备有简易呼吸器、吸引器、吸氧装置，并且性能良好。

(2) 应严密监测生命体征的变化，加强气道的管理，注意呼吸改善的指征。

(3) 保持呼吸道通畅，及时清理呼吸道分泌物。遵医嘱定时做血气分析，防止机械通气并发症的发生。

(4) 及时正确处理呼吸机报警，防止意外事件的发生。

(5) 加强呼吸机的管理，防止气管内插管或套管脱出，导致患者窒息；长期使用呼吸机的患者，应每天更换湿化液，每周更换呼吸机管道或按医院感染管理规范执行，预防感染；呼吸机上的过滤网应每天清洗；及时添加湿化罐内蒸馏水，使之保持在所需刻度处；保持集水杯在管道的最低位，及时倾倒集水杯和管道内的冷凝水。

任务六　洗　胃　术

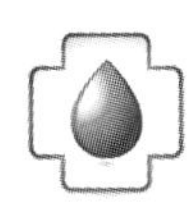

要点导航

重点：掌握常用洗胃术的种类及操作方法。

难点：洗胃术的护理措施。

洗胃是让患者口服引吐或将洗胃导管由口腔或鼻腔插入胃内，灌入洗胃溶液，反复冲洗并排除胃内容物的方法。

一、目的

1. 解毒　清除胃内有毒物质或刺激物，减少毒物吸收，在服毒后 6 h 内洗胃效果最佳。

2. 减轻胃黏膜水肿　清除幽门梗阻患者胃内滞留食物，减轻胃黏膜充血水肿。

3. 为手术或某些检查做准备　如为食管下端、胃部、十二指肠手术做准备。

二、常用洗胃溶液及其用途

根据毒物种类不同，选择合适的解毒物质。洗胃溶液温度通常为 25～38 ℃，温度过高不仅可以使血管扩张，加速血液循环，促使毒物吸收，同时还会引起寒战、高热，刺激胃蠕动，促进胃排空，因而不利于洗胃。洗胃总量一般为 10000～20000 mL，每次灌洗量约为 500 mL。

1. 温水或生理盐水　对毒物性质不明的急性中毒者，应抽出胃内容物尽快送检验，洗胃溶液选用温开水(25～38 ℃)或生理盐水，待毒物性质确定后，再采用对抗药洗胃。

2. 碳酸氢钠溶液　一般用 2%～4%的溶液洗胃，常用于有机磷杀虫药中毒，能促使其分解从而失去毒性。但敌百虫中毒时禁用，因敌百虫在碱性环境中能变成毒性更强的敌敌畏。

3. 高锰酸钾溶液　强氧化剂，1∶5000 的高锰酸钾常用于急性巴比妥类药物、阿托品及蕈类中毒。但有机磷对硫磷(1605)中毒时，不宜用高锰酸钾溶液洗胃，因其能使对硫磷氧化成毒性更强的对氧磷(1600)。

临床常见药物中毒及洗胃溶液应用表如表 12-2 所示。

表 12-2　临床常见药物中毒及洗胃溶液应用表

毒物种类	洗胃溶液	禁忌药物
酸性物	镁乳、蛋清水、牛奶	强酸药物
碱性物	5%醋酸、白醋、蛋清水、牛奶	强碱药物
氰化物	饮 3%过氧化氢溶液后饮吐，1∶20000～1∶15000 高锰酸钾溶液洗胃	
敌敌畏	2%～4%碳酸氢钠溶液、1%的盐水、1∶20000～1∶15000 高锰酸钾溶液洗胃	
1605、1059、4049、乐果	2%～4%碳酸氢钠溶液洗胃	高锰酸钾
美曲膦酯(敌百虫)	1%盐水或清水洗胃，1∶20000～1∶5000 高锰酸钾溶液洗胃	碱性药物
DDT、六六六	温开水或等渗盐水洗胃，50%硫酸镁溶液导泻	油性泻药
巴比妥类(安眠药)	1∶20000～1∶5000 高锰酸钾溶液洗胃，硫酸钠溶液导泻	硫酸镁
灭鼠药(磷化锌)	1∶20000～1∶5000 高锰酸钾溶液洗胃，0.1%硫酸铜溶液洗胃(0.1%硫酸铜溶液每次 10 mL，每 5～10 min 服一次，后配合催吐)	牛奶、鸡蛋、脂肪、油类食物

三、常用洗胃术

（一）口服催吐洗胃术

1. 适应证

（1）意识清醒、具有呕吐反射，且能配合洗胃的急性中毒患者，应首先鼓励其口服催吐洗胃。

（2）口服毒物时间不久，2 h 以内效果最好。

（3）在现场自救、无胃管时。

2. 禁忌证

（1）意识障碍者。

（2）抽搐、惊厥未控制者。

（3）患者不合作，拒绝饮水者。

（4）服腐蚀性毒物及石油制品等急性中毒者。

（5）合并有上消化道出血、主动脉瘤、食管静脉曲张等。

（6）孕妇及老年人。

3. 操作流程

（1）核对解释：遵医嘱配制灌洗液，携用物至床旁，核对解释，取得合作。

（2）安置体位：协助患者取坐位，戴好围裙，污水桶放于患者座位前。

（3）口服催吐：嘱患者自饮大量灌洗液后引吐，不易吐出时，用压舌板压其舌根引吐。如此反复，直至吐出的灌洗液澄清无味为止。

（二）胃管洗胃术

1. 适应证

（1）催吐洗胃无效或有意识障碍、不合作者。

（2）留取胃液标本送毒物分析者应首选胃管洗胃术。

（3）凡口服毒物中毒且无禁忌证者均应采用胃管洗胃术。

2. 禁忌证

（1）吞服强酸、强碱及其他对消化道有明显腐蚀作用的毒物中毒，切忌洗胃，以免造成穿孔。

（2）伴有上消化道出血、食管静脉曲张、主动脉瘤、严重心脏疾病等患者。

（3）中毒诱发惊厥未控制者。

（4）酒精中毒：因呕吐反射亢进，插胃管时容易发生误吸，所以慎用胃管洗胃术。

3. 自动洗胃机洗胃法

1）用物　自动洗胃机、洗胃盘（内置洗胃管、纱布碗、压舌板、牙垫、液体石蜡、止血钳、镊子等）、50 mL 注射器、洗胃溶液（25～38 ℃按需备量）、弯盘、水温计 1 支、胶布、别针、橡胶单、带有刻度的桶（进液桶、排污桶）、标本容器或试管（必要时）、吸引设备、屏风，昏迷患者备开口器、拉舌钳等。

2）操作方法

（1）核对、解释：携用物至床边核对患者并解释（清醒者）以取得合作。

（2）接管检查：将配好的洗胃溶液倒入塑料桶内。将三根橡胶管分别和机器的药管、胃管和污水管连接;将药管的另一端放入装有洗胃溶液的桶内(管口必须在液面以下),污水管的另一端放入空塑料桶内,胃管的另一端与患者的洗胃管相连接。接通电源后,检查自动洗胃机的性能,调节药量大小,每次进液量为 300～500 mL。

(3) 插入胃管:患者取坐位或半坐卧位,危重或昏迷者取去枕左侧卧位,将塑料围裙围于胸前,如有义齿应先取下,置弯盘于患者口角旁。润滑胃管前端,由口腔插入 45～55 cm,证实胃管在胃内后,用胶布固定。

(4) 抽吸、冲洗:按“手吸”键,吸入胃内容物,当中毒物质不明时,应将洗出的物质送检,再按“自动”键,机器开始对胃内进行自动冲洗。冲洗时“冲”红灯亮,吸引时“洗”红灯亮。洗胃过程中,如发现有食物堵塞管道,水流减慢、不流或发生故障,可交替按“手冲”或“手吸”两键,重复冲洗数次直到管路通畅后,再按“手吸”键,将胃内液体抽出后,按“自动”键,自动洗胃即继续进行。待冲洗干净后,按“停机”键,机器停止工作。

(5) 拔管、记录:洗毕,反折胃管,迅速拔出,帮助患者漱口、擦脸,整理用物,记录灌洗液的名称、液量,吸出液的性质、颜色、气味及量,患者的一般情况等。

(6) 机器处理:将药管、胃管和污水管同时放入清水中,按“清洗”键,机器自动清洗各管腔,待清洗完毕,将药管、胃管和污水管同时提出水面,当机器内的水完全排尽后,按“停机”键关机。

4. 漏斗胃管洗胃法

1) 用物　同自动洗胃机洗胃法用物,另备漏斗胃管(图 12-48)及随机用物。

2) 操作方法

(1) 核对、解释:携用物至床边,向患者核对并解释,以取得合作。

(2) 插入胃管:同自动洗胃机洗胃法。将盛水桶放床头下方。

(3) 抽吸、引流:先将漏斗放至低于胃部的位置,挤压橡胶球,抽尽胃内容物,必要时留取标本送检。举漏斗高过头部 30～50 cm,将洗胃溶液缓慢倒入 300～500 mL,当漏斗内尚余少量溶液时,迅速将漏斗降至低于胃部的位置,倒置于盛水桶内,利用虹吸作用引流出胃内灌洗液。若引流不畅时,可挤压橡胶球。再举高漏斗注入溶液。如此反复灌洗,直至吸出的液体澄清无气味为止。

(4) 拔管、记录:洗毕,反折胃管迅速拔出,帮助患者漱口,擦脸,整理用物,做好记录(图 12-49)。

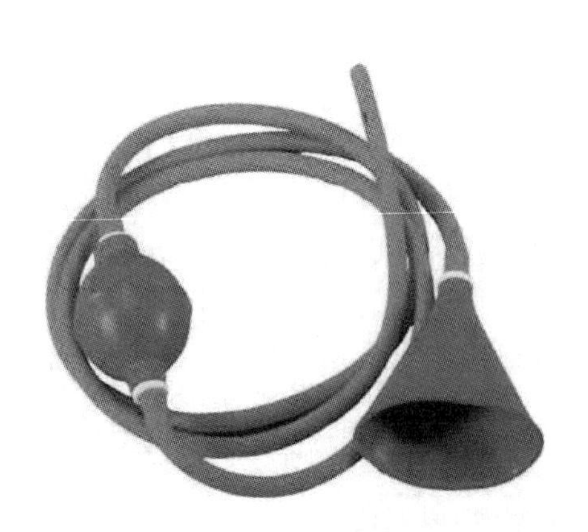

图 12-48　漏斗胃管

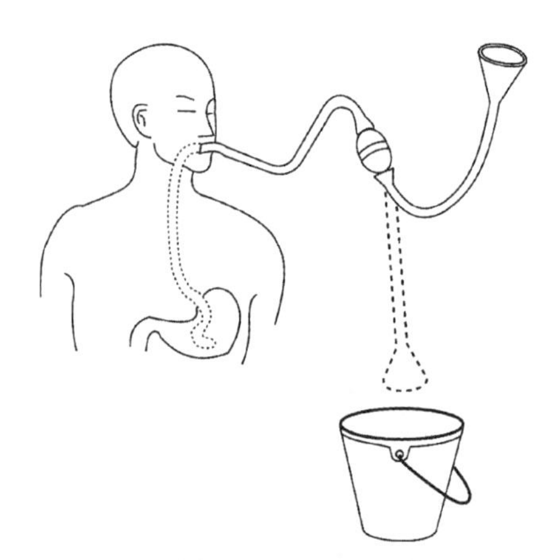

图 12-49　漏斗胃管洗胃法

四、注意事项

(1) 急性中毒患者应迅速采取口服催吐法，必要时进行洗胃，以减少毒物的吸收。洗胃插管时动作要轻快，切勿损伤食管或误入气管。当中毒物质不明时，应抽出胃内容物送检，洗胃溶液可选用温开水或生理盐水。

(2) 吞服强酸或强碱等腐蚀性药物，禁忌洗胃，以免造成穿孔。可按医嘱给予药物或迅速给予物理性对抗剂，如牛奶、豆浆、蛋清(用生鸡蛋清调水至 200 mL)、米汤等，以保护胃黏膜。

(3) 在洗胃过程中应严密观察病情变化，如患者感到腹痛，灌洗出的液体呈血色性或出现休克现象，应立即停止洗胃，并与医生联系，采取相应的急救措施。每次灌入量不宜过多，以免造成窒息或急性胃扩张。

(4) 胃幽门梗阻者洗胃宜在饭后 4～6 h 或睡前进行，应记录胃内潴留量，以了解梗阻情况，供临床输液参考。

(5) 肝硬化伴食管静脉曲张、主动脉瘤、近期上消化道出血、消化道穿孔、消化性溃疡、食管狭窄或阻塞，不宜进行洗胃；中毒儿童不宜用清水洗胃。

(6) 小儿洗胃灌入量不宜过多，婴幼儿每次灌入量以 100～200 mL 为宜。小儿胃呈水平位，插管不宜过深，动作要轻柔，对患儿应稍加约束或酌情给予镇静剂。

(7) 洗胃要及早、迅速、彻底，服毒后 6 h 内效果最好，若时间超过 6 h，可酌情采用血液透析治疗。

(8) 凡呼吸停止、心脏停搏者，先行心肺复苏术再行洗胃术，洗胃前检查生命体征，如缺氧或呼吸道分泌物过多，应先吸痰，保持呼吸道通畅，再行洗胃术。

实训 9　气管内插管术

【实训目的】

(1) 通过练习，熟悉气管内插管术的操作流程。

(2) 熟练掌握气管内插管术的操作方法及护理。

【实训准备】

1. 物品　气管内插管模型、喉镜、气管导管等。

2. 器械　除颤器、口咽或鼻咽通气管等。

3. 环境　安静、光线充足的无菌环境。

【实训学时】　1 学时。

【操作程序及考核标准】　气管内插管术的操作程序及考核标准见表 12-3。

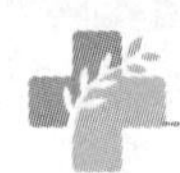

表 12-3　气管内插管术的操作程序及考核标准

项目总分	项目内容	评分标准	分值	得分	备注
素质要求（6 分）	服装、服饰	服装、鞋帽整洁，着装符合职业要求	2		
	仪表、举止	仪表大方，举止端庄，步履轻盈、矫健	2		
	态度、语言	语言流畅、清晰，态度和蔼可亲	2		
操作前准备（6 分）	护士	修剪指甲、洗手（六步洗手法）、戴口罩	2		
	物品	检查物品完好、齐全（口述），物品摆放科学、美观	1		
	评估、解释（3 分）	(1) 和家属进行交流，告知其患者行气管内插管术的必要性和相应风险，签署气管内插管术操作同意书。	1		
		(2) 对患者气道进行评估，判断符合气管内插管的适应证。选择气道开放的方法：经口气管内插管或经鼻气管内插管。判断紧急/择期气管内插管	2		
操作步骤（74 分）	吸氧准备（6 分）	(1) 插管前给予高流量氧气吸入 2～3 min，使患者的血氧饱和度达 95%以上，使用镇静剂。	3		
		(2) 检查口腔（口述取出异物及活动义齿、无舌后坠）	3		
	安置体位（7 分）	(1) 患者仰卧，用软枕使患者头位垫高 10 cm，使经口、经咽、经喉三轴线接近重叠。	3		
		(2) 术者位于患者头端，用右手推患者前额，使头部在寰枕关节处极度后伸。如未张口，应用右手推下颏并用食指拨开下唇，避免喉镜置入时下唇被卷入挤伤	4		
	置入喉镜（21 分）	(1) 左手持麻醉喉镜自患者右侧口角置入，将舌体挡向左侧，再把镜片移至正中，见到悬雍垂，沿舌背弧度将镜片再稍向前置入咽部，即可见到会厌。	6		
		(2) 右手拇、食、中三指分开上、下唇，左手持喉镜沿口角右侧置入口腔，用镜片侧翼将舌体左推，使镜片移至正中位，然后左臂用力上提，暴露咽腔（不能以牙做支点上撬，以免损伤牙齿）。	6		
		(3) 看到咽腔后，镜片继续向前，可见如小舌样会厌，用镜片前端挑起会厌，暴露声门，右手持气管导管借助喉镜插入气管（气管导管选择合适）。	6		
		(4) 1%丁卡因或 2%利多卡因喷于喉头表面	3		
	插入导管（12 分）	(1) 握毛笔状持气管导管从口腔的右侧进入，将导管前端对准声门后，轻柔地插入气管内，直至套囊完全进入声门。	6		
		(2) 如声门显露不全，需借助导丝使导管前端翘起接近声门，一旦进入声门，立即拔去导丝，再使导管进入	6		

续表

项目总分	项目内容	评分标准	分值	得分	备注
操作步骤（74分）	充气固定（22分）	(1) 用注射器向气管导管的气囊内注气 5～10 mL，以不漏气为准。 (2) 检查导管是否在气管内：①直视下导管进入声门；②压迫胸部时，导管口有气流；③人工通气时，可见双侧胸廓对称起伏，听诊双肺可听到清晰的肺泡呼吸音；④如用透明导管，吸气时管壁清亮，呼气时可见明显的“白雾”样变化；⑤患者如有自主呼吸，术者面部靠近导管外端，感觉有气流流出。 (3) 确定在气管内可置牙垫于磨牙间，退出喉镜。 (4) 导管接麻醉机或呼吸器，同时听两侧呼吸音，再次确认导管插入气管内。 (5) 用寸带或长胶布妥善固定导管和牙垫	4 6 4 4 4		
	整理记录（6分）	(1) 护士整理用物。 (2) 六步洗手法洗手。 (3) 做好详细记录，了解插管长度	2 2 2		
评价（14分）	操作方法（6分）	程序正确，操作规范，动作娴熟	6		
	操作效果（8分）	(1) 口唇无受压，胶布固定牢固、美观。 (2) 呼吸道通畅，气体交换有效。 (3) 插管模型显示气管插入气管内（绿灯亮）	3 3 2		
总分			100		

【实训结果】

(1) 通过实训，每位同学都能熟练掌握气管内插管术的操作过程，并成功通过操作考核。

(2) 学生能判断是否符合气管内插管的适应证。

【考核方法】 气管内插管术的考核方法见表 12-4。

表 12-4　气管内插管术的考核方法

本组之星	
组间互评	
评分说明	(1) 实际得分＝自我评价×33.4%＋小组评价×33.3%＋教师评价×33.3%。 (2) 本组之星可以是本次实训活动中突出贡献者，可以是进步最大者，也可以是某一方面表现突出者。 (3) 组间互评由各组长将本组内商议的评定结果上报，全体组长共同讨论后评定出每组的最终评定结果。 (4) 考评满分为 100 分，90 分以上（包括 90 分）为优秀，76～89 分为良好，60～75 分为及格，59 分以下（包括 59 分）为不及格

实训 10　环甲膜穿刺术

【实训目的】

（1）通过练习，熟悉环甲膜穿刺术的操作流程。

（2）熟练掌握环甲膜穿刺术的操作方法及护理。

【实训准备】

1. 物品　环甲膜穿刺模型，7～9 号注射针头或用作通气的粗针头，10 mL 注射器，无菌注射器，2%普鲁卡因（丁卡因）或所需的治疗药物，消毒液（碘伏）等。

2. 器械　供氧装置，必要时准备支气管留置给药管（可用输尿管代替）等。

3. 环境　安静、光线充足的无菌环境。

【实训学时】　1 学时。

【操作程序及考核标准】　环甲膜穿刺术的操作程序及考核标准见表 12-5。

表 12-5　环甲膜穿刺术的操作程序及考核标准

项目总分	项目内容	评分标准	分值	得分	备注
素质要求 （6 分）	服装、服饰	服装、鞋帽整洁，着装符合职业要求	2		
	仪表、举止	仪表大方，举止端庄，步履轻盈、矫健	2		
	态度、语言	语言流畅、清晰，态度和蔼可亲	2		
操作前准备 （6 分）	护士	修剪指甲、洗手（六步洗手法）、戴口罩	3		
	物品	检查物品完好、齐全（口述），物品摆放科学、美观	3		
操作步骤 （74 分）	核对、解释 （8 分）	（1）核对患者的床号、姓名。 （2）向清醒患者解释操作的目的及操作过程中的注意事项，消除不必要的顾虑，取得配合，并签署知情同意书	3 5		
	摆放体位 （15 分）	（1）如果病情允许，应尽量取仰卧位，垫肩，头后仰，颈部伸展。不能耐受上述体位者，可取半坐卧位。 （2）清除口咽部的分泌物，如有义齿应摘下。 （3）给予高流量氧气吸入 2～3 min	4 5 6		
	消毒、麻醉 （12 分）	（1）判断环甲膜位置，摸清患者颈部的两个隆起，第一个隆起是甲状软骨，第二个隆起是环状软骨，在这两个之间的凹陷处就是环甲膜穿刺点。 （2）环甲膜前的皮肤按常规用碘伏及酒精消毒；穿刺部位局部用 2%普鲁卡因麻醉。危急情况下可不用麻醉	6 6		

续表

项目总分	项目内容	评分标准	分值	得分	备注
操作步骤（74分）	穿刺、固定（28分）	(1) 以左手拇指、中指固定穿刺部位两侧，食指触摸环状软骨上缘，右手持环甲膜穿刺针垂直刺入环甲膜。	5		
		(2) 注意勿用力过猛，出现落空感即表示针尖已进入喉腔。	4		
		(3) 再顺气管方向稍向下推行少许，退出穿刺针芯。	4		
		(4) 检验有无呼吸气流：挤压双侧胸部发现有气体自针头逸出；或接 10 mL 注射器，回抽有空气；或用棉絮在穿刺针尾部测试，见棉絮摆动。	6		
		(5) 确定无误后将针末端用胶布固定。	4		
		(6) 连接供氧装置，持续供氧	5		
	观察、记录（11分）	(1) 观察患者情况及呼吸气流。	6		
		(2) 整理用物，洗手，做好记录	5		
评价（14分）	操作方法（6分）	程序正确，操作规范，动作娴熟	6		
	操作效果（8分）	(1) 观察病情仔细，关心、爱护患者，无菌观念强。	3		
		(2) 操作配合熟练，动作轻巧、准确，操作程序及终末处理正确	5		
总分			100		

【实训结果】

(1) 通过实训，每位同学都能熟练掌握环甲膜穿刺术的操作过程，并成功通过操作考核。

(2) 学生能准确判断环甲膜穿刺术的适应证及定位方法。

【考核方法】 环甲膜穿刺术的考核方法见表 12-6。

表 12-6　环甲膜穿刺术的考核方法

本组之星	
组间互评	
评分说明	(1) 实际得分＝自我评价×33.4%＋小组评价×33.3%＋教师评价×33.3%。 (2) 本组之星可以是本次实训活动中突出贡献者，可以是进步最大者，也可以是某一方面表现突出者。 (3) 组间互评由各组长将本组内商议的评定结果上报，全体组长共同讨论后评定出每组的最终评定结果。 (4) 考评满分为 100 分，90 分以上（包括 90 分）为优秀，76～89 分为良好，60～75 分为及格，59 分以下（包括 59 分）为不及格

实训11　锁骨下静脉穿刺置管术

【实训目的】

(1) 通过练习，熟悉锁骨下静脉穿刺置管术的操作流程。

(2) 熟练掌握锁骨下静脉穿刺置管术的操作方法及护理。

【实训准备】

1. 物品　清洁盘、生理盐水、5 mL 注射器及针头、1%普鲁卡因等。

2. 器械　深静脉穿刺包、中心静脉导管、穿刺套管针、扩张管等。

3. 环境　无菌、安静、便于操作的环境。

【实训学时】　2学时。

【操作程序及考核标准】　锁骨下静脉穿刺置管术的操作程序及考核标准见表12-7。

表12-7　锁骨下静脉穿刺置管术的操作程序及考核标准

项目总分	项目内容	评分标准	分值	得分	备注
素质要求（6分）	服装、服饰	服装、鞋帽整洁，着装符合职业要求	2		
	仪表、举止	仪表大方，举止端庄，步履轻盈、矫健	2		
	态度、语言	语言流畅、清晰，态度和蔼可亲	2		
操作前准备（6分）	护士	修剪指甲、洗手(六步洗手法)、戴口罩	3		
	物品	检查物品完好、齐全(口述)，物品摆放科学、美观	3		
操作步骤（74分）	安置卧位（5分）	(1) 患者取头低足高位，头偏向穿刺对侧，使静脉充盈，减少空气栓塞发生的概率。 (2) 重度心力衰竭患者可取半坐卧位	3 2		
	穿刺点定位（15分）	首选右锁骨下静脉，以防损伤胸导管。可经锁骨上静脉和锁骨下静脉穿刺，两种方法选一种即可。 ①锁骨上静脉穿刺点：取胸锁乳突肌外侧缘和锁骨上缘所形成的夹角平分线上距顶点0.5～1 cm处，沿锁骨上缘，指向胸锁关节进针，一般进针1.5～2 cm可进入静脉。 ②锁骨下静脉穿刺点：取锁骨中、内1/3交界处，锁骨下缘为穿刺点，针尖向内，向同侧胸锁关节后上缘进针，如未刺入静脉，可退针至皮下，针尖改指向甲状软骨下缘进针，也可取锁骨中点、锁骨下方1 cm处，针尖指向颈静脉切迹进针。针身与胸壁成15°～30°角，一般刺入2～4 cm可入静脉	15		选其中一种方法即可

续表

项目总分	项目内容	评分标准	分值	得分	备注
操作步骤（74分）	进针穿刺（20分）	(1) 检查中心静脉导管是否完好，用生理盐水冲洗、排气备用。 (2) 常规消毒皮肤，铺洞巾。1%普鲁卡因2～4 mL局部浸润麻醉。 (3) 取抽吸有生理盐水3 mL的注射器，连接穿刺针，按上述穿刺部位及方向进针，入皮下后应推注少量生理盐水，将可能堵塞于针内的皮屑推出，然后边缓慢进针边抽吸，至有落空感并吸出暗红色血液，提示已入静脉	4 6 10		
	置管、固定（25分）	(1) 有两种置管方法，选其中一种即可： ①外套管针直接穿刺法：进入静脉后向前推进3～5 cm，再撤出针芯，将注射器接在外套管上，回抽静脉血时缓慢地旋转套管向前进入。 ②钢丝导入法：回血时，左手固定穿刺针，右手取导引钢丝，自穿刺针尾插入导引钢丝，拔出穿刺针，取备好的静脉导管在导引钢丝引导下插入静脉。 (2) 导管插入深度一般不超过15 cm。 (3) 注意动作轻柔，以防损伤甚至穿通血管。 (4) 取出导引钢丝后，缝合2针，固定导管，无菌敷料包扎	15 3 3 4		选其中一种方法即可
	观察、记录（9分）	(1) 观察穿刺后效果，定时测量生命体征。 (2) 协助患者取舒适体位，整理床单位。 (3) 清理用物，洗手，记录穿刺时间及结果	3 3 3		
评价（14分）	操作方法（6分）	程序正确，操作规范，动作娴熟	6		
	操作效果（8分）	(1) 穿刺手法正确，关心、爱护患者，无菌观念强。 (2) 操作配合熟练，操作程序及终末处理正确	4 4		
总分			100		

【实训结果】

(1) 通过实训，每位同学都能掌握锁骨下静脉穿刺置管术的操作流程，并成功通过操作考核。

(2) 学生能熟悉锁骨下静脉穿刺置管术的适应证和禁忌证。

【考核方法】 锁骨下静脉穿刺置管术的考核方法见表12-8。

表12-8　锁骨下静脉穿刺置管术的考核方法

本组之星	
组间互评	

续表

评分说明	(1) 实际得分＝自我评价×33.4%＋小组评价×33.3%＋教师评价×33.3%。 (2) 本组之星可以是本次实训活动中突出贡献者，可以是进步最大者，也可以是某一方面表现突出者。 (3) 组间互评由各组长将本组内商议的评定结果上报，全体组长共同讨论后评定出每组的最终评定结果。 (4) 考评满分为100分，90分以上(包括90分)为优秀，76～89分为良好，60～75分为及格，59分以下(包括59分)为不及格

实训12 止血、包扎技术

【实训目的】

(1) 通过练习，熟悉止血、包扎的操作流程。

(2) 熟练掌握止血、包扎的操作方法及护理。

【实训情境】

患者，男，46岁，在建筑工地工作时不慎坠落，右前臂中段掌面有一8 cm×10 cm大小软组织缺损创面，广泛渗血，中央有喷射性出血，头顶偏右有约4.0 cm长的头皮裂伤伤口，伤口中有金属异物刺入颅内，外露约2.0 cm，请在现场进行快速有效的止血、包扎急救处理。

【实训准备】

1. 物品 三角巾、弹力绷带、无菌敷料、止血带、卡片、笔等。

2. 环境 安全且便于实施止血、包扎的环境。

【实训学时】 1学时。

【操作程序及考核标准】 止血、包扎的操作程序及考核标准见表12-9。

表12-9 止血、包扎的操作程序及考核标准

项目总分	项目内容	评分标准	分值	得分	备注
素质要求(6分)	服装、服饰	服装、鞋帽整洁，着装符合职业要求	2		
	仪表、举止	仪表大方，举止端庄，步履轻盈、矫健	2		
	态度、语言	语言流畅清晰，态度和蔼可亲	2		
操作前准备(6分)	护士	修剪指甲、洗手(六步洗手法)、戴口罩	3		
	物品	检查物品完好、齐全(口述)，物品摆放科学、美观	3		
操作步骤(74分)	评估准备(6分)	(1) 环顾四周，评估环境安全并报告。 (2) 表明救助身份。 (3) 给予患者心理安慰	2 2 2		

续表

项目总分	项目内容	评分标准	分值	得分	备注
操作步骤（74分）	止血带止血（24分）	(1) 认真检查伤员伤情及出血情况。	2		
		(2) 有大的动脉、静脉出血或创面出血凶猛，立即用指压止血法止血，方法选择正确。	2		
		(3) 左手指压止血，右手指导伤员指压止血正确。	2		
		(4) 使用止血带之前，指导伤员用健肢协助指压止血，并抬高伤肢 2 min。	2		
		(5) 用止血带止血，在扎止血带部位（上肢在上臂上 1/3 段，下肢在大腿上 2/3 段）垫衬垫。	6		
		(6) 扎止血带压力均匀、适度，以刚好阻止动脉血液流动为度，手法正确。	4		
		(7) 检查止血效果（扪远端动脉搏动），在明显位置记录扎止血带的部位及时间。	3		
		(8) 填写标识卡，报告止血部位、时间	3		
	加压包扎止血（20分）	(1) 检查伤口，排除异物和骨折情况。	2		
		(2) 选择合适敷料做好准备。	2		
		(3) 用敷料按无菌操作原则（敷料手接触面不能接触创面，敷料应大于创面）覆盖在创面上。	3		
		(4) 用绷带先在敷料远端环行扎两圈使其牢固，然后螺旋形向上包扎，下一圈适度加压压住上一圈的三分之二，使绷带卷边缘保持整齐，最后平绕一圈，在伤肢外侧固定。	7		
		(5) 扎绷带方法正确，加压均匀、适度，绷带卷无脱落，敷料无外露，包扎平整、美观。	3		
		(6) 用三角巾悬吊上肢 80°～85°，并检查止血效果	3		
	有异物存留伤口的包扎（16分）	有异物的伤口：不能拔除异物，先固定异物，再进行包扎。 (1) 检查伤口及异物情况并报告伤情。	2		
		(2) 用适当的敷料覆盖异物周围，将三角巾制作成保护圈（圆形保护圈要求高度超过异物，并有一定的硬度），固定异物。	5		
		(3) 进行三角巾帽式包扎：敷料覆盖伤口，除去眼镜及头饰，将三角巾底边向内折起数厘米，置于眉弓上方和头顶，将三角巾两端经耳上方往后收，在枕下交叉，再绕回前额中央打结，将结尾折入带边内，将三角巾顶角轻轻拉紧固定后折入带内。	6		
		(4) 头部三角巾帽式包扎规范，松紧适度，不能包压耳廓，不能压迫异物	3		

续表

项目总分	项目内容	评分标准	分值	得分	备注
操作步骤（74分）	观察记录（8分）	(1) 再次检查：所有止血、包扎伤口已全部处理，无遗漏。	2		
		(2) 观察患者生命体征状况，以便随时做出处理。	2		
		(3) 所有包扎伤口应准确记录包扎时间，注意观察周围循环情况。	2		
		(4) 做好患者下一步的转运工作，清理用物，洗手，记录	2		
评价（14分）	操作方法（6分）	程序正确，操作规范，无菌观念强，动作娴熟	6		
	操作效果（8分）	(1) 观察病情仔细，分析快速。	2		
		(2) 止血、包扎方法选择正确有效，创面覆盖完整，敷料无外露，加压均匀、适度，包扎平整美观。	2		
		(3) 关心、爱护患者。	2		
		(4) 操作配合熟练，操作程序及终末处理正确	2		
总分			100		

【实训结果】

(1) 通过实训，每位同学都能熟练掌握止血、包扎的操作过程，并成功通过操作考核。

(2) 学生能够快速判断并针对出血情况做出妥善处理。

【考核方法】 止血、包扎的考核方法见表12-10。

表12-10 止血、包扎的考核方法

本组之星	
组间互评	
评分说明	(1) 实际得分＝自我评价×33.4%＋小组评价×33.3%＋教师评价×33.3%。 (2) 本组之星可以是本次实训活动中突出贡献者，可以是进步最大者，也可以是某一方面表现突出者。 (3) 组间互评由各组长将本组内商议的评定结果上报，全体组长共同讨论后评定出每组的最终评定结果。 (4) 考评满分为100分，90分以上(包括90分)为优秀，76～89分为良好，60～75分为及格，59分以下(包括59分)为不及格

实训13 呼吸机的使用

【实训目的】

(1) 通过练习，熟悉呼吸机的连接及操作方法。

(2) 熟练掌握呼吸机的适应证。

【实训准备】

1. 物品　氧气筒，减压表或中心供氧系统，呼吸机，模拟肺，呼吸回路(螺纹管道、湿化器、储水瓶、Y形接头)，扳手，无菌蒸馏水等。

2. 环境　无菌、安静、便于操作的环境。

【实训学时】　2学时。

【操作程序及考核标准】　呼吸机的使用的操作程序及考核标准见表12-11。

表12-11　呼吸机的使用的操作程序及考核标准

项目总分	项目内容	评分标准	分值	得分	备注
素质要求 (6分)	服装、服饰	服装、鞋帽整洁，着装符合职业要求	2		
	仪表、举止	仪表大方，举止端庄，步履轻盈矫健	2		
	态度、语言	语言流畅、清晰，态度和蔼可亲	2		
操作前准备 (6分)	护士	修剪指甲、洗手(六步洗手法)、戴口罩	3		
	物品	检查物品完好、齐全(口述)，物品摆放科学、美观	3		
操作步骤 (74分)	评估、检查 (15分)	(1) 检查呼吸机配件是否齐全，喷雾管有无阻塞，呼出活塞瓣是否破裂、装错。 (2) 检查电源、气源设备是否完好，消毒的呼吸机管道有无过期，管道有无漏气。 (3) 正确安装呼吸机回路，检查呼吸机回路是否漏气、接错，通气是否正常，声光报警系统是否完好。 (4) 打开湿化瓶外包装，戴无菌手套，安装湿化器，在加温湿化瓶中加入蒸馏水，至湿化器水位线以下，水温保持32～35 ℃，接上模拟肺	2 3 4 6		
	核对、解释 (7分)	(1) 核对医嘱、床号、姓名。 (2) 做好解释，保持呼吸道通畅，必要时清理呼吸道分泌物。 (3) 协助患者取舒适体位	3 2 2		
	连呼吸机 (18分)	(1) 打开呼吸机管路外包装，安装呼吸机管道：用单根短管路将呼吸机送气口与湿化器连接，将两根管路按要求连接成一呼吸回路，分别与湿化器、呼吸机出气口相连。 (2) 将连接好的呼吸机管路置于专用支架固定。 (3) 接上电源，打开主机开关，呼吸机进行自检。 (4) 依次打开电源开关(空压机、主机、加温湿化器)，把氧气、空气衔接管接中心供氧系统或氧气筒上。检查气源压力表，压力调节在0.3～0.5 MPa。 (5) 打开湿化器开关，调节湿化器温度至3～4挡(34～36 ℃)	5 3 2 5 3		

续表

项目总分	项目内容	评分标准	分值	得分	备注
操作步骤（74分）	调试参数（11分）	(1) 根据患者病情、年龄、体重选择呼吸模式、送气方式，调节参数及报警上下限。	4		
		(2) 选择机械通气模式：容量控制或压力控制或根据实际病情选择其他通气模式。 ①潮气量：成人 8～10 mL/kg、小儿 10～12 mL/kg。 ②呼吸频率：成人12～16次/分、小儿20～25次/分。 ③呼吸压力：成人 12～20 cmH_2O、小儿 8～20 cmH_2O。 ④呼吸比：一般1∶(1.5～2.0)。 ⑤氧浓度：一般从30%开始，根据氧分压调节，长时间通气不超过50%；吸痰前、后可按“纯氧”键或适当提高氧浓度。 ⑥触发敏感度：根据患者自主吸气力量大小调节，一般为2～4 cmH_2O，调整报警参数（一般调节为患者实际值的±(20%～30%)	7		
	连接气道（7分）	(1) 观察呼吸机运行情况，观察时间为2 min。	2		
		(2) 待呼吸机运行正常后，将呼吸机与患者的人工气道正确连接。	3		
		(3) 妥善固定管道，观察患者胸廓是否规律起伏	2		
	观察、记录（16分）	(1) 观察患者脉搏、血氧饱和度。	3		
		(2) 通气半小时后查血气分析，根据血气分析结果，按照医嘱再调整各参数。	4		
		(3) 严密观察患者吸痰情况。	3		
		(4) 随时观察并记录患者的通气状况，了解患者感受。	2		
		(5) 洗手，记录，整理床单位，使用完毕后，呼吸回路管道及配件给予灭菌或消毒处理，做好终末处理	4		
评价（14分）	操作方法（6分）	程序正确，操作规范，动作娴熟	6		
	操作效果（8分）	(1) 判断准确，观察病情仔细，关心、爱护患者	4		
		(2) 操作、配合熟练，操作程序及终末处理正确	4		
总分			100		

【实训结果】

(1) 通过实训，每位同学都能熟练掌握呼吸机的操作过程，并成功通过操作考核。

(2) 学生能准确判断呼吸机的适应证。

【考核方法】 呼吸机的使用的考核方法见表12-12。

表 12-12　呼吸机的使用的考核方法

本组之星	
组间互评	
评分说明	(1) 实际得分＝自我评价×33.4%＋小组评价×33.3%＋教师评价×33.3%。 (2) 本组之星可以是本次实训活动中突出贡献者，可以是进步最大者，也可以是某一方面表现突出者。 (3) 组间互评由各组长将本组内商议的评定结果上报，全体组长共同讨论后评定出每组的最终评定结果。 (4) 考评满分为 100 分，90 分以上(包括 90 分)为优秀，76～89 分为良好，60～75 分为及格，59 分以下(包括 59 分)为不及格

实训 14　自动洗胃机的使用

【实训目的】

(1) 通过练习，熟悉自动洗胃机的操作方法及护理。

(2) 熟练掌握插胃管的操作方法及护理。

【实训准备】

1. 物品　治疗盘内放胃管、水温计、量杯、液体石蜡、开口器、牙垫、压舌板、舌钳、棉签、胶布。治疗车下放治疗碗、水桶 2 只(分别盛 25～38 ℃洗胃溶液 10000～20000 mL 和污水)等。

2. 器械　自动洗胃机及装置、多项电源插座等。

3. 环境　无菌、安静环境。

【实训学时】　1 学时。

【操作程序及考核标准】　自动洗胃机的使用的操作程序及考核标准见表 12-13。

表 12-13　自动洗胃机的使用的操作程序及考核标准

项目总分	项目内容	评分标准	分值	得分	备注
素质要求(6 分)	服装、服饰	服装、鞋帽整洁，着装符合职业要求	2		
	仪表、举止	仪表大方，举止端庄，步履轻盈、矫健	2		
	态度、语言	语言流畅、清晰，态度和蔼可亲	2		
操作前准备(6 分)	护士	修剪指甲、洗手(六步洗手法)、戴口罩	3		
	物品	检查物品完好、齐全(口述)，物品摆放科学、美观	3		
操作步骤(74 分)	核对、解释(9 分)	(1) 按医嘱核对床号、姓名，评估患者病情，了解口、鼻腔黏膜有无损伤及炎症。 (2) 向患者说明目的、方法、配合和注意事项；对于拒绝洗胃(或烦躁)的患者，给予适当的约束。 (3) 测试胃管是否通畅	3 3 3		

续表

项目总分	项目内容	评分标准	分值	得分	备注
操作步骤（74分）	安装、检查（15分）	(1) 将3根橡胶管分别和自动洗胃机的药管口、胃管口和污水口连接。	4		
		(2) 将药管另一端放入灌洗桶内(管口必须在液面下)，污水管的另一端放入空塑料桶内，将患者的洗胃管与机器的胃管连接。	5		
		(3) 接电源，检查自动洗胃机性能，打开电源开关、自动洗胃机开关，检查机器性能，调节药量流速(每次量为300～500 mL)，关自动洗胃机开关	6		
	安置卧位（10分）	(1) 协助患者取左侧卧位，昏迷者取去枕平卧位，头偏向一侧，颌下铺治疗巾。	4		
		(2) 将治疗巾围于患者颌下，有活动义齿者取下，置弯盘及纱布于患者口角旁	6		
	插管、固定（10分）	(1) 戴手套，检查胃管灭菌有效期。	2		
		(2) 测量插入长度，用液体石蜡润滑胃管前端后自患者鼻腔或口腔缓缓插入，当胃管插入10～15 cm(相当于咽喉部)时，嘱患者做吞咽动作，顺势轻轻将胃管推进(如为昏迷患者，则轻轻将患者头抬起，使咽部弧度增大后将胃管插入至45～55 cm时，胃管即进入胃内)。	5		
		(3) 注射器连接胃管抽吸胃液，证实胃管在胃内后固定胃管，与洗胃管连接	3		
	自动洗胃（15分）	(1) 打开自动洗胃机开关，按“开始”键，自动洗胃机进行自动抽吸冲洗洗胃，反复冲洗至吸出液体澄清为止，每次进液300～500 mL(小儿100～200 mL)，保证洗胃溶液出入平衡。	3		
		(2) 按“计数复位”键复位。	2		
		(3) 观察患者生命体征，腹部情况及吸出胃液的性质、量、颜色、气味等，如有腹痛、吸出血性液体或有休克征象时要立即停止洗胃。	5		
		(4) 洗至吸出液澄清后，遵医嘱反折胃管拔出	5		
	消毒、记录（15分）	(1) 妥善安置患者，整理用物。	2		
		(2) 手消毒，记录洗胃溶液的种类、量，吸出液的性质、颜色及量。	3		
		(3) 按清洗—消毒—清洗的原则，清洗自动洗胃机的各管道，自动洗胃机应用热水冲洗5个循环后，用1000 mg/L含氯消毒剂，反复冲洗20个循环后，再用清水反复冲洗，冲干净后排出机器内的水，晾干存放，清洗时间≥30 min。	5		
		(4) 按“停机”键，关机。	2		
		(5) 污物桶用1000 mg/L含氯消毒剂浸泡30 min后洗干净	3		

续表

项目总分	项目内容	评分标准	分值	得分	备注
评价 （14分）	操作方法 （6分）	程序正确，操作规范，动作娴熟，无菌观念强	6		
	操作效果 （8分）	（1）观察病情仔细，关心、爱护患者，无菌观念强。 （2）操作配合熟练，操作程序及终末处理正确	4 4		
总分			100		

【实训结果】

（1）通过实训，每位同学都能熟练掌握自动洗胃机的操作方法，并成功通过操作考核。

（2）学生能顺利完成插胃管和自动洗胃机的衔接应用。

【考核方法】　自动洗胃机的使用的考核方法见表12-14。

表12-14　自动洗胃机的使用的考核方法

本组之星	
组间互评	
评分说明	（1）实际得分＝自我评价×33.4%＋小组评价×33.3%＋教师评价×33.3%。 （2）本组之星可以是本次实训活动中突出贡献者，可以是进步最大者，也可以是某一方面表现突出者。 （3）组间互评由各组长将本组内商议的评定结果上报，全体组长共同讨论后评定出每组的最终评定结果。 （4）考评满分为100分，90分以上（包括90分）为优秀，76～89分为良好，60～75分为及格，59分以下（包括59分）为不及格

直通护考

A1/A2型题

1. 气管内插管位置正确的提示是（　　）。

A. 患者烦躁不安

B. 患者中切牙处气管内插管的刻度为15 cm

C. 患者中切牙处气管内插管的刻度为30 cm

D. 患者双肺呼吸音清楚、对称

E. 患者中切牙处气管内插管的刻度为40 cm

2. 气管内插管成功后，应向套囊内充气（　　）。

A. 1～2 mL　B. 5～8 mL　C. 3～5 mL　D. 5～10 mL　E. 4～6 mL

3. 下列哪项是经口气管内插管的适应证？（　　）

A. 急性喉头水肿、气道炎症　B. 呼吸、心搏骤停　C. 咽喉部有血肿、脓肿

D. 胸主动脉瘤　E. 有明显出血倾向

4. 气管切开术时，损伤哪个部位易致喉狭窄？（　　）

A. 甲状软骨　B. 环状软骨　C. 杓状软骨

D. 第二气管软骨　　E. 第三气管软骨

5. 哪项是气管切开的相对禁忌证？（　　）

A. 各种原因导致的上、下呼吸道梗阻

B. 各种原因引起的呼吸衰竭或呼吸困难

C. 需行人工通气，且估计短期病情难以恢复者

D. 颈椎骨折

E. 上呼吸道手术前预防性气管切开

6. 气管切开部位应在（　　）。

A. 甲状软骨与环状软骨之间　　B. 第一、二气管软骨环之间

C. 第三、四气管软骨环之间　　D. 第二、三气管软骨环之间

E. 气管分叉处

7. 气管切开后一般不缝合切口，是为了预防哪种并发症？（　　）

A. 皮下气肿　　B. 气胸及纵隔气肿　　C. 气管狭窄

D. 气管-食管瘘　　E. 窒息或呼吸骤停

8. 动脉穿刺置管首选的动脉是（　　）。

A. 左侧股动脉　　B. 右侧股动脉　　C. 左侧桡动脉

D. 右侧桡动脉　　E. 右侧尺动脉

9. 周围动脉插管途径除外（　　）。

A. 桡动脉　　B. 颈动脉　　C. 股动脉　　D. 腋动脉　　E. 足背动脉

10. 锁骨下静脉穿刺点位于（　　）。

A. 胸锁乳突肌与锁骨内侧端的交角处

B. 锁骨中、外 1/3 交界处

C. 锁骨中点正下方 1～2 cm 处或锁骨内、中 1/3 交点下方

D. 锁骨中点正上方 2～3 cm 处

E. 锁骨中点正上方 1～3 cm 处

11. 静脉穿刺置管术的禁忌证是（　　）。

A. 静脉营养疗法　　B. 中心静脉压测定　　C. 血液透析

D. 心血管造影　　E. 凝血功能障碍者

12. 上肢前臂出血时，正确的做法是（　　）。

A. 抬高患肢，压迫肱动脉　　B. 前臂中上 1/3 处加衬垫后扎止血带

C. 抬高患肢，压迫桡动脉　　D. 抬高患肢，压迫尺动脉

E. 双手同时压迫尺、桡动脉

13. 小腿绷带包扎合适的方法是（　　）。

A. 环形包扎法　　B. 蛇形包扎法　　C. 螺旋形包扎法

D. 螺旋反折包扎法　　E. “8”字形包扎法

14. 创伤固定时，不合适的做法是（　　）。

A. 有伤口和出血，应先止血，后包扎，再固定

B. 开放性骨折，现场复位后再固定

C. 夹板长度和宽度要适宜，其长度必须超过上下两个关节并固定

D. 固定患肢时应保持功能位

E. 夹板不应与皮肤直接接触，其间应衬垫敷料

15. 使用呼吸机时，成人潮气量一般为(　　)。

A. 1～5 mL/kg　　B. 5～10 mL/kg　　C. 20～25 mL/kg

D. 10～15 mL/kg　　E. 15～25 mL/kg

16. 呼吸机的湿化器应加入的液体是(　　)。

A. 自来水　　B. 无菌蒸馏水　　C. 0.9%氯化钠溶液

D. 5%葡萄糖溶液　　E. 10%葡萄糖溶液

17. 幽门梗阻患者为其洗胃的适宜时间是(　　)。

A. 饭前 0.5 h　　B. 饭后 0.5 h　　C. 饭前 2 h

D. 饭后 2 h　　E. 饭后 4～6 h

18. 患者，女，35 岁，支气管哮喘重度发作 2 天，使用氨茶碱、沙丁胺醇、大剂量激素治疗无效。体检：呼吸浅快，口唇发绀，意识模糊，双肺哮鸣音较弱。血气分析：PaO_2 50 mmHg，进一步救治措施应为(　　)。

A. 静脉推注地塞米松　　B. 给予高流量氧气吸入

C. 静脉滴注 5%碳酸氢钠溶液　　D. 联合应用抗生素静脉滴注

E. 气管内插管，机械通气

19. 护士小岳在为患者进行气管内插管操作时，下列操作不正确的是(　　)。

A. 操作前应检查患者是否有义齿，如有义齿要取下

B. 患者有呼吸困难，应先给予纯氧吸入，再行插管

C. 提喉镜时将着力点始终放在门齿上

D. 插管后要听诊胸部呼吸音，确定插管位置正确

E. 插管深度要适宜(成人门齿距气管隆突 22～23 cm，插管深度在隆突上 1～2 cm 为宜)

20. 张医生需要为患者立即进行环甲膜穿刺或切开术，下列关于环甲膜穿刺、切开术操作描述不正确的是(　　)。

A. 患者应保持仰卧、头后仰体位

B. 摸清患者颈部的两个隆起，第二个隆起下方就是环甲膜穿刺点

C. 环甲膜穿刺进针角度应与皮肤成 30°～40°角

D. 环甲膜穿刺入气管后，一定要回抽空气确定

E. 以左手拇指、中指固定穿刺部位两侧，右手持环甲膜穿刺针垂直刺入环甲膜，出现落空感即表示针尖已进入喉腔

21. 患者，张某，行气管内插管术，插管完成后，听诊双肺呼吸音，左侧呼吸音清楚，右侧呼吸音几乎听不到，可能提示(　　)。

A. 导管插入过深，进入左侧支气管，致右肺不张

B. 导管插入过深，进入右侧支气管，致左肺不张

C. 导管插入过浅，应继续进管，直至呼吸音对称

D. 导管口触及气管壁，致管口堵塞

E. 导管插入过浅，未进入右侧支气管

22. 患者王某准备进行动脉血压的实时测量，需行动脉穿刺置管术，但在做 Allen 试验检测时呈阳性，则王某禁忌行(　　)。

A. 锁骨下静脉置管术　　B. 颈内静脉置管术　　C. 桡动脉穿刺置管术

D. 股动脉穿刺置管术　　　　E. 桡静脉穿刺置管术

23. 小林刚学了急救知识中止血带止血方法，关于使用止血带，下列描述哪项是错误的？(　　)

A. 止血带应扎在出血的近心端

B. 扎止血带前先放置垫片

C. 转运前应在转送卡上写明扎止血带的时间

D. 前臂与小腿出血不适于扎止血带止血

E. 每隔 4 h 放松止血带 2～3 min，避免远端肢体发生缺血性坏死

24. 患者，男，在擦玻璃时不慎从楼上掉落下来，现怀疑脊柱损伤，救护员搬运时应选用(　　)。

A. 扶持法　　B. 抱持法　　C. 背驮法　　D. 拉车式　　E. 担架搬运法

25. 王某，在翻墙时不慎跌落，腿骨折，现场救护过程中错误的方法是(　　)。

A. 重点检查有无内脏损伤　　B. 开放性骨折应现场复位

C. 取清洁布类包扎伤口　　D. 就地取材，固定伤肢

E. 平托法搬移脊柱骨折患者

26. 某男孩，12 岁，在玩耍中被利器割伤手臂，出血较重，以下物品中哪项不能用作止血带？(　　)

A. 铁丝　　B. 领带　　C. 毛巾　　D. 宽布条　　E. 橡皮筋

27. 患者，男，32 岁，因车祸右小腿开放性骨折，在现场做开放性伤口的止血、包扎及急救处理，患者骨折部位有活动性出血，最有效的止血方法是(　　)。

A. 用手指按压肱动脉止血　　B. 加压包扎止血　　C. 抬高患肢止血

D. 填塞止血法　　E. 在右大腿中、下 1/3 交界处，用止血带结扎止血

28. 患者，男，40 岁。自主呼吸微弱，应用呼吸机辅助呼吸，以下做法错误的是(　　)。

A. 经常检查呼吸机各管道的连接，观察有无脱落和漏气

B. 定期抽血检查电解质变化及做血气分析

C. 每周更换呼吸机各管道并用消毒液浸泡消毒

D. 病室每日消毒空气 1～2 次

E. 吸入的气体要加温湿化，必要时帮助患者吸痰

29. 患者，男，45 岁。误吃毒蘑菇中毒，患者清醒，能主动配合。为该患者洗胃的适宜方法是(　　)。

A. 口服催吐法　　B. 漏斗胃管洗胃法　　C. 电动吸引器洗胃法

D. 注洗器洗胃法　　E. 自动洗胃机洗胃法

30. 急诊室接诊一位中毒患者，已意识不清，陪同人员不清楚患者服用哪种中毒物质，护士应选择的洗胃溶液是(　　)。

A. 牛奶　　B. 生理盐水

C. 1∶15000 高锰酸钾溶液　　D. 肥皂水

E. 2%～4%碳酸氢钠溶液

A3/A4 型题

(31～35 题共用题干)

患者，男，建筑工人，45 岁，不慎从 15 m 高处跌下，疑脊柱损伤。

31. 用什么方法搬运脊柱损伤的患者？（　　）
A. 两人搬运，一人抱头，另一人抬足
B. 一人抱头，另一人抬足，将伤员放于木板上
C. 由一人将伤员抱于木板上
D. 三人或四人使用平托法将伤员平稳移到木板上
E. 将伤员背离现场
32. 发现伤员下肢外伤，有活动性出血，现场最有效的临时止血法是（　　）。
A. 指压股动脉止血法　B. 加压包扎伤口止血法　C. 止血带止血法
D. 抬高患肢止血法　E. 屈肢加压止血法
33. 急救人员到达后，伤口出血未止，用止血带止血的正确位置是（　　）。
A. 扎在大腿中部　B. 扎在大腿下 1/2 处　C. 扎在大腿下 1/3 处
D. 扎在大腿上 1/3 处　E. 扎在大腿下部
34. 止血带应多长时间放松一次？（　　）
A. 20 min　B. 30 min　C. 60 min　D. 90 min　E. 120 min
35. 进行伤口包扎时的原则是（　　）。
A. 从上向下，从左向右，从远心端向近心端
B. 从上向下，从右向左，从近心端向远心端
C. 从下向上，从左向右，从远心端向近心端
D. 从下向上，从右向左，从远心端向近心端
E. 从下向上，从左向右，从近心端向远心端
（36～40 题共用题干）
患者，女，34 岁。服有机磷杀虫药自杀后 2 h 入院，处于昏迷状态。
36. 为该患者洗胃的最佳时机是（　　）。
A. 24 h 以内　B. 12 h 以内　C. 10 h 以内　D. 8 h 以内　E. 6 h 以内
37. 适宜的洗胃溶液是（　　）。
A. (1∶20000)～(1∶15000)高锰酸钾溶液　B. 等渗盐水
C. 2%～4%碳酸氢钠溶液　D. 5%醋酸
E. 0.1%硫酸铜溶液
38. 为该患者洗胃时，宜取的体位（　　）。
A. 坐位　B. 半坐卧位　C. 左侧卧位
D. 右侧卧位　E. 平卧位，头偏向一侧
39. 每次灌入洗胃溶液的量应为（　　）。
A. 100～300 mL　B. 300～500 mL　C. 500～700 mL
D. 700～900 mL　E. 900～1000 mL
40. 洗胃过程中若有血性液体流出，应采取的护理措施是（　　）。
A. 立即停止操作并通知医生　B. 减小洗胃吸引压力
C. 更换洗胃溶液，重新灌洗　D. 灌入止血剂
E. 灌入蛋清水，保护胃黏膜
（41～46 题共用题干）
A. 蛇形　B. 螺旋形　C. 螺旋反折形

D. 三角巾　　　　　　　　E. “8”字形

41. 踝关节损伤包扎选用(　　)。

42. 前臂包扎选用(　　)。

43. 头部包扎选用(　　)。

44. 敷料固定选用(　　)。

45. 上臂包扎选用(　　)。

46. 臀部包扎选用(　　)。

(47～50 题共用题干)

A. 抱持法　　B. 扶持法　　C. 背驮法　　D. 轿杠法　　E. 担架搬运法

47. 病情较轻的患者选用(　　)。

48. 儿童选用(　　)。

49. 胸部损伤的患者选用(　　)。

50. 腰椎骨折的患者选用(　　)。

(霍婷照)

扫码看答案

主要参考文献

References

[1] 于学忠,黄子通.急诊医学[M].北京:人民卫生出版社,2015.
[2] 沈洪.急诊医学[M].北京:人民卫生出版社,2008.
[3] 张文武.急诊内科学[M].3版.北京:人民卫生出版社,2012.
[4] 高占玲.急救护理学[M].北京:北京大学医学出版社,2013.
[5] 葛均波,徐永健.内科学[M].8版.北京:人民卫生出版社,2013.
[6] 尤黎明,吴瑛.内科护理学[M].6版.北京:人民卫生出版社,2017.
[7] 王峰,张林飞.内科护理学[M].北京:中国医药科技出版社,2015.
[8] 陆一鸣.急症与急救[M].北京:人民卫生出版社,2006.
[9] 王为民,来和平.急救护理技术[M].3版.北京:人民卫生出版社,2015.
[10] 杨桂荣,缪礼红.急救护理技术[M].武汉:华中科技大学出版社,2012.
[11] 沈洪,刘中民.急诊与灾难医学[M].2版.北京:人民卫生出版社,2013.
[12] 张波,桂莉.急危重症护理学[M].4版.北京:人民卫生出版社,2017.
[13] 周会兰.急危重症护理学[M].2版.北京:人民卫生出版社,2013.
[14] 邹玉莲,张妙兰.急危重症护理[M].2版.北京:科学出版社,2008.
[15] 颜廷淦.临床常见急症处理[M].北京:中国中医药出版社,2003.
[16] 王新.急危重症护理观察抢救指南[M].北京:军事医学科学出版社,2009.
[17] 李少寒.基础护理学[M].5版.北京:人民卫生出版社,2012.
[18] 李乐之,路潜.外科护理学[M].5版.北京:人民卫生出版社,2012.
[19] 陈孝平,汪建平.外科学[M].8版.北京:人民卫生出版社,2014.
[20] 阴俊,杨昫泽.外科护理[M].2版.北京:科学出版社,2017.